弘扬尊老

敬老养老

传统美德

二〇一一年七月　邹家华

国务院原副总理邹家华为本书题词

# 《全方位养老照护指南》编委会

主　　编：姚慧
副 主 编：陈邦彦(香港)　崔荣
主　　审：顾美仪　梁佩真　蒋国琦
高级顾问：杨培青　陈燕芳
顾　　问：贺田　　王宁(香港)　卢华(香港)
设　　计：保罗
校　　对：何颖妹　焦会茹
监　　制：朱亦芳　朱宁宁

# 全方位养老照护指南

姚慧 ○ 编著

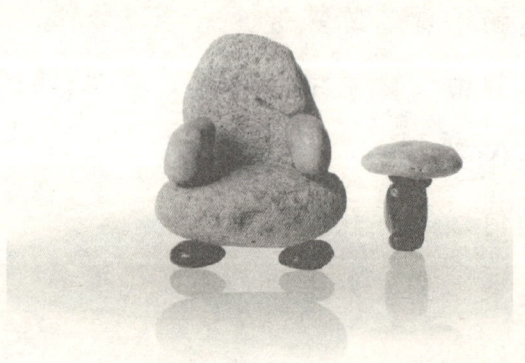

宁波出版社

# 前 言

人口老龄化,已经成为世界共同关注的社会问题。中国是一个人口大国,更是一个老年人口大国。预计到2050年,老年人口总量将超过4亿,老龄化水平将达到30%以上,占世界老年人口的22.3%,占亚洲的35%,比发达国家和地区的老年人口总和还多。这体现了我国老龄问题的特殊性、紧迫性和尖锐性。

人口老龄化发展趋势是近代社会人口再生产过程中凸显的一种人口现象。近四十年时间里,人口的生育率和死亡率下降幅度大、速度快,使人口年龄结构出现了剧烈变化。目前,我们已进入长寿的时代,人生七十已不再是古来稀。人口结构的改变,造成了"4+2+1"常见的家庭模式,一对夫妇要面对4~8位老人,使养老由原来的家庭问题变成了社会问题。

由于中国的养老事业起步晚于欧美等国家,且标准化养老不太健全,给日常工作中的标准化、规范化操作带来很多的不便。养老市场发展有待成熟,管理有待完善。根据我国的国情,在应对社会老龄化所带来的一系列问题时,我们要走中国特色的养老之路,以居家养老为基础,社区养老为辅助,院舍照顾为补充。在整个社会中,提倡尊老、敬老的社会风气,充分认识老年人的价值,不能认为老年人仅仅是社会的索取者,而应该将他们看做是国家的贡献者,让老年人分享社会发展的成果。这就需要从物质、精神和制度上保障老年人的权益,给予他们丰富的精神生活和物质回报。我们要大力发展养老服务机构,加强对养老市场的规范化管理,促进养老服务市场的健康发展。

《全方位养老照护指南》一书,较为适应护理学科发展和社会老龄化的需求,以生活护理为框架,从提高老年护理的质量、满足老年人群的健康需求为目标。本书重点突出实用型,简明扼要,图文并茂。全书共有十九章,约十八万余字,插图三百余幅,内容涵盖老年护理学概论、衰老的特征与发生机制、老年人的心理健康、老年人日常生活护理、老年人用药、老年疾病与护理技巧及老年人健康评估等。通过观察记录,进行综合评定,进而制定护理计划,提供全方位的更为有效的护理措施及贴身服务。本书尽量按养老照护的系统化、标准化要求来编写,力争与国际接轨,并符合中国国情的人性化服务与管理。

希望有志于从事养老服务工作的年轻一代人,通过对这本书的学习,在今后的工作中能够真正地为老年人提供更多的关爱,促进老年人的精神和身心的健康。具体来说就是以老人为上,做到一张笑脸、一声问候、一流服务、一流管理、一流技术、一流团队、一流院舍,为老年人颐养天年做贡献!

# 目 录

前言　1

## 第一章　老年照护概况　1
第一节　全球老龄化现状　1
第二节　中国养老照护概况　5
第三节　养老照护的主要内容　13
思考题　16

## 第二章　对养老照护者的要求　17
第一节　养老照护者的职业道德　17
第二节　养老护理员的礼仪　21
小贴士：微笑的种类和练习　27
思考题　27

## 第三章　正确认识老年期及老年心理健康　29
第一节　如何拥有健康的老年生活　29
第二节　老年期的生理改变　30
第三节　老年期的心理转变　34
第四节　老年期的社交转变及其影响　36
第五节　老年期的心理健康　37
思考题　39

## 第四章　老年人照护计划　40

第一节　老年学评估　41

第二节　评估时间　42

第三节　评估内容　43

第四节　日常生活活动功能的评估　46

第五节　护理分级标准及内容　47

思考题　50

## 第五章　与老年人的沟通　51

第一节　什么是沟通　51

第二节　与老年人沟通的作用　52

第三节　与老年人沟通的影响因素　53

第四节　与老年人沟通的方式、技巧和态度　54

第五节　与老年人沟通时应避免使用的方式　57

小贴士：如何与固执老人沟通　59

思考题　60

## 第六章　老年人院舍与居家设施要求　61

第一节　居室要求　61

第二节　室内光线　67

第三节　居室的清洁　68

第四节　消毒方法　69

第五节　废弃物处理　73

思考题　74

## 第七章　老年人的日常生活照护　75

第一节　给老年人铺床　75

第二节　老年人穿、脱衣服　83

第三节　老年人的饮食　90

第四节　老年人的睡眠　115

第五节　失能老人长期照护实务——扶抱转移技巧　122

第六节　失能老人长期照护实务——安全器具使用　137

小贴士1：协助老年人穿脱衣服口诀　90

小贴士2：何谓无糖食品？　108

小贴士3：患不同疾病的老年人应有的正确睡姿　120

小资料：食物中各类营养物质不同含量　109

思考题　160

## 第八章　日常清洁卫生　161

第一节　老年人个人卫生护理　161

第二节　皮肤的清洁护理　162

第三节　面部的清洁护理　169

第四节　口腔的清洁护理　173

第五节　指甲的清洁护理　176

第六节　足部的清洁护理　177

第七节　沐浴的清洁护理　179

第八节　床上洗发护理　179

第九节　胡须的清洁护理　181

思考题　182

## 第九章　疾病的诊辨观察　183

第一节　从步态辨疾病　183

第二节　从耳垂纹与外耳道毛辨疾病　184

第三节　从口味异常辨疾病　184

第四节　从面容辨疾病　185

第五节　从眼睑辨疾病　185

第六节　从甲床辨疾病　186

思考题　188

## 第十章　感染控制管理　189

第一节　微生物滋生的条件　189

第二节　病菌传播方式及途径　190

第三节　院舍内感染因素　191

第四节　感染的控制与预防　193

第五节　分泌物处理　194

第六节　应对传染性疾病的措施　199

第七节　传染性疾病的介绍及预防措施　204

小贴士：防止传染病措施　210

思考题　211

## 第十一章　老年人的常见问题及护理　212

第一节　尿潴留　212

第二节　尿失禁　213

第三节　大便失禁　219

第四节　腹泻　221

第五节　便秘　224

第六节　疥疮　227

第七节　老年性皮肤瘙痒症　230

第八节　骨质疏松症　231

第九节　疼痛　235

小贴士：镇痛药物的应用技巧　240

思考题　240

## 第十二章　生活护理操作常规　241

第一节　正确的洁手程序　241

第二节　老年人的喂饭、饮水护理　243

第三节　用药及喂药护理　247

第四节　协助行动不便的老年人如厕　253

第五节　塞肛的处理　260

第六节　缓泻剂的使用　262

思考题　263

## 第十三章　常用护理操作规程　264

第一节　心肺复苏　264

第二节　氧气疗法应用　272

第三节　吸痰　280

第四节　管饲　283

第五节　造瘘口护理　285

第六节　导尿管的使用　292

第七节　集尿袋的更换方法　298

第八节　皮下注射胰岛素方法　302

第九节　冷、热疗法　307

小贴士1：男性尿套使用　302

小贴士2：腹部注射胰岛素的优点　307

思考题　313

## 第十四章　常见老年疾病的护理　314

第一节　循环系统疾病及护理　314

第二节　呼吸系统疾病及护理　326

第三节　消化系统疾病及护理　328

第四节　内分泌系统疾病及护理　334

第五节　精神神经系统疾病及护理　349

第六节　感官功能问题及护理　361

第七节　长期卧床三大并发症的护理　367

小贴士：高血压者服药的注意事项　325

-5-

小贴士1：为什么胃病患者不宜饮浓茶和咖啡　331

小贴士2：检测胃酸　334

小贴士3：高嘌呤食品　349

小贴士4：老年痴呆症与抑郁症的区别　358

小贴士5：拍背的方法　374

小资料：糖尿病的相关知识　344

小资料：老年抑郁症自测表　378

思考题　379

## 第十五章　老年人意外事件处理　380

第一节　噎食的急救　380

第二节　窒息的急救　384

第三节　昏迷的急救　386

第四节　跌倒、烫伤的急救　388

第五节　走失的预防　394

小贴士：昏迷老人照护须知　388

思考题　396

## 第十六章　各种生命体征的检测　397

第一节　意识评判　397

第二节　瞳孔反应　401

第三节　体温的测量与观察　403

第四节　呼吸的测量与观察　410

第五节　脉搏的测量与观察　415

第六节　血压的测量与观察　417

第七节　体重与身高的测量　423

小贴士1：水银体温计的使用　409

小贴士2：血压计的使用　422

思考题　425

## 第十七章　老年人康复训练及运动　426

第一节　康复训练　426

第二节　有氧运动与无氧运动　430

第三节　老年人运动强度的掌握　432

第四节　老年人运动注意须知　436

第五节　运动创伤与处理　438

思考题　446

## 第十八章　临终关怀　447

第一节　临终关怀的概念　447

第二节　临终关怀的主要内容　447

第三节　协助善后处理　448

思考题　449

## 第十九章　护理记录的书写要求　450

第一节　书写护理记录的目的　450

第二节　护理书写的基本要求　450

第三节　不符合要求的书写格式　451

第四节　用词描述的注意要点　451

小资料：处方常用拉丁词缩写与中文对照表　453

思考题　454

后记　455

参考文献　457

# 第一章

# 老年照护概况

## 第一节 全球老龄化现状

### 一、全球老龄化问题

老龄化的"银色浪潮"正席卷全球。人口老龄化是指一个国家和地区总人口中年轻人口数量减少,年长人口数量增加而导致的老年人口比例相应增长的动态过程。按照国际标准:一个国家或地区60岁以上人口所占比例超过总人口数的10%,或65岁以上人口超过总人口数的7%时,其人口即为"老年型",社会即为"老龄社会"。

目前,世界上所有发达国家都在步入老龄社会,发展中国家,这种增长的幅度最大、速度最快,预计今后50年间,这些国家的老年人口将会增长为四倍。在亚洲和拉丁美洲,划定为老年人口的比例将从1998年的8%增加到2025年的15%;但在非洲,同一时期内这一比例预计从5%增加到6%,可是到2050年这一比例将会增加一倍。在欧洲和北美洲,在1998年至2025年间,老年人的比例将由20%增加到28%。21世纪已是人口老龄化的时代。这种全球的人口变化已在各个方面对个人、社区、国家和国际生活都产生深刻的影响。人类的每一方面如社会、经济、政治、文化、心理和精神上都将产生变化。

人口结构在全球发生着显著的转型变化,从19世纪中后期开始,发达国家就陆续进入了老龄社会。联合国《世界人口统计》指出2010年到2050年间,全球60岁以上的人口将由11%上升到21.9%,而中国则由12.3%上升到31.1%。就全球而言2000年至2050年间,超过60岁的老年人数量则将增长12亿人,60岁以上的老年人所占比例预计由10%增加到21%,发达国家60岁及以上人口的比例已达到22%。全世界人口出生率下降趋势还会持续,很多国家的妇女生育欲望不高。因而导致儿童比例将会下降。在若干发达国家和转型期经济国家,老年人口必将会超过儿童人数,而出生率会降至更低水平。低出生率,导致劳动力的下降及萎缩,需要抚养的老年人口日益增加。这意味着人口出生率会从最初的刺激经济作用转变为阻碍经济的增长。因此,人口老龄化已成为一个突出的社会问题,也是全球问题。

由于社会的发展和生活水平的不断提高,健康老龄化的人数在不断增加。世界卫生组织强调以生命全程观点看待老龄化,老年人并不是一个均一的群体,而随着年龄的增长,个体差异的不同会有着很大的变化趋势。健康老龄化是指人进入老年之后随着生活的改变,在身体、心理、智力、社会和生活等五种功能方面都能保持应具备的正常状态,使老年人在较长的时期内,能够积极参与有价值的社会活动,延长健康预期寿命和提高生活质量。提高老年群体的心理和生理健康水平,减少医疗支出和延长有效劳动寿命,促进老年人的人才资源开发和利用,将老龄化社会带来的不利影响转化为积极因素,其主要目标就是要不断地改善和加强为老年人服务,配合人口老龄化带来的社会需求,努力提高老年人的生活质量。在生命各个年龄阶段,创建优良的生活环境,是促进健康的首选,也是提高民族和社会进步的公益事业。

## 二、老龄化社会的划分标准

是否是老龄化社会,是以老年人口在总人口中所占百分比(老年人口系数)为依据进行衡量的。老龄化社会划分标准尚未完全统一,一般是指老年人口系数 10% 以上。社会老龄化的形成是十分复杂的,它是社会进步的标志,体现了人类衰老的延缓、寿命的延长、死亡率和出生率的下降。评价一个国家或地区社会老龄化的程度,应将人口平均寿命、老年人口系数、年龄中位数(指以上和以下的人口各占一半的那个年龄)、长寿水平、老龄化指数等指标进行综合评价,才能做到相对客观(这个标准规定:老年人口系数在 70% 以上,少年人口比例在 30% 以下,人口年龄中位数在 30 岁以上,属老年型)。

表 1-1 社会类型的划分

|  | 发达国家 | 发展中国家 |
| --- | --- | --- |
| 青年型社会 | <4% | <8% |
| 成年型社会 | 4%~7% | 8%~10% |
| 老年型社会 | >7% | >10% |

注:发达国家 65 岁及以上为老年人,发展中国家 60 岁及以上为老年人。表中百分比为老年人口系数。

## 三、年龄的划分

年龄的划分界限自古以来说法不一。民间有说法:三十而立,四十而不惑,五十而知天命,六十花甲,七十古稀,八十为耋,九十为耄。以下是按年龄划分的一个人的不同阶段。

表1-2 年龄的划分

| 年 龄 段 | 不 同 时 期 | 称 谓 |
|---|---|---|
| 0~3岁 | 婴儿时期 | 婴儿 |
| 4~10岁 | 儿童时期 | 儿童 |
| 11~17岁 | 少年时期 | 少年 |
| 18~39岁 | 青年时期 | 青年 |
| 40~59岁 | 中年期 | 中年人 |
| 60~89岁 | 老年期 | 老年人 |
| 90岁及以上 | 长寿期 | 长寿老人 |

**四、老龄问题的影响**

老龄问题包括老年人问题和老龄化问题。老年人问题与老龄化问题互相联系,但又不完全相同。一般把老年人的社会保障和权益保护等看作老年人问题,把因老年人增加对社会经济发展的影响称为老龄化问题,这是从人类社会经济发展的范畴来认识老龄问题。

人口老龄化所带来的问题,不仅是老年人自身的问题,也涉及政治、经济、文化和社会发展诸多方面。老龄社会的到来、家庭人口结构的改变、家庭养老功能的不断弱化,必将加重社会的负担。老年群体对医疗保健、生活服务的需求更加突出,对于社会福利事业的发展提出了更高的要求。因此,促进老年人健康,令他们保持健康的身心是全社会应该重视的问题。

**五、联合国发展老龄事业的战略目标**

联合国前秘书长安南曾提出:我们正在经历一场无声的革命,它大大超出人口学的范围,给经济、社会、文化、心理都带来了重大影响。

**联合国发展老龄事业的战略目标**:建立一个不分年龄、人人共享的社会。为了实现这个战略目标,《2002马德里老龄问题国际行动计划》要求各国制定三大优先政策。

**第一个优先政策**:必须使老年人充分参与发展过程并平等地分享它的好处。

**第二个优先政策**:通过保持个人健康的生活方式,由政府创造支持环境,将健康和福利带给老年人。

**第三个优先政策**:为社会发展,特别是为老年人创造一个能动的环境。

制定政策的目标在于帮助老年人走向健康和富裕,确保老年人的生活质量,内容包括:独立生活,生活健康、富裕;确保老年人的健康,保证老年人在身体、心理、精神上的高质量;确保老年人健康的生活模式,通过良好的营养、健康的生活方式和避免危险因素,加强老年人健康;给予居住在农村和边远地区的老年人以及单独居住的老年人特殊的照顾;进一步发展社会支持系统,增加在家庭内照料老年人的可能性和措施。

**联合国老龄行动计划的指导思想**:着眼于老龄社会的可持续发展,利用老年人的潜能造福社会,促进代际平等与团结,积极应对老龄化社会的到来。

# 第二节 中国养老照护概况

## 一、中国老年工作的目标

我国社会步入老龄化的时间前后不到20年。近20年来,我国经济、社会高速发展,疾病控制程度、卫生条件及生活质量快速提升,而近40年时间里人口生育率和死亡率下降幅度大、速度快,使人口年龄结构出现了剧烈变化,"少生、少死、高寿"的现象就是其重要原因。

随着人类社会的发展,养老内涵与养老模式在不断的发生和改变。中国的老年人照护仍以家庭养老为主体,但是随着市场经济的逐步确立,正经历着由家庭养老向社会养老转变的历史过程。空巢老人、高龄老人数量增长较快,老年服务和养老方式面临着严峻挑战。

为此,中国政府也提出了老年工作的目标:

一是帮助老年人获取资源、争取权益,保护老年人的正当利益;二是帮助老年人正确认识自身价值,提高老年人的社会适应能力,解决生活中的实际困难;三是提高老年人的社会参与程度,丰富老年人的晚年生活,帮助老年人适应老年期的角色改变;四是通过老年工作的开展,带动老龄政策的制定。

**二、中国老年安养的主要类型**

针对老年人身心状态多样化的需求,考虑到老年人不同的活动能力所要求的设施和服务内容的差异性,老年安养在类型上主要有以下三种:

**1. 独立式安养——居家养老**

独立式安养是指针对生活能够完全自理的老年人,包括空巢独居者。根据其特定的居住环境和个人生活需求,设定安全、舒适、老年人需要的环境,并向其宣教健康饮食、疾病预防等知识,纠正不良生活习惯,引导其积极参与有益的社会群体性活动等。

**2. 介护式安养——上门服务**

介护式安养是指针对不具备生活自理能力的老年人,提供日常的生活照料及简单的医疗护理。该类安养服务既可以在专门建造的设施场所内提供,也可以通过社区服务的方式进行上门服务。介护式安养提供的照料范围主要为:做饭、喂饭、喂药、洗澡、洗衣、体检、就医等个人生活方面的需求。

**3. 全护式安养——院舍照顾**

全护式安养是指针对完全丧失生活自理能力的老年人,或者手术前、后需要照料的老年人,提供全面的护理和康复服务。全护式安养需要在特定的设施场所,如护养院、康复护理中心进行,并需配备专业和具有执业资格的医护人员等。

### 三、中国老年安养的主要机构

#### 1. 社区

社区服务是指社区服务对象的社会化。社区服务渗透到社区内每个家庭及其成员,为他们提供有效的服务。通过社区服务管理系统,充分发挥周边环境资源优势互补功能,针对不同服务对象的需求提供不同的服务,使整个社区"动"起来,形成一个以专业社工为主,义工和各类社区服务网络为辅的工作需求链,以提升社区居民的生活质量,增强社区成员对社区的归属感,从而重塑城市社区,打造社区共同体。

#### 2. 家庭

在中国,家庭是很多老年人养老的场所。居家养老服务是指为辖区内居家老人提供安全守护、生活照料、康复保健、精神慰藉、文化娱乐等为主要内容的服务。在预防性服务方面,提供专业讲座、专业咨询、心理辅导、训练方法指导等。

多方位家庭教育服务可以帮助社区家庭改善不良结构、发挥家庭功能、增强家庭互动,预防家庭问题和矛盾的产生和激化,提高家庭生活质量。在支持性服务方面,通过各种社会资源配合与运用,采取家访、个案辅导、资源互助小组等措施,通过社区志愿活动等方式及时给予困难家庭、单亲家庭等支持和帮助,防止问题恶化,促进家庭和谐发展。

#### 3. 日间照料中心

日间照料中心为失能老年人、年老体弱者、残障多病的个体在小区内提供个别护理计划。老年人将定期或不定期地往返于日间照顾中心,但并非提供24小时的护理服务。

#### 4. 养老院

养老院为老年人提供集体居住环境,并具有相对完整的配套服务设施,如设有起居生活、文化娱乐、医疗保健等多项服务设施。

### 5. 敬老院

敬老院是指在乡镇、农村区域的国家供给的养老机构。

### 6. 福利院

福利院是国家供给的养老机构，但是一般在城市。

### 7. 老年住宅

老年住宅是指专供老年人居住，符合老年体能心态特征的住宅。

### 8. 老年公寓

老年公寓是指专供老年人集中居住，符合老年体能、心态特征的公寓式老年住宅，具备餐饮、清洁卫生、文化娱乐、医疗保健服务体系，是综合管理的住宅类型。

## 四、常见老年安养机构内容

### 1. 社区服务

(1) 关于社区服务

社区服务主要依赖于城市的各级政府。社区服务的项目、管理、经费及设施等都通过社会化的办法来解决。即社区项目随社会的需求而设置，服务管理采取规范化、开放式的市场运作模式。

社区服务有两层含义。

一是社会的事情社会办，公共事务公众参与、成本共担、利益共享。

二是社区和社会从封闭到开放，从隔绝到统一，实现一体化。

(2) 社区服务的作用

(1) 对社区物质文明与精神文明建设有着推动作用。

(2) 可以使社区成员拥有更多的公共服务、社会福利和闲暇时间。

(3) 让老年人从沉重的家务劳动中解放出来，提高老年人的生活质量。

(4) 通过群众广泛参与，培养出一种高尚的社会道德与社会风气。

(5) 有利于增强人们的法纪意识和文化意识，有利于提高人们的整体素质。

(3)社区服务的特点

①以促进健康为中心。社区护理的主要目标是促进和维护老年人的身体健康。

②预防性服务是社区护理的工作重点。

③以社区人群为服务对象,包括健康人群和患病人群。

④社区护理具有高度的自主性,可独自进行家庭式护理。

⑤社区护理除医护人员外,还需和老年人、社区居民、社会人士等进行协调并开展工作。

(4)社区服务的内容

①定期开展老年健康教育,提高生活和生命质量,减少或消除各种生理疾病。

②通过各种方式帮助老年人走向社会,保持与人交往,从生活中寻找生活动力。

③培养老年人的兴趣和爱好,如参与唱歌、跳舞、练书法、练气功、打太极等各项健身活动。

④帮助老年人调整情绪,摆脱孤独,消除失落感。

⑤保持老年人家庭关系和谐,特别是一些丧偶及患有慢性疾病的老年人,多给予其关心和体贴,让老年人保持心胸开阔、乐观向上的态度,积极面对生活。

**2. 居家养老服务**

(1)居家养老服务的目的

居家养老服务的目的是满足老年人居家安养的需求,减轻家庭照顾的负担。居家养老服务是指为辖区内居家老人提供安全守护、生活照料、康复保健、精神慰藉、法律援助、文化娱乐等服务。中国有悠久的尊老、敬老的文化传统,家庭养老是沿袭下来的约定俗成的养老方式。老年人不仅需要孝养,更需要与家人朝夕相处的精神、情感慰藉。作为维系家庭纽带的孝道应继续发扬光大,这样才能"老吾老以及人之老",使全社会形成尊重、关心、帮助老年人的风气。这种方式符合老年人的心理愿望和习惯。

从年龄阶段、生理状况、自理能力、认知能力、情感行为、视觉能力、社会生活环境、重大疾病的诊断等八个方面对老年人进行综合评估,帮助或协助老年人维护及恢复健康,将残障和疾病的影响降至最低,使老年人发挥最高的独立生活功能。居家养老的宗旨是给老年人提供和营造良好的生活环境,满足其日常基本生活需要,帮助或协助有些不愿离开家庭生活的老年人,为其提供家庭式的健康服务。

(2)居家养老服务相关机构

居家养老服务指导中心——街道

居家养老服务中心 ⎫
居家养老服务站　 ⎬ 社区
社区日托中心　　 ⎪
老年人食堂(小饭桌)⎭

(3)居家养老服务的优点

个人方面:老年人能在自己熟悉的家庭生活环境中接受必要的医疗护理,并能在家人的陪伴及协助下,学习自我照顾及得到较独立的生活方式。

家庭方面:保证了家庭生活的完整性。

社会方面:社会资源利用率高。

(4)居家养老服务的"八助"和"五定"

"八助"是指助餐、助急、助洁、助浴、助行、助购和助读。

① 助餐:上门为老年人做饭、炒菜等,或送餐服务。

② 助急:当老年人有突发事件时,及时赶到现场,并协助做好必要的工作。

③ 助洁:上门为老年人做屋内的清洁卫生工作。

④ 助浴:上门为老年人洗浴。

⑤ 助行:陪同老年人散步。

⑥ 助购:陪同老年人购物。

⑦ 助聊:陪同老年人聊天。

⑧ 助读:给老年人读书、读报。

"五定"是指:

① 定服务人员。

② 定服务对象。

③ 定服务时间。

④ 定服务地点。

⑤ 定服务项目。

(5)居家养老服务对象

①高龄体弱的老年人。

②出院后需要长期护理的老年人。

③患有长期慢性疾病的老年人。

④不愿离开家庭生活的老年人。

(6)居家养老服务的内容

身体照顾服务:协助如厕、沐浴、穿脱衣服、口腔清洁、进食、服药、翻身、拍背、简易被动式肢体关节活动、上下床、陪同运动,协助使用日常生活辅助器具及其他服务。

家政服务:换洗衣服及修补、生活起居的环境清洁、文书及餐饮服务、陪同或代购生活必需用品、陪同就医或联络医疗机构及其他相关的服务。

### 3. 日间照料中心

(1)开设日间照料中心的目的

针对失能老年人及年老体弱多病的个体,在小区内帮助建立个别护理计划。个体可在一定的时间内,定期或不定期往返日间照料中心,维持并促进其生活自理,消除其社会孤立感,延缓功能退化,促进身心健康,但并非提供24小时的护理。

(2)日间照料中心服务的内容

①根据社区老年人的生活、经济状况,实行无偿、低偿、有偿服务相结

合。

②提供个案生活照顾、生活自立康复训练、健康促进、文体娱乐活动、咨询服务、护理服务、送餐服务等。

③为社区高龄老人、独居老人、空巢老人、困难老人、残疾老人及其他有服务需求的老年人提供日常的生活照料、就餐、休闲娱乐、家政服务、康复护理、精神慰藉、读书读报等日间服务。

④建筑必须满足老年人的心理和生理特点的要求,内设多功能活动厅、就餐厅、棋牌室、图书阅览室、健身室、聊天休息室等场所,让老年人有一个全新的锻炼和娱乐场所。

(3) 日间照料中心工作的内容

医疗提供:测量血压、体温,提醒或协助老年人按时服药。

老年人参与条件:有一定的认知能力,基本生活能够自理,如进食、穿衣、如厕等。由老年人的亲属每日接送,或由照护者上门接送。

### 4. 养老院

(1) 养老院的类型

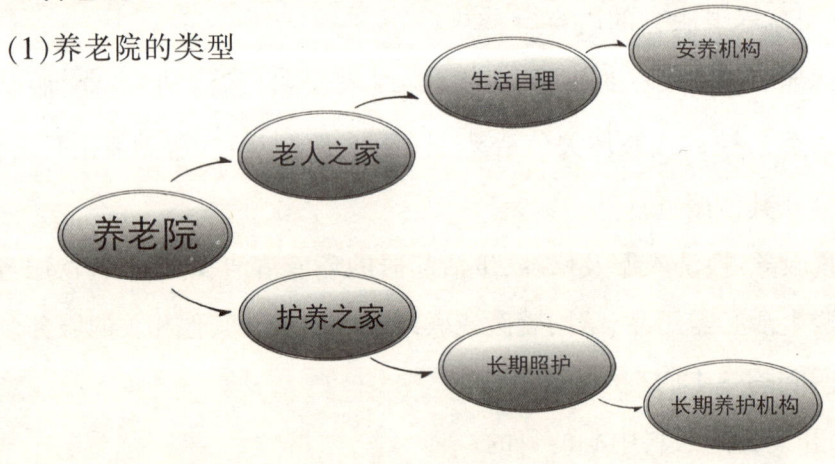

图 1-1 养老院图示

(2) 养老院的服务对象

安养机构:照顾生活可自理的老年人。

养护机构:照顾生活自理能力缺失且无需技术性护理服务的老年人。

长期养护机构:照顾罹患长期慢性疾病且需要医护服务的老年人。

护理之家:提供各类护理服务,如医师定期诊疗、物理或职能治疗、营养评估及生活照顾。

(3)养老院的宗旨

①全方位、专业化、可持续性、人性化的老年照护服务。

②提供老年生活照护服务、老年专业化服务、全方位的老年照护服务。

(4)开设养老院的目的

①满足老年人的需求。

②让老年人生活得有尊严,给予老年人人格尊重。

③确保老年人的生活质量,包括独立、健康、富裕和平等。

④提供高质量的长期健康照顾。

# 第三节　养老照护的主要内容

人口老龄化已成为全球关注的重大公共卫生问题和社会问题。随着经济的发展和社会的不断进步,人民的生活水平不断提高,人类平均预期寿命也普遍延长,老龄化问题日益突出。当前,我国由于人口基数大,已经进入快速老龄化的阶段。

老年护理学是护理学的一个分支,它是研究、诊断和处理老年人现存和潜在的健康问题的一门学科,它与社会科学、自然科学有着密切关联。老年护理学研究的重点在于从老年人的生理、心理、社会文化以及发展的角度出发,研究自然、社会、文化教育和生理、心理等因素对老年人健康的影响,并用护理手段和措施解决老年人的健康问题,从而提高老年人的生活质量。

随着年龄的增长,人的机体必定会出现功能衰退性改变,因此,老年人罹患各种疾病的概率普遍增加。又因老年人在生理、心理和社会等方面与中年人和青年人有着很大的不同,老年人患病后的临床表现、诊断、治疗,尤其是护理均有其特殊性。为适应护理学科发展和社会老龄化的需求,鼓励更多的有识之士加入帮助、照护老年人的行列,培养更多面向基层的老年护理专业人才,提高老年人的护理质量,满足老年群体的健康需求,无疑是一件很有意义的事。

## 一、护理的基本目的

1. 延续生命。
2. 保持健康,避免疾病。
3. 及时发现身体不适症状并加以治疗。
4. 面对无法医治的疾病或残障,维持最高的独立生存能力。
5. 提供具有同情及支持的护理。

## 二、护理全过程

在长期照护的过程中,应该多与老年人沟通,通过进行身体评估及参阅病历记录等各种方法来获取个案的特殊资料。

### (一)护理过程

1. 评估

个案健康状况,通过护理理论来了解、分析所得的资料,以确立一个或更多的护理诊断。

2. 诊断

诊断是指做了临床判断后,通过护理手段给予解决的问题。如:脑栓塞、脑出血通过清除血栓、止血等医疗措施去解决就是医疗诊断。护理诊断是针对肢体瘫痪后,长期卧床有发生褥疮、泌尿系统感染、营养障碍等问题。

3. 计划

计划包含确立照顾的目标、结果,设立照顾的优先次序。

4. 执行

执行包含将护理活动付诸行动,以协助个案达到最好的健康状态。

5. 评值

评值一般在护理措施执行后实施,通过观察个案反应是否改变,以确定目标或结果是否达到。

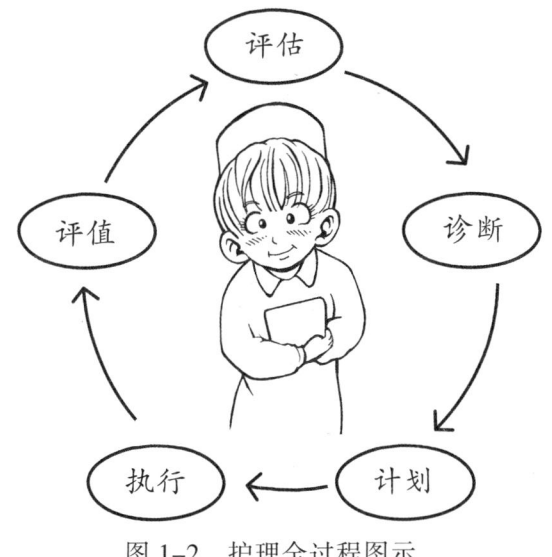

图1-2 护理全过程图示

### (二)护理措施

护理措施包括预防疾病、缓解症状或恢复健康等护理技巧。在生活方面给予协助、监测、促进及改善的方法,需要有精神、心理上的支持及药物治疗等。

### (三)个案评值

1. 评估老年人生理、心理、经济、健康状况。

2. 转介有需要的老年人到合适的服务医疗机构。

3. 给老年人及家属解释老年人诊断及治疗的过程。

4. 评估老年人对治疗的配合性。

5. 评估老年人的独居生活能力。

1. 老龄化社会的划分标准是什么？
2. 健康老年人的标准有哪些？
3. 老年人的年龄划分是什么样的？
4. 谈谈你对学习老年护理学的理解。

# 第二章 对养老照护者的要求

## 第一节 养老照护者的职业道德

### 一、职业道德的概念、特点和作用

#### (一)职业道德的概念

人生活在社会中。社会要发展,人要维持生计,就要从事各种生产活动,如做工、种地、经商等。这些生产活动就是职业。在这些活动中,人们不但获得了维持生活的报酬,同时还对社会承担着责任,这种责任影响着人们对职业的认同。

职业道德就是人们在从事职业的活动范围内需遵守的行为规范的总和。任何个人在职业活动中都必须遵守这些行为规范。忠于职守是各行各业职业道德的基本规范。

社会生活中有各种职业,每种职业都有各自的特点,也就有不同的要求和职业道德,如法院办案必须以事实为依据,法律为准绳,秉公而断;医务人员的职业道德是以救死扶伤为原则。若法官不主持正义、医生见死不救,就会受到全社会的谴责。因此,职业道德是每个从业人员在职业活动中的行为要求,也是这种职业对社会所应承担的道德责任和义务。

**(二)职业道德的特点**

1. 社会公共性和示范性。职业道德是社会所公认的,实质上也是一种社会公德,是社会公共道德在职业中的体现。这种道德是人们所期望的,具有示范性。

2. 时代性。人类社会自从有了职业分工,就有了职业道德。早期的职业道德多注重个人修养,有什么样的师傅,就会带出什么样的徒弟。这样的道德行为世代相传,逐渐形成了从事这种职业稳定的职业心理和职业习惯。随着社会的发展,社会职业已形成多层次的特征。职业角色成为一种群体角色,职业道德也成为一种群体道德。由于从业人员多、范围广、层次多等原因,其对社会的影响力也就相应地增大,所以今天社会的职业道德具有明显的时代特征。

3. 实践性和可操作性。职业道德的行为实践不是空话,它可以以公约、守则的形式具体化,成为可以实践的具体的规范要求。因为社会职业多种多样,职业道德的内容也就千差万别。为了便于理解和执行,各行各业一般都根据本行业的特点和要求、具体的职业环境和从业条件,以及从业人员的素质,制定行业公约和工作守则等。这些规章制度和条款,把职业道德具体化、规范化、通俗化,使它具体明确,具有可操作性,既便于职工在职业活动中遵守执行,也便于职工和有关机构对职业道德的履行情况做出评价。

**(三)职业道德的作用**

1. 促进形成良好的社会风尚,推动社会的发展。
2. 促进个体的进步和发展。

**二、养老照护者应具备的职业操守**

**(一)尊老敬老,以人为本**

尊老敬老是中华民族的优良传统。早在两千多年前,孔子就教育后代"百善孝为先",告诫后人不但要养护老年人,而且要尊重和孝敬老年人。

# 第二章　对养老照护者的要求

老年人是我们幸福生活的开拓者,今天的所有一切都离不开老人们曾经的辛勤劳动。当我们在享受发展和改革的成果时,不能忘记老人们曾经的付出和牺牲,他们理应受到全社会的尊重和爱戴。

养老照护者直接承担着照顾老人的工作,其工作不仅仅是照料老人,更担负着国家、社会对老人的关怀,所以,照护者的工作应以一切为老年人服务为宗旨。尊重老年人,让老年人有舒适感、安全感,使他们心情愉悦,延缓衰老。想老年人之所想,想老年人之所需,让老年人能够对照护者产生信任感,使照护者成为其可依靠的对象。照护者要以人为本,坦率、真诚、高效、贴身地服务老年人,使老年人从照护者细致的照料中感受到全社会的关爱。

### (二)爱心至上,服务第一

老年人在生理、心理等方面都发生着退化现象,且大多数的老年人患有各种类型的慢性病,导致个别的老年人性情怪僻,任性、固执、好强,但又力不从心,这就要求我们要有足够的爱心、关心、耐心、细心、责任心来对待每位老年人,了解老年人的身体状况、情绪变化以及日常生活中的所需,知道他们在想什么,他们需要什么,更好地服务老年人,满足其合理的需求。

服务第一就是要把为老年人服务放在第一位。养老照护者的工作与众多服务性行业的工作一样,是以为他人服务为工作内容的。养老照护者的工作对象是老年人,因此,为老年人服务是第一位的。老年人的需要就是对养老照护者的要求,时时处处为老年人着想,急老年人所急,想老年人所想,全心全意为老年人服务是养老照护者职业素质的基本要求。

### (三)恪守法纪,无私奉献

要做到恪守法纪,首先得树立严格的法制观念,认真学习和遵守国家的法律、法规,学习和遵守有关尊老、敬老和维护老年人权益的法律、法规,使自己的一言一行都符合法律、法规的要求。其次,不以老年人的职业、地位、文化水平、性格、态度、容貌及性别不同区别对待。不利用医护职业的特性,收受老年人的贿赂,践踏护理道德基本原则。保护老年人的隐私。

无私奉献是一种崇高的职业精神。首先要严格要求自己。一事当前先为老年人着想，把为老年人服务作为行为准则，热爱本职工作，把自己的才能无私地奉献到照顾老年人的事业中去。

### 三、养老照护者应做到的六个具备

照护者的工作内容经历了从对老年人比较简单的生活、身体方面的护理到逐步发展扩大的过程。这就需要照护者重新认识养老护理的专业性、特殊性，为此需要做到六个具备。

1. 具备基本技能：包括养老护理知识和养老护理技能。

2. 具备团队精神：要求照护者与各方合作，不断交换信息，互相学习，取长补短，使各学科达到共同的目标，各尽其责。

3. 具备对突发事件的应急处理能力：通过仔细观察每一位老年人的细微变化，及时发现问题并能作出相应处理。

4. 具备风险管理能力：有评估老年人可能发生意外的预知能力，并能做出相应的防范措施。

5. 具备观察能力：了解老年人在生理和心理方面的需求，了解每一位老年人的过去经历，照顾他们不能用整齐划一的形式，也不能脱离实际和其自身的生活习惯。

6. 具备良好的组织能力和协调能力。

### 四、养老照护者应做到的"六送"和"六是"

为了维护老年人的晚年尊严，保持老年人的最佳生活状态，照护者应做到"六送"、"六是"。

#### （一）"六送"

"六送"即送满意、送安全、送温暖、送幸福、送快乐、送健康。

#### （二）"六是"

一是老年人的好朋友,多关心、多体贴。

二是老年人的倾诉对象,与老年人多沟通。

三是老年人的帮助者,更加详细地了解和掌握老年人的生活习惯和身体状况。

四是老年人的晚辈,多予以尊重和理解。

五是老年人的子女,代替子女照顾老年人,做好尽孝工作。

六是老年人沟通的桥梁,努力起到老年人与亲友、同事、上下级之间、社会相关部门的桥梁作用。

# 第二节　养老护理员的礼仪

## 一、礼仪的概念和作用

礼仪是指人们在社会交往活动中共同遵循的、最简单的、最起码的道德行为规范。

礼与仪相辅相成,仪是礼的表现形式。

讲究礼仪并非是个人生活的小节或小事,而是一个国家社会风气的现实反映,是一个民族精神文明和进步的重要标志。我国是历史悠久的文明古国,几千年来创造了灿烂的文化,形成了高尚的道德准则、完整的礼仪规范,被世人称为"礼仪之邦"。

### (一)个人形象六要素

1. 仪容:个人形体的基本外观表现。

2. 表情:个人的面部表情。

3. 举止:个人的肢体动作。

4. 服饰:对服装和佩饰的统称。

5. 谈吐:人的言谈话语。

6. 待人接物：与人相处时的表现，即为人处世的态度。

(二)礼仪对社会的作用

1. 改善人们的道德观念。

2. 净化社会风气。

3. 提高社会文化素质。

4. 建立自尊，增强自重、自信和自爱。

5. 为社会的人际交往铺平道路，处理好各种关系。

## 二、与老人交往时应遵循的原则

(一)尊重的原则

尊重老年人是一种美德。在与老年人的相处中，要做到互谦互让、互尊互敬、友好相待，保持和谐的人际关系。在尊重老年人的同时，我们也会拥有更加成熟健康的人格。

自尊是人的一种非常重要的需求。人们需要来自他人的尊重，包括接受、承认、关心、赏识等，同时也应自我重视、自尊自爱。

(二)道德的原则

依靠社会舆论和"良心"支持、维护的行为准则，叫做道德。

礼仪是受道德制约、支配的，礼仪是道德的一种外在表现形式。具备良好的道德素质，才会使一个人自然地展示出优雅、得体的举止以及文明的谈吐。

(三)宽容的原则

要用一颗充满"大爱"的心去包容老年人。

在与老年人的交往中，要学会多容忍、体谅，严于律己、宽以待人，不应求全责备、斤斤计较、过分苛求、咄咄逼人。

(四)自律的原则

自律需要具有良好的出发点和基础知识。

在面对老年人的时候，需要重视并加强自我要求、自我约束、自我控制、自我检点、自我对照和自我反思。

### (五)平等的原则

平等待人是建立良好人际关系的必要条件。

礼仪面前人人平等。不论职务高低,不论家境贫富,对待不同的老年人,都应当一视同仁,平等交往。

### (六)真诚守信的原则

真诚守信是建立良好人际关系的基本条件。

在向老年人作出承诺之前,必须先斟酌自己是否力所能及。一旦答应,便应当保证兑现。万一出现特殊情况不能履约时,就应当及早通知对方,说明情况,表示歉意,取得对方的谅解。

### (七)从俗的原则

在人际交往中,因国情、区域、民俗、习惯、文化背景等存在着很大的差异,应忌"以我为主"的思想。

应尊重老年人的文化习惯等,不可妄自尊大。简单否定老年人与己不同的想法和做法是不妥的。

### (八)适度的原则

适度能保证礼仪沟通的实效。

与老年人交往需要注意技巧、合乎规范、把握分寸和适度得体。

## 三、与老年人交往应使用的正确礼仪

### (一)自然优美的站姿

优美的姿势是以正确的站姿为基础的,适当的站姿能够使人减轻疲劳,并给人以轻松愉悦的感觉,站立时以挺、直、高、稳为要领。

挺——头要端正,双目平视,颈直背挺,表情自然,面带微笑,下颌微收,双肩外展放松,两臂自然下垂,掌心向内,双手自然垂于身体两侧,或以右手轻握左手四指,双手拇指自然弯曲,向内交叉相握于小腹前。站姿的手势中表现出职业的谦逊和"随时准备着"的意思。

直——脊柱要尽量与地面垂直,挺胸、立腰、收腹、夹腿。

高——站立时身体的重心要尽量提高,昂首提气,显出亭亭玉立、挺拔俊秀。向老年人微欠身躯,则表示谦虚恭敬。

稳——足跟并拢,足尖分开,呈60°角重心落在两脚间,也可采用"丁"字形站姿。站立时间较长时,可以一腿支撑,另一腿稍放松,保持自然。

## (二)轻盈机敏的步态

养老照护者优雅、敏捷、稳健的行走姿态会给人以动态的美感,充满朝气的精神状态也会对周围的人产生感染力。

行走时要精神饱满、头直肩平、双目平视、挺胸收腹、足尖向前、步伐平稳。行走轨迹应呈直线,不拖脚,避免发出响声,步幅在30厘米左右(通常为自己一只脚的长度),步态柔美匀称。

巡房时应轻步无声、轻盈稳健,显出成熟自信。

有紧急抢救或老年人传出呼唤时,严禁慌乱奔跑,可轻盈机敏地加快步速,表现出一名职业照护工作者紧张而有序、忙而不乱以及急老年人之所急的工作态度,从而使老年人增加安全感、信任感。

## (三)禁忌的站姿

忌驼背耸肩,凹胸凸腹,撅臀屈膝,东倒西歪,两腿交叉,给人以敷衍、轻蔑、漫不经心、懒散懈怠的感觉。

忌双手抱肘或手插兜内及懒散、随便地倚在老人床旁、墙角或电梯旁。双手背于身后或插兜为无视对方之意,侧转身体则表示厌恶和轻蔑,背朝对方则可理解为"不屑一顾"。

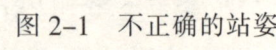

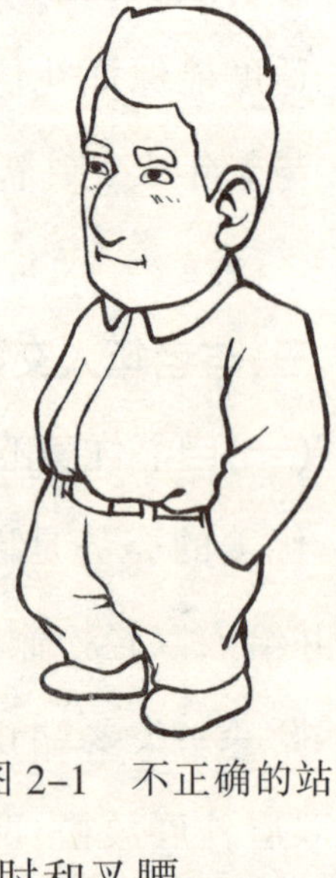

图2-1 不正确的站姿

## (四)禁忌的行姿

忌行走时左右摇摆、弯腰驼背、瞻前顾后、背手、抱肘和叉腰。

忌在工作区域内重步而行、慌张急迫或步态懒散拖曳、漫不经心。

## (五)搬拿椅子的技巧

照护者取右侧前位,面向椅背,以右手握住椅背下缘中段,左手扶住椅背上缘,拇指在内侧,向上提起,搬拿。

挪动椅子时动作要轻,避免发出响声,态度应保持优雅。

## (六)开、关门的技巧

开启门时不可用脚踢,可用肩部或肘部将门轻轻推开。

关门时用手扶住门锁或拉手,轻轻关上门。不可用力过猛,发出刺耳的响声。

## 四、与老年人交往应使用的文明用语

### (一)称呼语

注意辈分,恰当称呼。了解老年人惯听的尊称,以此来称呼老年人。如:"刘伯"、"陈阿姨"、"王叔"、"李太"、"张大爷"、"刘大妈"、"某某老师"……不可用"喂"来称呼,不宜泛泛地称"阿婆/阿公"或取绰号,或以"某某床"来称呼老年人。

### (二)问候语

初次见面或隔一段时间见面时应先问候。

"您好","早上好","晚上好","见到您很高兴"……

### (三)征询语

"我能为您做些什么吗?""需要我的帮助吗?""这样会不会打扰您?"……

### (四)求助于人语

"请","请问","请帮忙"……

### (五)感谢语

"谢谢","麻烦您了,非常感谢","谢谢您对我们工作的支持","让您费心了","实在过意不去","拜托了","感谢您的帮助"……

### (六)道歉语

"很抱歉!这件事实在没有办法做到","真不好意思"……

"真对不起,让您久等了","对不起,打扰了","对不起,请稍候"……

"请原谅","很抱歉"……

### (七)听到对方致歉语

"不要紧","没关系","别客气","不用谢","请不要放在心上"……

### (八)应答语

"行,请您稍候","好,马上就来","您不必客气,这是我应该做的"……

"不用谢,照顾不周的地方请您多多包涵","请您吩咐"……

### (九)提醒别人语

"请您小心","请您注意","请您别着急","请您注意安全"……

### (十)赞美语

"您做得很好","太棒了","您真了不起","您手真巧","这太美了"……

### (十一)欢迎语

"欢迎光临","再次见到您,非常高兴"……

### (十二)接待来客语

"请进","请坐","请喝茶"……

### (十三)告别语

离开时应有告辞语,不要悄然离去。

"再见","祝您一路顺风"……

### (十四)接听电话语

"您好!我是×××,请说……"

### (十五)挂电话语

"谢谢,再见"……

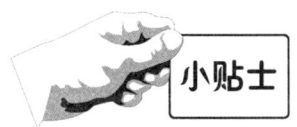 小贴士

## 微笑的种类和练习

一、微笑的种类

自信的微笑——这种微笑充满自信和力量,给人以信任感。

礼貌的微笑——懂礼貌的人,就会将微笑作为礼物慷慨地赠予老年人。

真诚的微笑——发自内心的真实感情的自然流露,对老年人尊重、理解和包容。

职业的微笑——无论自己有没有微笑的动因,都要自觉地面带微笑。

礼仪的微笑——谦恭地、文雅地、含蓄地点头微笑。

二、微笑的练习

微笑也需要经过一定的练习。你可以对着镜子展示各种微笑,寻找自己最自然、最美好的笑容,久而久之,定格在脸上,就会变成自己习惯性的微笑了。

微笑的基本标准是不发声、微露齿,肌肉放松,嘴角两端向上略微抬起,面含笑意,使人如沐春风。

练习微笑首先要求微笑发自内心,无任何做作之态。只有笑得真诚,才能亲切自然,使人感到轻松愉快。

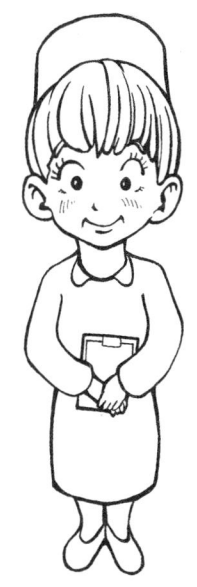

图 2-2 微笑服务

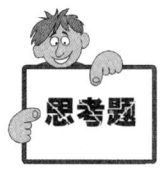 思考题

1. 护理过程包括哪几个阶段?
2. 关爱老年人的"五心"有哪些?
3. 照护者服务于老年人,应该做到哪六个具备?

4. 与老年人交往时应遵循哪几项原则?

5. 作为一名养老护理员,在日常工作中如何做到微笑服务?与老年人交往时是否要采用文明用语?

# 第三章

# 正确认识老年期及老年心理健康

## 第一节　如何拥有健康的老年生活

在日常的生活中,人们的心理及生理的健康有着关联性,不同的情绪及心理状态均会影响身体健康。即使身体上没有疾病,过多的负面情绪亦会令老年朋友感觉身心不适。乐观积极的心理状态对预防疾病和促进老年朋友的身体健康有着重要意义。

一、自主:平衡社会的压力,在社会规范内,运用自己的准则来维持独立的思考。

二、自我接受:能对自己及过去有正面的评价,欣赏自己的长处,接受自己的短处。

三、有目标的生活:生活有目标、有方向感,体会到现在及过去的生活都是有意义的。

四、建立良好的人际关系:良好的人际关系需要彼此的付出及接受。

五、有能力处理生活上的需求:有能力处理生活中所发生的一些事情,适当地满足个人的基本需求。

六、个人发展及成长：感觉自己仍不断地在成长，吸收新的知识或经验，去改变自己的生活。

# 第二节　老年期的生理改变

我们从婴孩成长为儿童、青少年、成年人、中年人和老年人，各个阶段均需要经历不同的生理和心理转变。人生每一阶段的危机都会有正负两方面的影响。我们需要因各种转变而作出相应的调整。当人拥有较多的正面心理素质时，就能解决该阶段的危机。对于种种的转变，有一些老年人有健康的心理素质，能够积极面对，快乐满足地安度晚年；可是，有一些老年人却未能有效地处理好这些转变，以致产生焦虑、不满、抑郁或厌世的情绪。不同的情绪及心理状态均会影响心理及生理的健康。积极乐观的信念或精神，会令我们更有效地发挥身体的机能，从而保持良好的生活状态，从而有效地预防疾病的发生。愉快的情绪亦会促使身体分泌出有益的激素，刺激

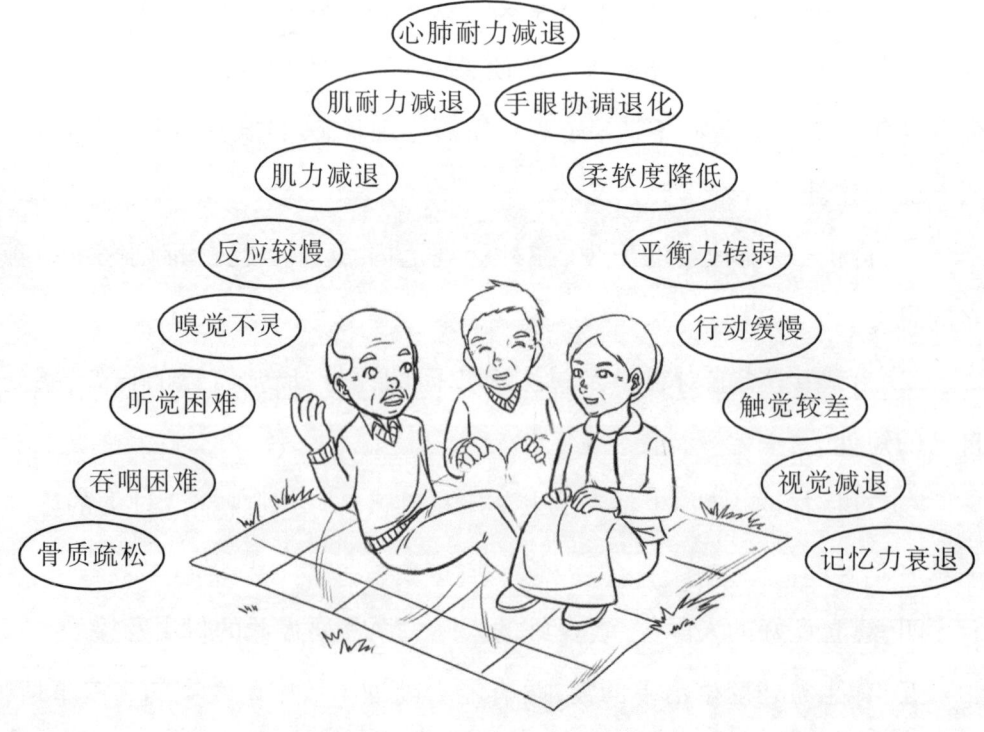

图3-1　老年生理期改变

神经细胞,调节内分泌,提高人体免疫功能;反之,负面的情绪(如抑郁、焦虑、愤怒等)过多,或承受过大的心理压力时,会引起肾上腺素、甲状腺素等激素不适量地刺激身体而降低免疫力,引发各种疾病,如心血管疾病、高血压、胃溃疡、性功能障碍、睡眠障碍等。这些问题都与负面的情绪有着密切的关联性。

随着年龄的增长,身体机能逐渐减弱,器官组织也逐渐出现退化,程度则因年龄、体质和生活环境的不同而有所差异。

表 3-1 老年期生理改变及照顾措施

| 生 理 改 变 | 照 顾 措 施 |
| --- | --- |
| 骨骼、肌肉系统 ||
| ·肌肉细胞量减少,导致运动能力减弱,引发退化性关节炎,身高变矮,躯干显得有些佝偻<br>·内分泌系统功能失调,女性性激素分泌减少,易骨质疏松<br>·拿起重物无力/不稳<br>·行动缓慢、反应迟钝<br>·人易感到疲倦、乏力 | ·多做运动,积极参与有益健康的各项活动<br>·适当地晒太阳,促进钙的吸收<br>·适当地补充钙质<br>·保持肌肉及关节的活力 |
| 容 颜 外 貌 ||
| ·面部的轮廓亦会改变<br>·身高亦会较年轻时变矮<br>·体重会减轻,四肢的脂肪会减少<br>·腹部的脂肪却会积聚<br>·头发变稀少、变灰、变白,男性会秃顶 | ·接受外貌的转变乃是必然过程,积极面对<br>·可采用一些必要的化妆品<br>·改变不良的生活习惯<br>·禁止吸烟、多做运动、合理饮食<br>·每天梳理头发、定时清洗头发<br>·加强面部、头部的按摩,有助于血液循环 |

续上表

| 生 理 改 变 | 照 顾 措 施 |
|---|---|
| 皮 肤 ||
| ·皮脂腺与汗腺萎缩<br>·皮肤变黑、色素沉着,出现老年斑<br>·弹性减退、干燥、缺乏光泽、指甲变硬<br>·脱发、脸颊松弛、有皱纹、眼睑下垂 | ·保护皮肤,干燥天气选用润肤油<br>·避免使用刺激性肥皂<br>·剪指甲(趾甲)需要小心处理 |
| 眼 睛 ||
| ·眼球深陷、眼皮松弛、易流泪、眼角膜干涸、目光迟钝无神<br>·出现老花眼、瞳孔变小、视力减弱、分辨颜色有困难、难以适应黑暗环境 | ·保持室内充足的光线<br>·老花眼需佩戴老花镜<br>·不随意使用各种眼药水 |
| 听 觉 ||
| ·听力下降、平衡能力受影响,较容易跌倒 | ·与老年人交谈时适当提高声调,宜在安静环境下交谈 |
| 呼 吸 系 统 ||
| ·肺活量降低,肺泡变薄,弹性减退<br>·肺呼吸功能减退,活动能力下降<br>·气促,呼吸加快,有时换气困难 | ·戒烟<br>·保持运动与锻炼,增强免疫力<br>·防止受凉感冒,避免气管炎、肺炎等发生 |
| 消 化 系 统 ||
| ·牙齿松动、脱落,咀嚼困难,牙龈萎缩,使颚部变小<br>·味觉退化<br>·胃酸缺乏,有偏食现象<br>·胃肠蠕动减慢 | ·注意口腔卫生、按时刷牙<br>·定期检查牙齿和定期洗牙<br>·按摩牙龈<br>·假牙用餐后需要清洗 |

续上表

| 生理改变 | 照顾措施 |
| --- | --- |
| 心脏与血管 ||
| ·心肌纤维减少,脂肪组织增加<br>·心肌顺应性减弱,收缩效率降低,功能减退<br>·动脉粥样硬化,造成血管腔变硬、变窄<br>·血压增高,心肌缺血 | ·保持良好的心态,适当地运动<br>·高血压者需定时服药、定期复诊<br>·均衡营养、粗细粮合理搭配<br>·摄入低脂、低盐、低糖、低胆固醇饮食 |
| 泌尿系统 ||
| ·肾脏功能减弱,肾血管硬化,管腔狭窄<br>·肾血流量减少,使肾清除率下降<br>·膀胱肌萎缩,憋不住尿,发生遗尿<br>·女性老年人易患老年性尿道炎<br>·男性老年人前列腺肥大增生,排尿困难,易发生尿潴留 | ·注意个人卫生,勤洗澡、勤换内衣裤<br>·按时饮水,不可憋尿<br>·如肾功能正常,鼓励多吃含钾水果,如香蕉、奇异果等 |
| 神经系统 ||
| ·脑细胞逐渐萎缩,大脑体缩小,脑重减轻<br>·神经系统呈进行性衰退<br>·记忆力下降,反应迟钝及运动不准确<br>·学习新事物能力减弱<br>·从事精巧活动的能力减低<br>·各触觉敏感度也会减低 | ·老年人应该选择多用记事簿帮助记忆<br>·多读书看报,多与外界接触,多与人交流<br>·注意行走时要稳健<br>·起身、站立或变换姿势时动作宜缓慢<br>·骨质疏松者防跌倒、骨折<br>·注意安全,避免造成局部软组织扭伤 |

续上表

| 生 理 改 变 | 照 顾 措 施 |
|---|---|
| 其 他 ||
| ・语言能力<br>・体温调节<br>・生殖系统<br>・免疫系统 | ・说话语速可减慢<br>・谨防受强热或寒冷刺激<br>・注意饮食均衡<br>・多做有氧运动<br>・增强机体免疫功能 |

# 第三节　老年期的心理转变

世界卫生组织对健康的定义是"健康是身体上、精神上和社会上完善的状态"。可见，健康的心理及良好的社交关系对个人健康十分重要。人格是否健全及心理是否健康取决于个人在不同年龄阶段的发展中能否解决所面对的各种问题和危机。

人格的形成并不止于儿童时期，在人的一生中都在不断地发展、不断地成熟。中年期和老年期的人格，仍然经历着发展的过程，大多数老年人并没有心理失调的问题出现，然而极少部分的老年人会变得性格孤僻、极端、固执，不易与人相处，不能自制，多疑，有的老年人是少言寡语，有的老年人又是爱管闲事，喜欢啰唆、唠叨等。

影响心理健康的因素有社会角色的转变和生活上的转变，具体表现在：

## 一、角色的转换

退休是人生中一个很重要的生活转变，这个转变也代表了一连串的"失去"，如工作上的地位、权力、和同事的关系、以往的社交关系、日常工作习惯等等。工作期间，由于每天的工作和生活都是紧张而有序的，空闲的时间相对要少一些,结交的朋友也较多。有一些人曾担任过领导职位,或许是家庭的靠山,经济上的一大支柱,在家庭、单位中都占有主导地位,退休后工作职责、收入、社会地位等都相应弱化。由于这一连串的"失去",有一些老年人会感到闷闷不乐、郁郁寡欢,感到生活的空虚,与朋友的来往次数也随着时间的推移而减少,从而产生了一种被遗弃感。

### 二、缺乏安全感

当子女长大,不再需要父母照顾起居生活,于是父母照顾子女的角色就逐渐淡化。有很多老年人的儿女在外地工作,或是子女成家立业而分开生活,家庭人员的结构、重心都发生了改变,老年人的心里会感觉日子过得不踏实,忧心忡忡,可能会担心自己生病没有人照顾。如果配偶又离世,靠自己的积蓄或子女的供给来维持生活,更加会感到恐惧与孤独,缺乏安全感。

### 三、空巢问题

随着子女的长大和独立,老年人逐渐感到孤独。犹如"幼鸟"长大了,要离巢而去,只剩下"雀爸爸和雀妈妈"在巢中。若子女甚少主动联络或探望父母,老年人就会觉得不被子女关心;有的儿女享有稳定的或是高收入,但从不向父母提供任何经济援助,老年人又会觉得子女"不孝",怀疑以往对子女的付出和牺牲是否值得,更加会产生一种自卑感和失落感。

### 四、健康危机与身体衰退

当人迈向老年时,由于身体机能的衰退,疾病自然增多,尤其是一些慢性疾病,需要接受长期的治疗;也有一些疾病需要终身服药,如高血压病、心脏支架术后等;还有一些疾病需要高昂医药费的支出,如肾功能不全、透析治疗等。特别当疾病诊断不明确时,需要老年人住院接受检查治疗,医疗开支亦会形成一定程度的经济负担,造成老年人精神和思想上的恐惧感,从而出现充满着复杂而矛盾的心理问题。

# 第四节 老年期的社交转变及其影响

由于老年人机体功能衰退,社会活动减少,其社交情况也依个人性格而定。

## 一、与社会脱离

受年老体弱多病的影响,老年人参与的社交活动减少,加上社会地位、角色的改变,有些老年人无法维持原有的社交活动。退休后的经济或身体等原因,使有些性格内向的老年人对于活动不感兴趣,有着被淘汰的感觉,慢慢地不愿意与外界接触,不愿意参加社交活动,封闭自己的心灵。

## 二、身心上的依赖

因身体机能的衰退,配偶亲人的去世,导致老年人依赖他人的程度加深,更加担心会被人遗弃,或会无人可依靠,又担心自己的积蓄不够终老。

## 三、意志消沉

视觉和听觉的衰退可导致老年人心理消沉、忧虑重重、少言寡语。老年人的活动范围渐渐缩小,也直接影响到其社交活动的参与度。

## 四、心理威胁

长期患病容易让老年人联想到死亡。若病情较重或需要人照料时,患病对他们来说更是一种生理及心理上的威胁,直接产生心理不稳定的状态。

## 五、负面的自我评价

每一位老年人都是一本故事书,他们有着自己的生活经历,或曾经取得过卓越的功绩,或为新中国的建设付出了艰苦的努力。很多老年人,当他们离开工作岗位后,会因为生活失去重心而不知所措、无法适应,心理上出现种种不平衡。有的整天待在家里,不愿与社会和周围的人们接触,渐渐产生负面的自我评价。

### 六、恐惧死亡

死亡对许许多多的老年人来说,可能是一个无望的终极威胁,他们内心的忧虑,恐惧无法排解。有一些老年人似乎觉得失去了"控制自我的感觉"。另外,对于死亡这个问题,老年人还存在"既想讨论,又想回避"的矛盾心结。

## 第五节 老年期的心理健康

### 一、心理健康的概念

第三届国际心理卫生大会将心理健康定义为:"心理健康是指身体、智能以及情感上与他人的心理健康不相矛盾的范围内,将个人心境发展到最佳状态。"

### 二、心理健康的表现

1. 无心理障碍。

2. 能够调节好自己的心态,适应新的生活环境。

3. 能够为社会发挥余热,过着高质量的晚年生活。

4. 能够面对现实,接受人

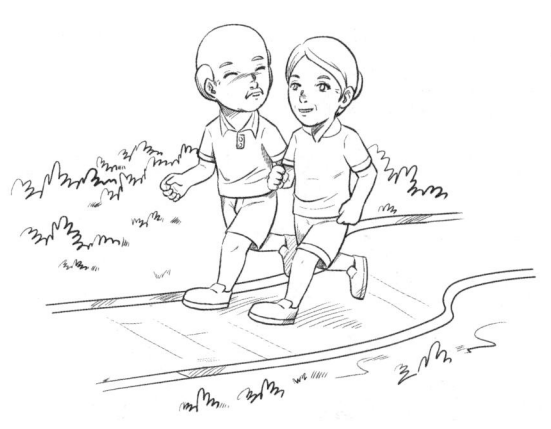

图 3-2 健康生活模式

生的不如意、环境的变化、健康状况的变化等,积极寻求解决的方法。

### 三、心理健康的标准

1. 热爱生活、热爱大自然、热爱家人,遵守社会公德、家庭伦理道德。

2. 心情舒畅,精神愉悦,不抑郁、不恼怒,情绪稳定,适应能力强,不轻易发脾气及冲动。

3. 性格豁达、通情达理,人际关系好,能够助人为乐,知足常乐。

4. 感知度好,对事物的判断不会发生错误。当有衰退表现时,如眼花应佩戴老花眼镜,耳聋就佩戴助听器,以弥补生理上的不足。

5. 性格开朗,意志坚强,做任何事情都是善始善终,做事果断。

6. 接受新鲜事物的能力较强,记忆力良好,能够坚持读书、看报等学习活动。

7. 情绪反应适度,能够消除消极的心理因素,将消极因素转变为积极因素。

8. 逻辑思维健全,思考问题、处理问题的条理清楚。

9. 有着积极向上的生活态度,有着广泛的业余爱好。

### 四、老年期的心理护理

1. 建立良好的人际关系,就是人与人之间的互动交流的过程。情绪稳定、乐观、性格随和的人往往较容易令他人产生好感,并与之建立友谊。相反,自我形象低落、对人猜疑,是偏执的心理特征,易造成与人交往的障碍,从而形成被孤立状态。长期被孤立的老年人心理健康问题会较多。

2. 鼓励老年人每天参加晨练,增加户外集体活动,扩大朋友圈,增加社交机会,增长社交能力。

3. 指导老年人健康用脑,保证足够的睡眠休息时间;合理用脑,加强记忆,多读书、多看报。帮助老年朋友做好自我情绪调节,防止"病从心生"。

4. 鼓励老年人树立积极向上的乐观心态,保持良好的心境。从老年人的角度着想,理解他们的情感要求,抚慰其病痛,满足其需求。

5. 一些老年人不愿意入院,应帮助他们完成角色的转换,建立一个全新的、健康的、积极向上的养老生活模式。当老年人感觉自己还能"老有所为"时,尽可能让他们活跃于集体中,可以多组织活动,让他们发挥余热。

6. 增加与老年人的接触频率,增加老年人的信任感,分享他们活动的乐趣。

7. 鼓励丧偶的老年人再婚,让他们在生活上互相照顾,携手共同度过晚年。

8. 调动社会的保障体系,为老年人提供优良的医疗服务、社会福利、养老保险等。

## 个案分享

陈伯,68岁,退休前是工程师,妻子于半年前离世,从此老人不愿讲话,不愿与人沟通,有焦虑情绪。为排解老人的孤独,家人送老人入住养老院。

讨论:1. 如何帮助老年人做好角色的转变?

2. 怎样改善目前的生活状况?

3. 如何与老年人沟通?

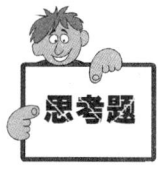

1. 老年人的生理特点是什么?

2. 老年人的心理特点是什么?

3. 如何指导老年人适应老年期的角色转变?

# 第四章

# 老年人照护计划

老年人照护计划是以一套系统的方法,通过充分的评估,识别老年人在不同方面的需求,从而制定相关的服务目标、程序并落实、执行,需要定期检查照护计划的成效。院舍需要建立完善的个案管理系统,便于随时查阅,也便于有系统、有效地照顾老年人,从而促进老年人的身心健康及提升其生活质量。制定老年人照护计划主要工作内容有:

一、院舍为新入住老年人提供入住导向计划,尽快帮助老年人适应院舍生活,建立个案管理系统,并定期检查。

二、为每位老年人制定个人照护计划。通过评估,了解老年人的需求,从而制订合适的照护计划,使老年人得到切实的照护服务。

三、护理评估及个人照护计划须由专业人员负责,如:护士、社工、职业治疗师、保健员等。负责人员须熟悉并掌握评估内容,对评估工具的运用有足够的了解,训练有素。

四、评估及执行计划时必须保障老年人的隐私、自主、独立、尊严、权益和安全。

五、每年须为老年人做定期检查及再评估。情况有所改变时,随时进行更新及修订照护计划。

六、照护计划的制订及实行必须有老年人及其家人的参与。

# 第一节　老年学评估

## 一、关于老年学

1. 老年学是关于老年人的综合研究学科。

2. 老年学涉及医学、心理学、功能学以及社会学领域。

3. 老年学有很多细节,需要长时间才能够掌握。

4. 老年学的每一个领域都需要专门的技巧。

5. 老年学评估需由不同领域的专业人士来指导。

## 二、社会评估内容

1. 家庭情况:确认老年人与谁住在一起,谁是老年人的监护人。

2. 经济来源:老年人有无经济来源,如退休金、保险公司保险金、伤残金、高龄津贴、储蓄之利息、家人及亲属提供经济来源。

3. 老年人需求:老年人需要得到什么样的照护。

4. 社区的支持需求:社区能够以及需要提供什么样的服务。

## 三、跨学科老年学的成员

1. 社会医务工作者

2. 医师

3. 护士

4. 理疗师

5. 康复师

6. 营养师

7. 心理学家

# 第二节　评估时间

对于新入住者和现居住者评估时间和内容的掌握详见下表。

表 4-1　入住老年人评估安排

| 入住者 | 时间 | 内容 |
|---|---|---|
| 新入住者 | 入住前 | 查看老年人入住前的评估记录,如老年人健康及家居护理评估内的临床评估记录、医疗报告、健康检查记录等。 |
| | 24小时内 | 初步评估及记录即时照护需要,如饮食、护理、药物及危险因素,如过敏、吞咽困难、跌倒等 |
| | 7日内 | ·了解老年人的个人习惯及喜好,如老年人的民族、宗教及文化背景和有关方面的喜好<br>·家庭及社区支援情况<br>·完成一份初步照护计划 |
| | 1个月内 | ·完成一份全面的个人照护计划 |
| 现居住者 | 每年 | ·按既定程序作全面评估<br>·根据健康情况更新个人照护计划 |
| | 即时检查 | ·老年人身体、精神状况有重大退化或转变,需增加照护程度并即时检查<br>·计划未能达到预期成效,应作即时检查 |

# 第三节　评估内容

对评估内容的掌握具体见下表。

表 4-2　入住老年人评估内容

| | |
|---|---|
| 认知功能 | ·正常　　·有困难　　·不能分辨昼夜<br>·时间/数字记忆力差<br>·日常生活事宜自行解决能力差 |
| 性格 | ·开朗乐观　　·忧郁　　·悲观 |
| 情绪 | ·抑郁　　·暴躁　　·喜怒无常　　·正常 |
| 思维 | ·正常　　·异常　　·幻听<br>·幻觉　　·幻视 |
| 行为 | ·正常　　·异常　　·不确定 |
| 与人交往 | ·主动　　·需要鼓励　　·不愿与他人接触 |
| 衣着外表 | ·衣着整齐清洁　　·尚算合适<br>·衣衫不整/肮脏/衣着不合适 |
| 穿衣能力 | ·能独立完成　　·需要协助穿衣、脱衣<br>·完全依赖<br>·可独立穿、脱普通衣物　·可独立穿、脱无纽扣衣物<br>·需要使用安全保护用品 |
| 梳洗 | ·能独立完成　·需要协助或提示　·完全依赖 |
| 沐浴 | ·能独立完成　·需要协助或提示　·完全依赖 |
| 牙齿情况 | ·正常　　·牙齿松动　　·蛀牙　　·牙周疾病<br>·缺牙　　·无牙<br>·假牙＿＿＿颗 / 全部 / 上托 / 下托<br>·与口腔贴合稳固/咀嚼时口腔无疼痛感<br>·与口腔贴合不稳固/咀嚼时口腔有疼痛感 |
| 口腔清洁 | ·可自行清洁　　　　·不能自行清洁<br>·假牙清洁后无异味　·假牙清洁后有异味 |
| 咀嚼吞咽 | ·正常　　·有障碍 |
| 进食途径 | ·自己进食　·协助喂食　·依赖喂食　·鼻饲 |
| 膳食 | ·正常餐　·特殊餐　·糖尿餐　·低脂餐<br>·低盐餐　·低嘌呤餐　·忌口　·斋餐 |

续上表

| 听 力 | 正常□ 左 □右　　重听□ 左 □右<br>耳鸣□ 左 □右　　耳聋□ 左 □右 |
|---|---|
| 视 力 | ·正常　·近视　·老花　·白内障<br>·青光眼　·弱视/失明　·眼底黄斑病变 |
| 如 厕 | ·能独立完成　·需要协助或提示<br>·完全依赖 |
| 小 便 | ·控制正常　·需要督促定时如厕或提醒<br>·间中失禁　·完全失禁　·插尿管<br>·尿垫/尿裤:夜间/全天<br>·尿套假性留置导尿:夜间/全天 |
| 大 便 | ·控制正常　·需要督促定时如厕或提醒<br>·经常便秘　·失禁　·间中失禁　·假肛 |
| 整理床铺 | ·自行处理　　·能简单整理但不理想<br>·不能自己整理 |
| 上下床 | ·独立完成　·需要扶助<br>·完全依赖他人 |
| 使用电话 | ·自行处理　·需要协助<br>·不能自行处理 |
| 处理金钱 | ·自行处理　·需要协助　·不能自行处理 |
| 外 出 | ·自行外出　·需要陪同　·不能自行外出 |
| 肢体机能 | ·左上肢瘫　·左下肢瘫<br>·右上肢瘫　·右下肢瘫<br>·左侧面部瘫　·右侧面部瘫<br>·截瘫　·抽搐<br>·双脚水肿　·双手水肿<br>·_____侧肢体挛缩 |

续上表

| | |
|---|---|
| 步　态 | ・正常　　・缓慢步态　　・碎步态<br>・跛行　　・步履不稳　　・不能自主运动 |
| 行　动 | ・行动自如　　　・行动不自如<br>・使用辅助器能随意行动<br>・自用轮椅代步　　・依赖别人推轮椅<br>・需协助/陪伴步行<br>・基本无跌倒　　　・时常有跌倒 |
| 助行设备 | ・需要使用　・不需要使用<br>・拐杖　・助行架　・轮椅　・电动轮椅<br>・其他（请注明_____） |
| 位置转移 | ・需要协助　　上下床　座椅　如厕<br>・需间歇协助　上下床　座椅　如厕<br>・需持续协助　上下床　座椅　如厕<br>・完全依赖　　上下床　座椅　如厕 |
| 体位转移 | ・借助他人用手扶起　・大部分时间卧床<br>・倚靠床边扶手移动<br>・借用转移器具，如吊架、吊带、手杖、助行器 |
| 过敏史 | ・药物　　・食物　　・花粉<br>・其他（请注明_____） |
| 服用药物 | ・自行处理　　・需要提醒或少许协助<br>・由照护者派发<br>・抗拒服用药物<br>・不适用（请注明_____） |
| 体重身高信息 | 体重：_____公斤<br>身高：_____厘米 |

# 第四节  日常生活活动功能的评估

## 一、日常生活活动功能(ADLs)

日常生活活动功能包括六项内容：

1. 进食

2. 移位

3. 室内走动

4. 穿衣

5. 洗澡

6. 上厕所

## 二、工具性日常生活活动功能(IADLs)

工具性日常生活活动功能包括六项内容：

1. 煮饭

2. 做家务

3. 洗衣

4. 购物

5. 理财

6. 室外活动

## 三、失能程度界定

1. 轻度失能：1~2项ADLs失能者以及仅IADLs失能且独居的老年人。

2. 中度失能：3~4项ADLs失能者。

3. 重度失能：5~6项ADLs失能者。

### 四、老年照护的服务内容

1. 生活护理

2. 精神护理

3. 疾病护理

4. 康复保健

5. 文体娱乐

### 五、日常起居

日常生活活动能力是指个人日常进行自我照顾的活动能力。

1. 不能随气候转变而自行选择增减及穿着合适的衣服。

2. 穿脱衣服有困难。

3. 在个人修饰及梳洗方面出现困难,如梳头、剃须、刷牙等。

4. 易忘记手中做的事情,如忘记关火、关水龙头等。

5. 不能自己去卫生间,大小便失禁或随处小便。

6. 沟通有困难,使用电话等方面有困难。

7. 处理金钱(购物)有困难。

## 第五节 护理分级标准及内容

### 一、护理分级标准

1. 自理老人——生活行为完全自理,不需要依赖他人帮助的老年人。

2. 介助老人——生活行为依赖扶手、拐杖、轮椅和升降设施等帮助的老年人。

3. 介护老人——生活行为依赖他人护理的老年人。

## 二、基本服务内容

1. 清洁老年人房间、开窗通风、整理床铺、洗涤衣服等。

2. 健康管理(测量血压、脉搏、体温),并做好记录。

3. 做好营养餐的配制及用餐的服务,保证每天水分的充足摄取等。

4. 心理支持,心理咨询,精神慰藉。

5. 提供老年常见病的预防和保健、养生指南等相关讯息。

6. 新闻及社会动态信息交流,阅读书刊、报纸等。

7. 开展各类适合老年人身体状况的文娱活动及手工制作活动等。

8. 康复指导、机能训练、紧急情况的处理等。

## 三、三级护理(自理老年人)

适于自理老年人,即不依赖他人,身体健康或基本健康,生活能自理,并能够参加院内组织的各项活动的老年人。

1. 保持房间整洁、通风,整理床铺,定期换洗被罩、床单、衣服等。

2. 搞好老年人床上卫生和个人卫生,每日清扫老年人房间一次。

3. 督促老年人勤洗头、洗澡、修剪指甲、理发、剃胡须,保持仪表整洁。

4. 健康管理(测量血压、脉搏、体温),并做好记录。

5. 制定合理的饮食餐,做好每日用餐的服务,注意水分的摄取,提醒老年人随天气变化增减衣服。

6. 提供老年常见病的预防讲座、心理咨询、健康保健、养生指南的相关讯息。

7. 开展各类适合老年人身体状况的活动,看书、读报、听音乐、跳舞等。

8. 康复指导,机能训练,紧急情况的处理。

## 四、二级护理(半护理)(介助老年人)

适于介助老年人,即基本不用依赖他人,生活基本能够自理,仅需部分照料的老年人,身体比较弱,年龄偏大,但没有实质性疾病。

1. 以基本服务为基础。

2. 每日清扫老年人房间一次,协助老年人整理床铺、个人衣柜。

3. 搞好老年人床上卫生和个人卫生,定期换洗老年人被罩、床单、枕巾、衣服等。

4. 协助老年人洗头、洗澡、修剪指(趾)甲、理发、剃胡须,保持老年人仪表整洁。

5. 协助老年人上卫生间大、小便。

6. 提醒老年人增减衣服。

7. 制定合理的饮食餐,给老年人送餐、送水。

8. 督促老年人参加康复锻炼。

### 五、一级护理(全护理)(介助⟷介护老年人)

适于生活大部分不能够自理及需要照顾的老年人,在日常生活中行动依赖扶手、拐杖、轮椅和其他辅助器具,年老体弱,行动、生活不便者。

1. 以基本服务为基础。

2. 每日给老年人清扫房间,整理床铺,定期换洗被罩、床单、枕巾、衣服等。

3. 帮助老年人搞好床上卫生和个人卫生,保持仪表整洁。

4. 帮助老年人洗头、洗脚及做好洗澡前的准备工作,帮助修剪指(趾)甲、理发、剃胡须。

5. 制定合理的饮食餐,定时给老年人送餐、喂饭、送水和喂水。

6. 根据医嘱,督促老年人按时服药,对失能老年人或不能自理的老年人,需按时喂药。

7. 帮助老年人到户外活动。

8. 注意观察病情变化,做好记录、巡查。

## 六、特级护理(介护老年人)

适于在日常生活中,完全不能自理、行为完全需要依赖他人的老年人,包括患重症疾病、慢性疾病或多种疾病,如褥疮、大小便失禁、老年性痴呆等的老年人。

1. 以基本服务为基础。

2. 对于卧床的老年人,定时变换体位,每2小时翻身一次,轻拍、按摩受压部位,使用安全保护用品,预防褥疮的发生。

3. 帮助老年人起床穿衣、睡前脱衣。

4. 帮助老年人洗头、洗脚、擦身、口腔护理、定期修剪指(趾)甲、理发、剃胡须,保持老年人的仪表整洁。

5. 制定合理的饮食餐,定时送餐、喂饭、送水、喂水。

6. 做好大小便后的清洁处理,尿湿的衣服、被褥及时更换,随时更换尿垫/尿裤,保持干净、干燥,做到房间内、老年人身上无异味。

7. 根据医嘱,协助老年人服药。

8. 注意观察病情,做好记录、巡查。如遇急、危、重症者可借助120急救系统,将老年人送往医院实施急救,并及时通知监护人。

1. 日常生活活动功能(ADLs)、工具性日常生活活动功能(IADLs)包括哪些内容?

2. 失能程度界定分为哪几级?

3. 自理老人、介助老人、介护老人的区别是什么?

# 第五章

## 与老年人的沟通

## 第一节　什么是沟通

### 一、沟通的概念

沟通是人与人之间、人与群体之间思想与感情的传递和反馈的过程,是彼此抒发感情、传达心意的方法。沟通可以使思想达成一致,通过感情的交流能使人心情愉悦、感情舒畅。

沟通不局限于利用语言,还包括用手势、动作来表达事实、感觉和意念。

老年人由于智力、学习能力、记忆的渐渐退化,加上社会发展所带来的新的社会问题和新的生活方式,使其沟通方式与年轻人有所不同。照护者只有掌握与老年人有效的沟通交流技巧,才能深入了解老年人的心理特点和真正需要,为他们提供高质量的护理。

## 二、沟通中心的相关名词定义

发讯人——发出讯息的人希望有一个意念、想法、情感等转达到收讯人。

收讯人——接受讯息的人。

讯息——讯息本身可能是意念、想法或某些情感。

沟通媒介/渠道——比如文字、影音、身体语言。

反馈——发讯人若要确保收讯人准确地接受讯息,必须依赖反馈。反馈在沟通中发挥着重要的作用,因为它帮助发讯人明白讯息是否已经有效地传送。

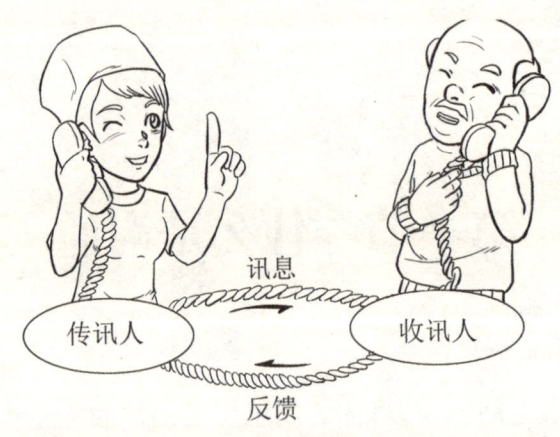

图 5-1 沟通模式图示

# 第二节 与老年人沟通的作用

与老年人沟通的作用主要有以下几方面。

一、信息传递。人们通过沟通,可以提供及传递信息。

二、心理保健。人际间的沟通,使人们和外界保持联系,促进人们之间的情感交流,增加个人的安全感,维持精神、心理健康。

三、自我认识。通过与他人的沟通,可以了解他人对自己的态度及评价,树立自我形象。

四、协调关系。人际沟通有利于提供信息、调节情绪、增进友谊。

五、学习知识。通过人际沟通，可以迅速地掌握特定社会环境的语言、习俗、文化，了解及获得必要的社会指导，开阔视野和胸怀。

# 第三节　与老年人沟通的影响因素

## 一、老年人生理特点的影响

随着年岁的增长，老年人生理功能明显减退，其表现为：

### 1. 认知障碍

随着年龄的增长，理解能力变差，记忆力减退，认识和思维能力下降，反应缓慢，有的老年人还有精神障碍或患有痴呆症，表达意识、语言含糊不清，严重影响沟通的效果，有时甚至无法进行正常的沟通。

### 2. 听力障碍

随着年龄的增加，听力逐渐减退，当完全丧失听力功能时，会给语言沟通带来一定的困难。

### 3. 视力障碍

随着衰老，视力有明显衰退，严重者生活无法自理甚至失明。因此降低了非语言沟通中许多辅助方法的使用频率，如眼神、手势、身体姿势、面部表情等。

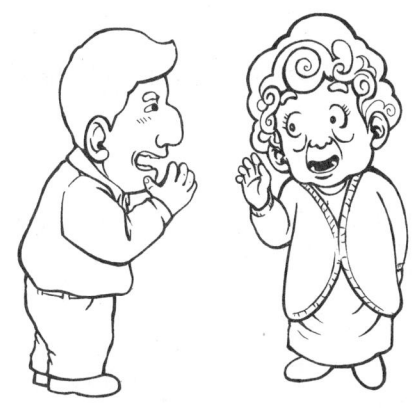

图 5-2　沟通障碍

### 4. 疾病缠身

老年人常患有一种甚至几种慢性疾病，且病情反复，康复过程缓慢或不能完全康复。疾病的困扰造成老年人不愿意与人沟通。

## 二、沟通中应掌握老年人的特点

老年人因年老退休和社会角色的改变,其心理也发生较大的变化,主要表现为:

1. **紧张**。老年人在日常生活中,独立应对和处理日常事务及重大事件的能力明显下降。当事情发生或得知某件事情时,就会感到非常紧张。

2. **焦虑**。老年人在不同的时期都有不同程度的焦虑,反应能力降低甚至变得较为迟钝,应变选择能力降低。

3. **自卑**。这是一种消极的心理现象。由于社会角色的变化,老年人缺乏自信心,不敢与人沟通。患有某种疾病需别人照顾的人,甚至会抱有敌意、心存偏见、误解对方。

4. **固执**。老年人记忆减退、固执保守、沉湎于往事,对外界事物不感兴趣,难以接受现实及新鲜事物。

5. **孤独**。老年人离开原来的工作岗位,活动空间减小,交往范围受限。因与子女分开居住,交流越来越少。有些老年人丧偶后有情绪障碍,以自我为中心,猜疑、抑郁、孤独和空虚感等增强。

# 第四节　与老年人沟通的方式、技巧和态度

## 一、与老年人沟通的方式

### 1. 语言沟通

(1) 口语——口语沟通可利用面对面地交谈、电话、录音机和电视等方式进行。

(2) 书面——书面沟通可利用信件、记录、书籍等方式进行。

### 2. 非语言沟通

非语言沟通包括目光接触、面部表情、身体接触、手势体态和肢体语言等。

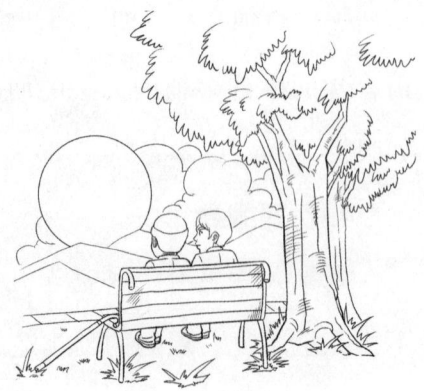

图 5-3　与老人沟通

## 二、与老年人沟通的技巧

### 1. 语言沟通技巧

(1)注意老年人的语言表达特点。随着年龄渐增,不论老年人原来的人格特征如何,都可能变得比较内向,较少参与社会活动,常常会产生寂寞和沮丧之感。

(2)对外向的老年人选择口头沟通,可抒发情感和维护社交互动。对内向的老年人选择书信沟通更为适合。

(3)电话交流不受时空的限制,对于患有某种疾病、行动不便的老年人更有效。可视电话更能营造良好的交流氛围。

(4)对有听力障碍、失语症或定向力障碍的老人,尽可能咬字清楚。特别是对失语症的老年人,要以他们特殊的语言重复讲解。

### 2. 非语言沟通技巧

(1)通过各种不同形式的触摸,能传递各种不同的信息,如握手、抚摩身体的适当部位,可使老年人感到关怀和慰藉。

(2)观察老年人对触摸的反应。如果老年人被触摸后显得松弛或舒服,是触摸被有效接受的表现。

(3)对于有渐进性认知障碍,越来越无法表达和理解谈话内容及视听有障碍的老年人,可选触摸形式。

(4)选择触摸的部位是手,而握手则是最不受威胁的触摸,其他部位有前臂、上臂、肩部。大部分老年人忌讳被触摸头部。

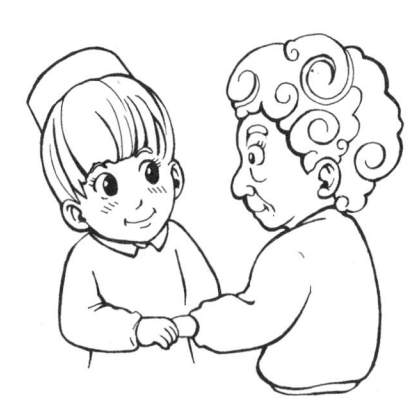

图 5-4  情感交流

(5)要在老年人知道你的存在后,方可进行触摸。许多老年人因生理机能的逐渐丧失,常容易被惊吓。尽量选择从功能良好的健侧肢体去接触老年人,绝不可突然从背后或患侧肢体触摸。

(6)尊重老年人的尊严与社会文化背景,保护老年人隐私,认真细致地了解老年人的民族风俗习惯和文化素养。

### 3. 有效沟通的技巧

(1)理解为重,以诚相待,悉听倾诉,开导抚慰,帮其所需,助其所难。

(2)风趣幽默,笑声常在,营造欢乐祥和的气氛。

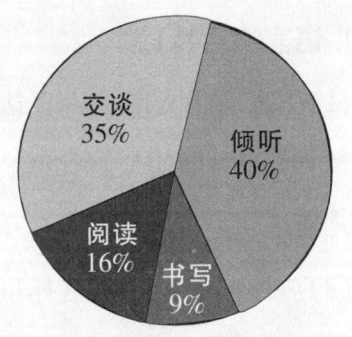

图 5-5 各种沟通方式所占比例

(3)精心设计和调整沟通时的词语、语调、语气。沟通时尽可能使用通俗易懂的常用词语,不可使用生硬的词汇。语调过低似传秘闻,过高好似吵架,应根据老年人的听力,适当把握好语调。

(4)时间的长短和表述难易程度都要适中。沟通,让老年人能够心情愉悦。

(5)对听力有障碍的老年人结合书写方式沟通,更能弥补老年人记忆力减退的弱点,进而发挥提醒的作用。

(6)在沟通的过程中,一定要给老年人述说的机会,要用心去聆听他们所说的一切。不要让老年人感到难堪,不要贬低老年人,不要夸大老年人的错误。

### 三、与老年人沟通的态度

1. **尊重**。给予尊重、支持,让老年人建立自信,提升其自我形象。老年人常常会觉得自己老了,没有用了,会较为自卑。应该主动去接触和接纳他们,让老年人真正感觉到人间的温暖。

2. **真挚**。用坦诚的态度与对方交流,使他们感受到一种真诚和自然的气氛。与老年人建立和谐的关系,让老年人放心地表达他们真正的需要和想法。

3. **耐心**。主动倾听老年人的讲述,鼓励老年人能够畅所欲言。由于老年人的性格改变,在行动、思考、处理问题方面都会比较缓慢,所以耐心是非常重要的。

**4. 主动。**积极主动地去接触老年人,会让他们感到一份关心。许多老年人由于过去的经历会比较消极,缺乏自信,对他人也会有戒备心理,易处于被动状态,因此需要人们积极主动去接触他们,让老年人感到他人对自己的关心。

**5. 接纳。**用爱心去体谅及接纳老年人。大多数老年人在很多的时候会缺乏安全感,十分需要别人的关怀、帮助与接纳。有时候,老年人会有一些不大合情理的行为、想法和要求,照护者应该体谅他们的要求和想法,用爱心去关怀和接纳他们。

# 第五节　与老年人沟通时应避免使用的方式

### 一、劝告或建议式

这通常是指针对一个人或一件事的客观存在,提出自己的见解或意见。

例句:"我认为你最好打电话给他。"这样会促使老年人养成过于依赖他人的习惯。

更正句:"您如果有时间,可以给他回个电话吗?"

### 二、争论式

双方各执一种看法或论调,通过表达和举证,意图让对方接受。

例句:"事实明摆在眼前,你还……"这样的语气会令老年人反感或不敢说出自己的主张。

更正句:"您这样做欠妥,如果……是否会比较合适?"

### 三、说教式

生硬枯燥地空谈理论，教训别人。

例句："明理的老年人是不会这样做的。"这会令老年人感到羞愧、不悦。

更正句："希望您下一次不要再这样做好吗？"

### 四、分析式

这是一种能够较客观而准确地分析现实情况的方法。

例句："你现在就是怕配偶遗弃你。"这会令老年人不安、愤怒。

更正句："您多和家人沟通，增进了解，这样会消除彼此间的误会。"

### 五、批判式

对于是非的判断。批判式被认为是对错误的思想或言行进行批驳否定。

例句："你偷吃了什么，血糖会这么高？"这样会让老年人自卑无望。

更正句："您吃了什么，会让您的血糖升高呢？"

### 六、命令式

命令式是指具有正当权威或权力的人所下的特定或日常指示。

例句："时间到了，快去洗澡！"这种命令口气，会令老年人抗拒或反感。

更正句："您现在可以去洗澡吗？"

### 七、警告式

对有错误或不正当行为的个人提出告诫，认识所应负的责任。

例句："再这样吵就关掉电视。"这会使老年人更不合作。

更正句："请您将电视机的声音调低一些好吗？"

## 八、责问式

用责备的口气质问。

例句:"你怎么可以不按时服药？"这会让老年人觉得自己无能,不被信任。

更正句:"您是否忘记吃药了,现在吃药好吗？"

## 九、转移话题

转移话题即直接地委婉拒绝。

例句:"没时间了,我要忙别的事情去了。"这会令老年人感到不被重视。

更正句:"我现在要去做其他的工作,稍后再为您服务好吗？"

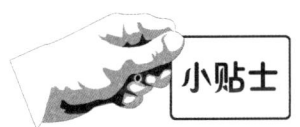

### 如何与固执老人沟通

年老是人生的必由之路,每个人都在一天一天地变老,老年期也是人生中的一个重要阶段。由于老年人生理、心理的改变,照护者应将每一位老年人都视为独立的个体,有着不同的特质与需求,应给予尊重、理解,以诚相待,尽可能多给予鼓励。在与老年人相处的时候,从生活中去仔细观察每一位老年人的喜好,掌握其个性特点。与固执的老年人交谈时,最重要的是聆听,切不可正面顶撞,在了解老年人心理的基础上耐心地给予正面的劝说。

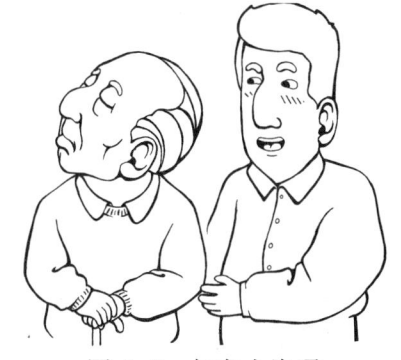

图 5-6 与老人沟通

## 个案分享

王伯,72岁,平时在院舍就较少与人沟通接触,个性比较内向。后因患脑出血,说话有困难,行动不便。

讨论:1. 王伯在与人沟通上会出现怎样的困难?

2. 什么样的沟通形式适合王伯?

3. 照护者与王伯沟通时应持怎样的态度?

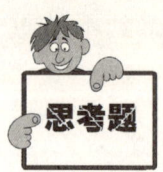

1. 影响老年人沟通的因素有哪些?

2. 与老年人沟通的正确态度是什么样的?

3. 与老年人沟通时应避免使用什么方式?

# 第六章 老年人院舍与居家设施要求

## 第一节 居室要求

### 一、室温

1. 室内天然采光和自然通风,每天2~3次通风换气保持空气清新及流通。

2. 室内最佳温度:22℃~26℃。

3. 评估室内温度是否适合老年人更换衣物或沐浴清洁。

4. 尽量避免暴露老年人躯体,以防受凉。

### 二、湿度

1. 最佳湿度:65%~75%。

2. 湿度过大或过小均应采取相应措施。

### 三、声音

1. 保持适当音量,创造舒适、幽静的良好生活环境。

2. 避免在房间内大声喧哗,聚众谈笑。

3. 控制电视机、收音机的音量。

4. 定期检查各项设备的使用状况,消除安全隐患,减少设备的噪音。

四、室内

1. 当人进入暮年以后,总是喜欢沉湎于回忆往事,所以在居室色彩的选择上,与老年人的经验、阅历有着密切的关系。偏重于古朴、色彩平和、沉着的室内装饰色会比较合适。

2. 空间要求根据老年人生活自理的情况来选择居室面积,要有足够的空间方便老年人在床边活动。

3. 自理老人:参与社会、集体的各项活动机会较多,公共活动的空间必然会大很多。

4. 非自理老人:由于疾病所致,长期卧床,不能参与各项活动,空外活动几乎没有,需要的室内空间相对大一些,便于床和轮椅在室内的回旋移动。当阳光明媚时,可以将老年人推到窗前,晒晒太阳,呼吸新鲜空气。

5. 居室地面材质的选择,最好不要选择石材。因遇水易滑,老年人的动作反应减退,平衡出现问题,易滑倒受伤。建议使用PVC地板,其特点有:防火、防滑、阻燃,具有高弹性和超强抗冲击性,如玻璃杯、瓷碗掉落在地,不易破碎,否则玻璃碴清扫不净,易刺伤老人。PVC地板表面经过特殊的抗菌处理,有抑制细菌繁殖的能力。接缝小及无缝焊接,避免藏污纳垢,蚂蚁、蟑螂无藏身之处。为了美观,地面的铺设可以选择老年人喜欢的图案。

6. 家具摆放要安全、整齐,避免安全隐患的发生,禁止杂物乱堆乱放。一些方正、见棱见角的家具使用得越少越好。

7. 保持地面干爽,勤清理地面杂物。切勿用旧布做成地毯使用,因其易滑动或卷边,以致老年人绊倒或滑倒。

## 五、门与窗

1. 根据老年人的自理状况选择与设计。

2. 自理老人：窗户不宜过低、过大，因老人翻爬是很危险的。可开启的窗户一定要小，以人不能够站出去的高度为宜，以免坠楼事件的发生。

3. 非自理老人：在室内的时间多，建议选择落地窗，便于在室内晒太阳。为了安全起见，需要在窗前设置防护栏。

4. 院舍的门最好是选择子母门，出入门口，应该留有不小于轮椅、平车的回旋面积，便于应急状况时出入。

5. 起居室、卧室门上的窥视窗，不应遮掩，便于工作人员巡查时，仔细观察老人。

6. 窗帘布的选择，最好是因老人喜好及习惯而异。建议老年人不要选择烦琐、厚重的窗帘布，不易于清洗。

## 六、出入口及走道

1. 公共建筑，通过式走道净宽不应小于1.80米。出入口、走道、公共厕所、浴室、盥洗室应选择无障碍设计。

2. 楼梯与坡道两侧离地高0.90米和0.65米处应设连续的栏杆与扶手，沿墙一侧扶手应水平延伸。

3. 不可设门槛，以防绊倒老人。地面应该平整，不能有落差。

4. 走道上不允许放置任何障碍物，便于轮椅、平车的回旋、推进或推出。

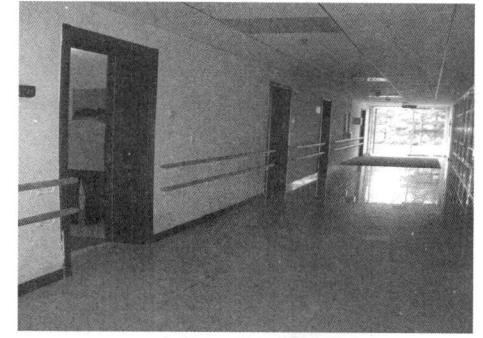

图 6-1　走道

图 6-2　标识牌

5. 老年人居住建筑和老年人公共建筑,应设符合老年体能、心态特征的缓坡楼梯。

6. 出入口平台、台阶、坡道应选用坚固、防滑材料。缓坡台阶踏步踢面高不宜大于120毫米,宽不宜小于380毫米,坡道坡度不宜大于1/12。

7. 门栏、楼梯口、公共活动用房和公共服务设施等,应标志鲜明、易于辨认。如在电梯内不能抽烟,消防器材不可随意挪用,地面有水渍、小心滑倒,公共场合设计的吸烟区等,都应有明显标志。

### 七、卫生间

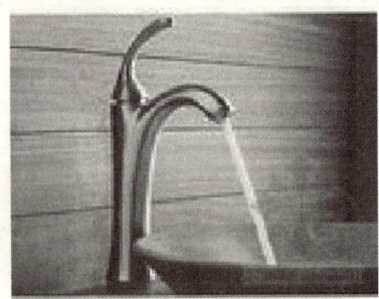

图6-3 掀压式水龙头

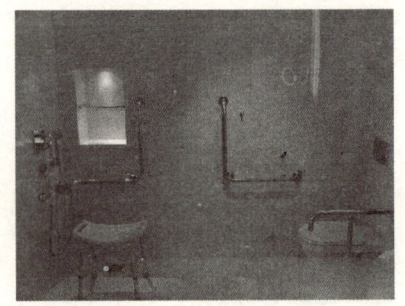

图6-4 卫生间

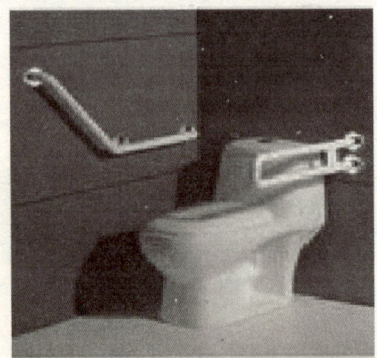

图6-5 马桶及扶手

1. 卫生间的空间设计尽量宽敞,便于轮椅的回旋与照护者的操作。
2. 装置通风系统,保持空气流通,使屋内空气清新。
3. 卫生间内与坐便器相邻墙面应设水平高度0.7米的"L"形安全扶手或"11"形安全扶手。
4. 贴墙浴盆的墙面应设水平高度0.6米的"L"形安全扶手,水盆一侧贴墙设安全扶手。

5. 冷、热水混合式水龙头宜选用杠杆式或掀压式开关,便于老年人使用。

### 八、洗脸盆台面

1. 洗脸盆的高度应根据自理与非自理老年人来设计。

自理老年人通常是站立洗漱,所以洗脸盆的高度要适宜。洗脸盆台面的下方可设计有柜,能放置一些洗漱用品,便于老年人取用。台面宽度要超出下方柜子,便于老年人在站立洗漱时的安全。

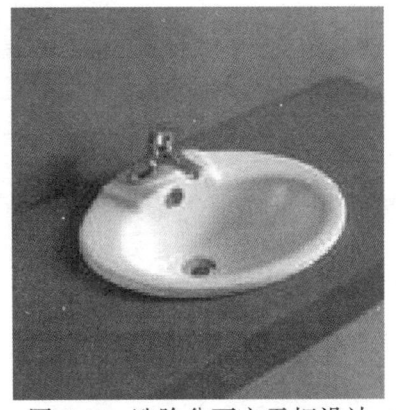

图 6-6　洗脸盆下方无柜设计

非自理老人多是坐轮椅的老年人,洗脸盆台面高度要适中,以双上臂能够平放在洗脸盆台面为宜。台面下方不可以设计有柜,因坐轮椅的老人在洗漱时,双腿部要插入洗脸盆台面下方,身体才有可能尽量贴近洗脸盆,进行洗漱。

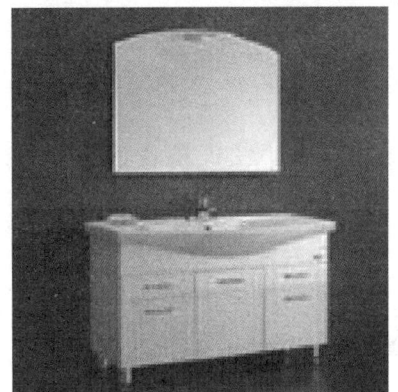

图 6-7　洗脸盆下方有柜设计

2. 在北方地区,建议毛巾杆选择设置在可通暖气的地方。大多数南方

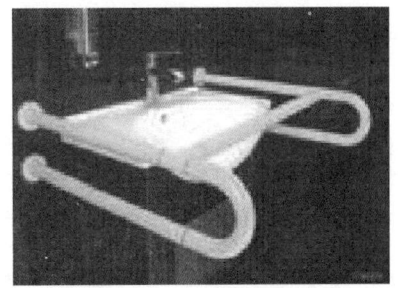

图 6-8　洗脸盆扶手

地区没有暖气,只能选择通电的毛巾杆。在冬季或南方的雨季时期,毛巾不易晾干,常处于潮湿状态,这样就易于细菌的生长繁殖。如果有了通暖气或通电的毛巾杆,老年人在冬天使用毛巾时,不会因太凉而不愿意做个人清洁。

## 九、马桶

1. 老年人不适宜使用蹲厕,因蹲的时间过长,突然站立,易发生晕厥。

2. 坐厕的高度要适中,坐便器高度不应大于0.4米,方便老年人坐下及便后站立。

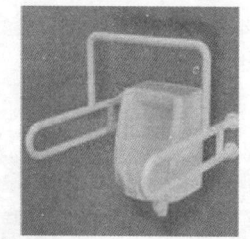
图 6-9 立式小便器

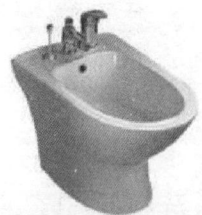
图 6-10 净身器

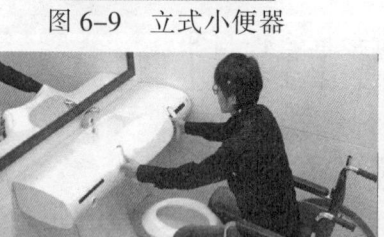
图 6-11 残疾人使用的马桶

3. 对于行动不便的老年人,马桶的设计要尽量人性化,做到方便、适用。

4. 大小便失禁者,可选择净身器便后冲洗器。这样可以保持身体干净,无异味。

## 十、沐浴

1. 为了保护老年人的安全,给老年人洗浴时需要 2~3 名照护者协助。

2. 自理老人最好是选择淋浴器沐浴。对于非自理老人,建议最好是采用统一公共洗浴方法。对于大小便失禁者,在洗浴时使用沐浴椅。因椅的下方有便盆,在沐浴时如果大小便失禁,沐浴间也不会被污染。

3. 不主张老年人使用浴缸,因老年人进出浴缸时,抬腿会很吃力,腿抬得过低,易碰伤身体局部;站姿不对易扭伤或拉伤软组织,站立不稳易跌倒。在浴缸洗浴时,坐姿如果出现问题,一旦身体

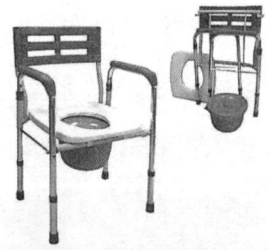

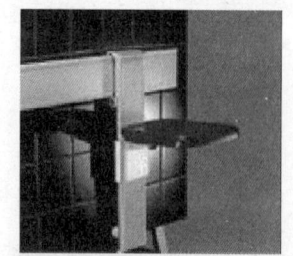

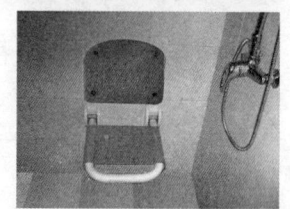
图 6-12 沐浴椅

滑向盆底,因反应迟缓,可能发生溺水等意外。

4. 沐浴房应设计在老年人居住的同一层楼内,靠近护理站,以便应急处理。不主张行动不便的老年人在自己房间的卫生间沐浴,因空间受限,如有意外发生时很难被发现。沐浴间的地面一定要做好防滑处理,进出口不可有门槛,便于轮椅、沐浴床的出入。更衣时的坐凳必须安全、稳固。

5. 沐浴间要配有浴霸和烘干机。沐浴时要保证沐浴间的温度,不让老年人受凉感冒。如沐浴间温度过低,老年人会因担心会感冒而不愿意接受沐浴。沐浴后使用烘干机将地面烘干,不可有水渍,防止老人跌倒。长期不沐浴者,身体易产生异味,也会影响自己与他人接触时的形象。

## 第二节 室内光线

一、老年人房间的色彩、光、热的协调适宜,可给老年人的生活增添乐趣,令人身心愉悦,有利于消除疲劳,带来活力。

二、老年人对亮度变化的适应能力差,亮度急剧变化带来的刺激对老年人来说极不舒服,这也是造成事故的原因之一,因此必须设法使亮度逐渐变化。房内的自然光一定要充足。

三、在满足照明的情况下,光尽量柔和,不刺眼。卧室的灯宜采用可调节亮度的开关,并应在床头方便的位置设置照明开关。

四、为了方便老年人,在一进门的地方要有电源开关。电源开关高度的设计因人而异。自理老人以老年人的身高来设计开关的位置。非自理老人多数是坐轮椅的老年人,开关的位置尽量要低,如开关位置过高,影响老年人的操作,也存在着安全隐患。

五、老年人视力减退,起夜较勤,晚上灯光强弱要适中。从卧室到厕所的路线上应设置脚灯,并保证夜间长明。凡遇拐角处都应该加设脚灯。

六、室内光线要充足,对于较黑暗的环境应提供适当光线。在走廊、卫生间和厨房的局部、楼梯、床头等处都要尽可能地安排一些灯光,但光源一定不能太复杂,不要装彩灯,明暗对比强烈或颜色过于明艳的灯也不适合老年人。

七、根据老年人床铺位置调整灯光装置,光线不宜直接照射在老年人脸上。夜灯位置应避免光线直射躺下后的老年人眼部。避免闪烁不定的光线。

八、室内墙拐角处,走廊通道,高差有变化、易于滑倒等处应保证一定的照明,以防老年人跌倒或其他意外的发生。

九、选择照明器具和灯泡时,应考虑清洗和更换的安全性及方便性。所有照明开关均应采用大面板。

# 第三节　居室的清洁

一、禁止在房间内吸烟、随地吐痰、乱丢纸屑。

二、室内每天 2~3 次通风换气,保持空气清新。应设有流动水洗手。

三、老年人的房间做到每日清洁。地面应湿式清扫。桌面、床头柜灰尘,宜采用湿抹的方式,一桌一抹布,用后抹布需要消毒。床铺应湿式清扫,一床一套(巾)。

四、床单、被套每周更换一次。在更换之前,可使用大的黑色塑料袋系在床的尾部,换下的物品直接放在塑料袋内或使用塑料筐,请勿随意丢弃在地上,然后统一送往洗衣房。

五、枕芯、棉褥、床垫应每年拆洗一次,并采取日光暴晒,遇有污染须及时更换。更换床单动作要轻捷,不要用力拉、拽、抖动床单。

六、治疗室、配餐室、居室、厕所等分别设置专用拖洗工具,标记明确。分开清洗、消毒后悬挂晾干以备用。

七、洗衣房通风良好,适当与老年人房间保持一定的距离。

## 第四节　消毒方法

### 一、空气消毒

1. 自然通风法

夏季经常开窗通风,冬季开窗换气每次20~30分钟、每日2~3次,可有效降低室内空气中微生物的数量,改善室内空气质量。调节室内温度、湿度,使房间内保持空气清新。

2. 食醋熏蒸法

在室内每平方米使用食醋10~15mL加水2~3倍,放在电炉或酒精炉上加热,使之汽化,关闭门窗1~2小时后,待醋液完全蒸发后再开窗通风。

3. 卫生香消毒法

在室内点燃中药制成的卫生消毒香,每次使用一盘。

4. 静电空气消毒净化器

这类空气消毒器不但能消除室内空气中的微生物,还有一定净化室内空气的效果,可用于人在室内的情况下空气的连续动态消毒。目前,家用电器如空调,有此功能。

5. 紫外线灯照射

(1)紫外线灯照射可以杀灭各种微生物,包括细菌繁殖体、芽孢、分枝杆菌、病毒、真菌、立克次体和支原体等,具有广谱性。利用上下层空气的对流达到给全室空气消毒的目的。

(2)紫外线灯固定吊装在离地面约2.5米高的地方,15平方米的房间可安装30瓦紫外线灯管一支,每次消毒时间15~30分钟。在消毒时间内可以把卧室内一些常用品,如被子、衣服均匀摊开,也可起到一定的消毒作用。

(3)紫外线消毒期间人不可留在室内。消毒时间到后,开窗通风,以消除紫外线所产生的臭氧味。

(4)灯管使用寿命是以辐射紫外线的衰减为标准的。国际上通行的标准灯管功率密度为 40~80W/cm², 使用寿命为 1000 小时以上。

### 二、物品消毒方法

1. 清洗法

可以选用洗衣粉或洗衣液、肥皂等。

2. 日晒法

日光直接照射 4~6 小时可以达到消毒的目的, 也可以防止因为潮湿致使衣服霉变。

3. 煮沸法

用水煮沸 15~30 分钟, 可使细菌的蛋白质很快凝固而变性。此方法适用于耐高温的物品。

### 三、衣物收集

1. 按区域进行老年人衣物的收集。为避免衣服发放错误, 在收集衣物时, 可用油笔或采用刺绣法, 将老年人的姓名写在衣领的内侧面或衣角处, 而收集裤子时, 可将姓名写在裤腰的内侧或裤脚的内侧处。

2. 洁污分类, 衣物流程由污到洁, 依次通过, 不得逆行, 避免交叉感染。

### 四、洗涤法的具体操作

1. 被血液、体液污染及患有传染病老年人的衣物应封闭运输、单独清洗, 清洗后热灭菌。

2. 衣领/袖口: 将衣物先放进溶有洗衣粉的温水中浸泡 15~20 分钟, 再进行正常洗涤。

3. 发黄的白袜: 用洗衣粉的溶液浸泡 30 分钟, 再进行正常洗涤。

4. 奶渍:用洗衣粉进行污渍预处理后,进行正常洗涤。如果奶渍顽固则可能需要使用对衣物无害的漂白剂。

5. 普通油污:用强力洗涤剂预先进行正常洗涤,如对顽固污渍还可以用漂白剂漂白。

6. 如有血迹、粪便、体液等污染时,应先用消毒剂处理,放入浸泡桶内以1:49的漂白水浸泡30分钟,取出后再进行清洁洗涤。

7. 无粪便污染的衣物处理:直接放于1:49漂白水浸泡桶内,先浸泡30分钟,然后取出后加入适量洗衣净(粉),再进行洗涤。晾晒、烘干、叠整齐后,按收集的区域进行发放。

8. 有皮肤病的衣物处理:根据老年人不同的皮肤病进行单独消毒清洗,如有疥疮的老人衣物用60℃以上的热水浸泡1小时后再进行洗涤。

9. 如棉胎、棉衣、床褥不能用水洗涤,可在有太阳的时候暴晒,或用双层塑料袋密闭封存一周后再使用。塑料袋内切忌进入空气!

### 五、使用稀释漂白水注意事项

1. 漂白水如不小心溅入眼睛,伤侧的脸部向下,用流动的清水冲洗眼睛,至少15分钟。冲洗后抹干眼睛,张开眼睛,检查损伤情况,如仍有疼痛、流眼泪或有红肿等症状,应即刻求诊。

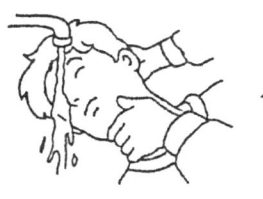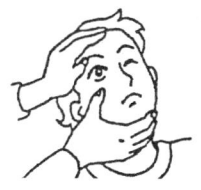

图6-13 眼睛清洗方法

2. 漂白水应置于阴凉处,未经稀释的漂白水在太阳下会释放毒气。

3. 已经稀释的漂白水,存放时间越长,分解量越多,杀菌能力便会降低。

4. 已经配制好浓度的漂白水,最好是在24小时内使用完。

5. 不要与其他家用清洁剂一并混合使用,以防降低杀菌功能及产生化学作用。如混合酸性清洁剂或洁厕剂,便会产生有毒气体,须防造成意外。

6. 避免用于金属、羊毛、尼龙、丝绸、染色布料及油漆表面。

表 6-1 漂白水(次氯酸钠)配制方法

| 比 例 | 配 制 方 法 | 使 用 方 法 |
|---|---|---|
| 1:4 | 1份家庭用漂白水加 4 份清水 | 消毒被血液溅溢的设施 |
| 1:49 | 1份家庭用漂白水加 49 份清水 | 消毒被呕吐物、排泄物或分泌物污染的表面或物件 |
| 1:99 | 1份家庭用漂白水加 99 份清水 | 作一般环境清洁 |

### 六、其他的消毒产品

市场有很多消毒产品,如"84"消毒液产品,是一种含氯消毒液产品。

1. 主要有效成分为次氯酸盐。市面上大部分产品的有效成分是次氯酸钠,有效氯含量在 8000mg/L 左右。"84"消毒液配方具有专业性、长效性、安全性特点。因其杀菌率高、杀菌种类多,适用范围较广泛。

2. 含氯消毒片:二氧化氯消毒片、三氯异氰尿酸消毒片(简称三氯消毒片)、二氯异氰尿酸钠消毒片(二氯消毒片或氯片)。

3. 以二氧化氯消毒片为例消毒作用:预防传染病紧急防疫消毒、疫区和灾区消毒、医院医疗系统环境消毒、家居民用消毒等。

4. 作为食品饮料加工业消毒剂、植物保护杀菌消毒剂、水产养殖消毒剂、畜禽养殖消毒剂等使用。

5. 用于自来水、二次供水、水塔、水井、水窖、食品饮料企业用水等饮用水的消毒杀菌。

6. 用于游泳池水、循环水、景观水、污水等非饮用水的杀藻、消毒灭菌、除异味、氧化分解有害物。

表 6-2 院舍常用物品的清洁与消毒方法

| 物 品 | 建 议 方 法 |
|---|---|
| 碗筷 | 用洗洁精洗净、擦干、放入消毒碗柜进行消毒 |
| 喂食瓶、喂饲管 | 每一次使用后,必须用清水洗净、晾干后备用 |
| 听筒 | 选用75%酒精抹拭 |

续上表

| 物　品 | 建　议　方　法 |
|---|---|
| 血压计束带 | 定期清洗，如有污染时则先用 1:49 漂白水浸泡 30 分钟后再清洗 |
| 橡胶手套 | 1:49 漂白水浸泡 10 分钟后用清水清洗干净、晾晒干后备用 |
| 抽吸瓶 | 先用洗洁精及水清洗，然后浸泡在 1:49 漂白水内 10 分钟，取出后用清水冲洗、晾干以备用 |
| 吸氧管、吸痰管（一次性） | 丢弃，按医疗废弃物处理 |
| 体温表、便盆、便壶 | 选用 75% 的酒精抹拭 |
| 小便量杯 | 便器应固定使用，保持清洁，每周消毒。如有明显污渍用 1:49 漂白水及刷子清洗，然后用清水冲洗干净晾干后备用 |
| 仪器表面 | 仪器在使用的过程中，仪器表面被血渍、呕吐物等污染，可先用 1:4 漂白水及吸水力强的抹布抹拭，待 10 分钟后，再用清水进行清洁 |

## 第五节　废弃物处理

### 一、废弃物分类

1. 生活废弃物：指日常生活和基建过程中产生的废物，包括生活垃圾和建筑垃圾。

2. 医疗废弃物：指在养老护理及相关活动中产生的具有直接或间接感染性、毒性以及其他危害性的废物，包括感染性废物、病理性废物、损伤性废物、药物性废物及化学性废物等。

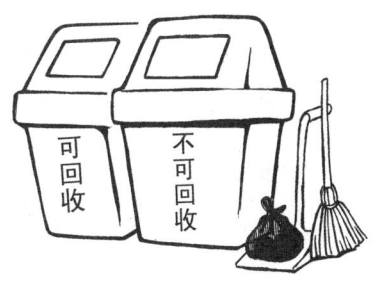

图 6-14　垃圾桶

## 二、废弃物的收集

1. 垃圾置于塑料袋内,封闭运送。

2. 生活垃圾和医疗废弃物应严格分开,分类存放,严禁混放。医疗废弃物除要求回收的物品外,感染性垃圾置于黄色塑料袋内,须进行无害化处理。生活废弃物使用黑色塑料袋收集。

3. 不能用塑料袋收集的废弃物应采用合适的容器收集。

4. 垃圾桶必须有盖子,以免异味污染室内空气。有异味的垃圾必须先包扎处理后,再放入有盖的垃圾桶内。

5. 做到垃圾桶每天必须清理一次,垃圾过多时要随时清理。

6. 利器需放置利器盒内,受污染物及用具分开处理,及时运走,焚烧处理。

7. 所有带菌者的血液、体液的用具需彻底清洗及消毒,采用广泛预防措施。

8. 照护者处理完垃圾必须清洗双手。

1. 老年人室内最佳温度是多少?

2. 老年人的起居室、卧室门上的窥视窗应该遮掩吗?

3. 对于大小便失禁者,在洗浴时应该怎样操作?

4. 老年人沐浴时选择使用浴缸合适吗?

5. 老年人房间的清洁程序应该怎样操作?

6. 紫外线消毒时间怎样掌握?

7. 被血液、体液污染的衣物洗涤时应该怎样操作?

8. 患有疥疮者的衣物怎样洗涤?

9. 废弃物分哪几类?

10. 废弃物的垃圾袋怎样选择?

# 第七章

# 老年人的日常生活照护

## 第一节 给老年人铺床

一、老年人的床上用品的选择和评估

(一)老年人床铺物品

每张床应该配有固定物品。

1. 床、床垫、床褥、枕芯、棉胎或毛毯、床单、被套、枕套等,必要时加橡胶单或中单。床褥硬度要适中,不可过软。

2. 应有床头柜和椅子。

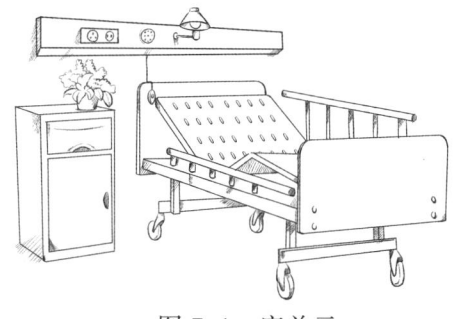

图7-1 床单元

3. 床头应设呼叫对讲系统。

4. 应有床头照明灯和安全电源插座。

5. 床的设计一定要符合耐用、舒适、安全的原则,特别是高度要适中,便于老人上下床。

(二)老年人床上用品布料的选择

寝具的材质多以棉织品为主,因为棉布质地天然,感觉保暖,使用起来让人感到舒服,棉布还有吸收湿气的功能。越柔细的寝具越适合伴人入眠。

### (三)老年人床铺物品色彩的选择

因老年人的视觉能力会减退,最好是选择一些色彩明丽的床铺用品,既要显出文雅,又要给老年人营造良好的睡眠情调及环境。

### (四)老人床的评估

1. 老年人使用的床是否完好、安全。
2. 床旁设施是否齐全、完好、适用。
3. 床上用物是否洁净、齐全,是否符合床的要求、符合季节的需要。
4. 床垫有无破损、异味,床垫不宜过于松软,需以硬实为好。
5. 面料、海绵是不助燃物品,燃烧时不会释放有毒气体。

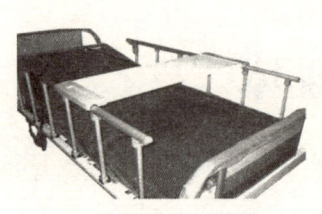  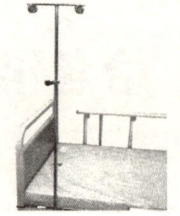  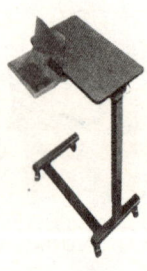

图 7-2　床上桌板　　图 7-3　床头输液架　　图 7-4　带抽屉床边桌

## 二、床铺整理及更换床单技巧

### (一)铺床的目的

1. 令床铺整齐、清洁,让老年人生活舒适愉快。
2. 使新鲜空气透入床铺内,减少感染的机会。
3. 整洁的床铺有助于院舍整体形象呈现。

### (二)铺床的种类

1. 整理无人床铺
2. 整理有人床铺

3. 空床更换床单

4. 有人床更换床单

### (三)铺床注意事项

1. 铺床要做到"平、整、紧、洁"。

2. 操作时动作要轻,尽量不要大幅度抖动床单,以免扬尘。

3. 铺有人床时,根据老年人的病情需要,注意照顾好老人的患病处,尽量使之舒适,保障安全。

4. 容易弄脏床单的老年人,在被污染的大单上面,可以加用橡胶单或中单,以便及时更换。对于不能自己翻身或需要控制卧姿者,可以加用垫枕,以固定卧姿。

5. 应该定时为不能翻身的老年人翻动躯体,按摩受压部位,避免局部发生褥疮。

### (四)铺床的步骤

1. 照护者自身准备:穿好工作服、洗手、戴帽子和戴口罩。

2. 物品准备:床、床垫、床褥、枕芯、棉胎或毛毯、被套、床单、枕套。

3. 向老年人示意,使其能够配合。

4. 若老年人在床上,被单不能遮盖老年人面部。

5. 按使用顺序备好物品携至床旁,移开床周围的障碍物。

6. 检查床垫或根据需要翻转床垫检查有无破损、有无异味。

7. 床单不可拖于地上,以免沾污,床单应整齐铺于床上。

8. 被服及衣物更换后,应立即放入污衣袋,待清洗。

9. 操作完毕后,要及时清理床旁物品。

10. 室内开窗,通风换气片刻。

(五)铺床的具体方法

1. 铺床单

(1)床单的中缝与床中线对齐,分别铺向床头、床尾,上下平均。

(2)先将床头部分床单折成斜角,塞入床垫下。

(3)再以同样方法将床尾部分床单折成斜角,塞入床垫下。

(4)然后将对侧的床单拉平、拉紧折成斜角,分别塞入床垫下。

(5)整理周围物品,收拾用物。

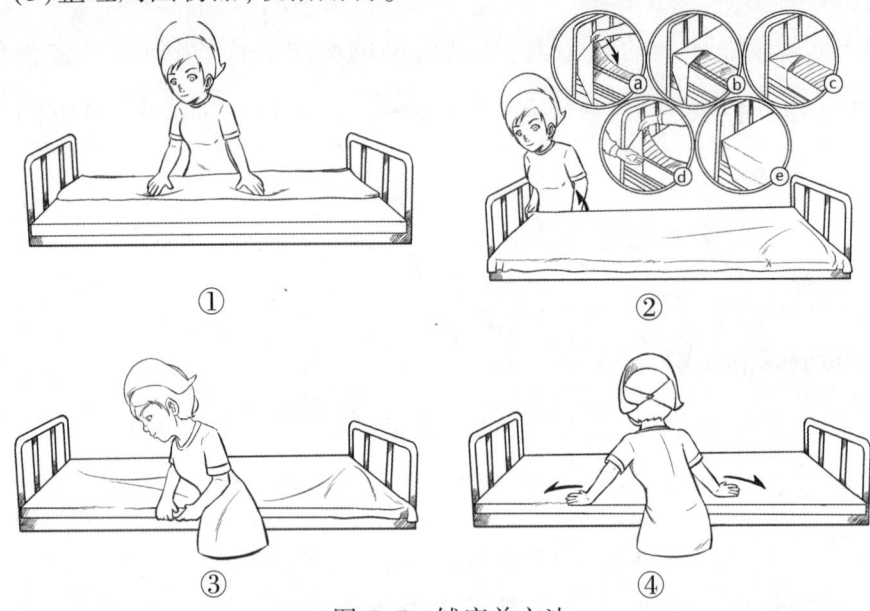

图 7-5 铺床单方法

2. 更换床笠(四角有松紧带)

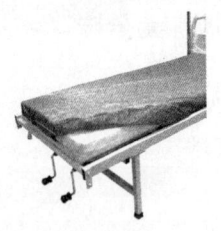
一次性床笠

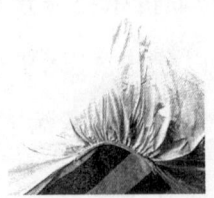
松紧带式床笠

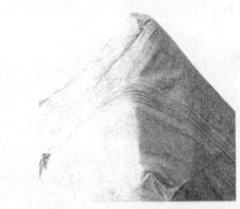
拉链式床笠

图 7-6 床笠示意图

(1)若老年人卧床,需更换床笠,将清洁的床笠的一半卷好置于床中线及老年人的背后。

(2)由床头向床尾先套好一侧的上下两个角。

(3)帮助老年人转卧已铺好的一侧,将污染的床笠撤出,分别套好另外的两个角。

(4)整理周围物品,收拾用物。

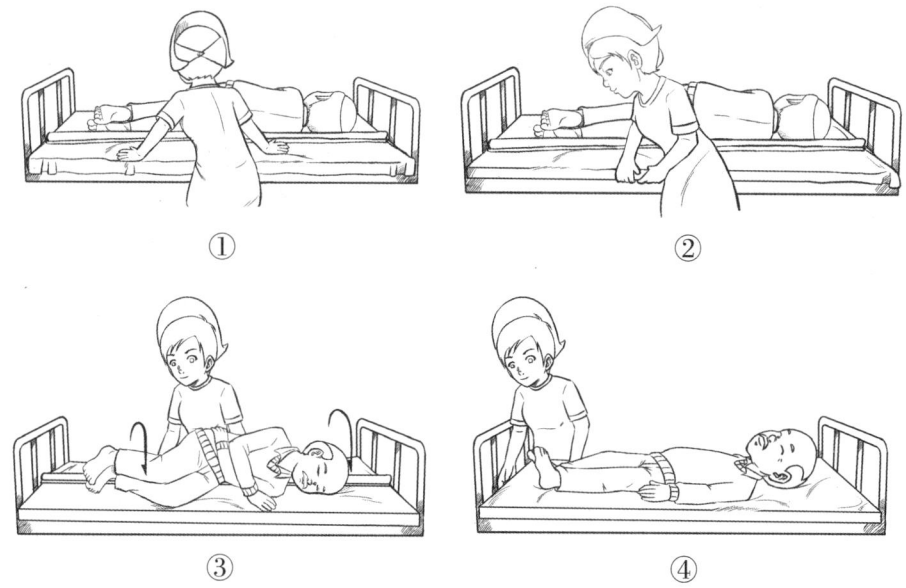

图 7-7　更换床笠方法

3. 铺中单

(1)铺橡胶单/中单的上端应距床头 45~50 厘米。

(2)分别对好中线,铺在床中部。先铺好一侧,边缘平整地塞入床垫下。

(3)转至对侧用同样的方法铺好橡胶单/中单的另一侧。

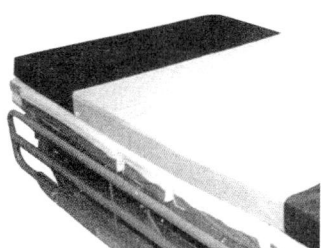

图 7-8　中单

(4)整理周围物品,收拾用物。

4. 套被套

(1)套"S"形套被套

①被套正面向外,齐床头放在铺好的大单上,中线与床中线对齐。

②将棉胎或毛毯纵折三折,再按"S"形横折,被套中线和床头中线对齐,被子的封口端齐床尾,平铺于床上。

③拉开被套开口端,将折好的棉胎放于开口处,底边同被套开口平齐。

④拉棉胎上缘至被套封口处,对好两上角,展开棉胎,平铺于套内至床尾逐层拉平,开口处用系带或拉链封口。

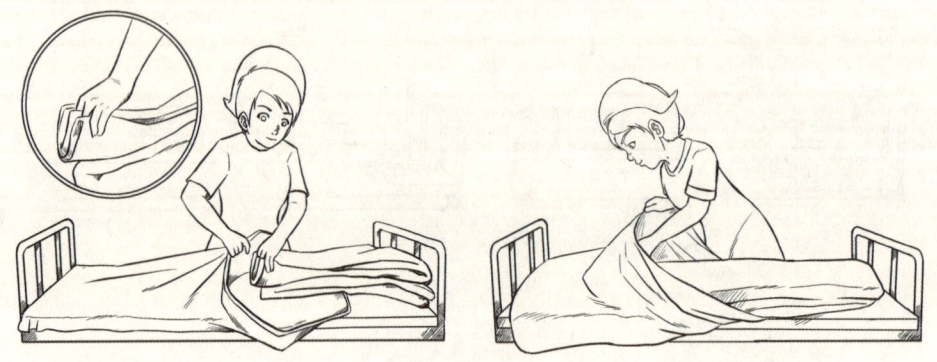

图 7-9　套"S"形被套方法

(2)套卷筒式套被套

①被套正面向内平铺于床上,被子的开口端与床尾齐平。

②将棉胎或毛毯平铺在被套上,上缘与被套封口边齐平。

③将棉胎或毛毯同被套上层一起从床头卷至床尾。

④自开口处翻转拉平,系带或拉链。

5. 套枕套

(1)一手扶住老年人的头颈部,另一手速将枕头取出,更换枕套。

(2)将枕套套于枕芯上,四角充实,轻拍枕芯,系带,放于床头。

(3)枕头应该充实、平整,让老年人使用起来感到舒适。

### 三、整理卧床老年人的床铺

**(一)目的**

保持室内的整洁、美观,使老年人感觉舒适,预防压疮等并发症的产生。

**(二)服务对象**

卧床老年人。

**(三)评估**

1. 老年人的病情,有无活动受限。

2. 老年人的神志状况、心理反应及配合程度。

3. 老年人有无大、小便失禁,是否需要使用尿裤/中单。

4. 老年人是否长期需要使用接尿器/便具。

5. 老年人的进餐情况,是否需要喂餐/鼻饲。

(四)更换被服步骤

1. 准备工作

(1)照护者自身准备:穿好工作服、洗手、戴帽子和戴口罩。

(2)酌情关好门窗,移开床旁桌、椅等。如病情许可,放平床头,便于彻底清扫。

(3)向老年人解释,并得到老年人的同意和理解。

(4)物品:清洁的大单、被罩、枕套,需要时备清洁衣裤一套。

(5)冬季室温应调节在 22℃~26℃。注意给老年人保暖,以免着凉。

(6)注意遮挡,或用屏风,减少暴露,尊重老年人的隐私。

2. 体位的选择

(1)协助老年人翻身至对侧,背向照护者。

(2)当老年人取侧卧位时,另一侧的防护栏不能取下,以免老年人发生坠床事件。

3. 更换床单法

(1)放平老年人,帮助老年人取侧卧位,背向照护者,枕头与老年人一起移向对侧。

(2)将脏污床单卷起,塞入老年人身下,扫净垫褥上的渣屑。

(3)将清洁床单铺在床的一边(正面在内),床单中线与床中线对齐,将上半幅卷起塞在老年人身下,靠近侧的半幅自床头、床尾、中间先后捋拉紧塞入床垫下。

(4)帮助老年人侧卧于清洁床单上,面向照护者,照护者再走至对侧,将脏污床单自床头至床尾边卷边拉出,然后将清洁床单拉平、拉紧并塞入床垫下。

(5)整理后将棉被拉平,为老年人盖好棉被,帮助老年人取得舒适体位。

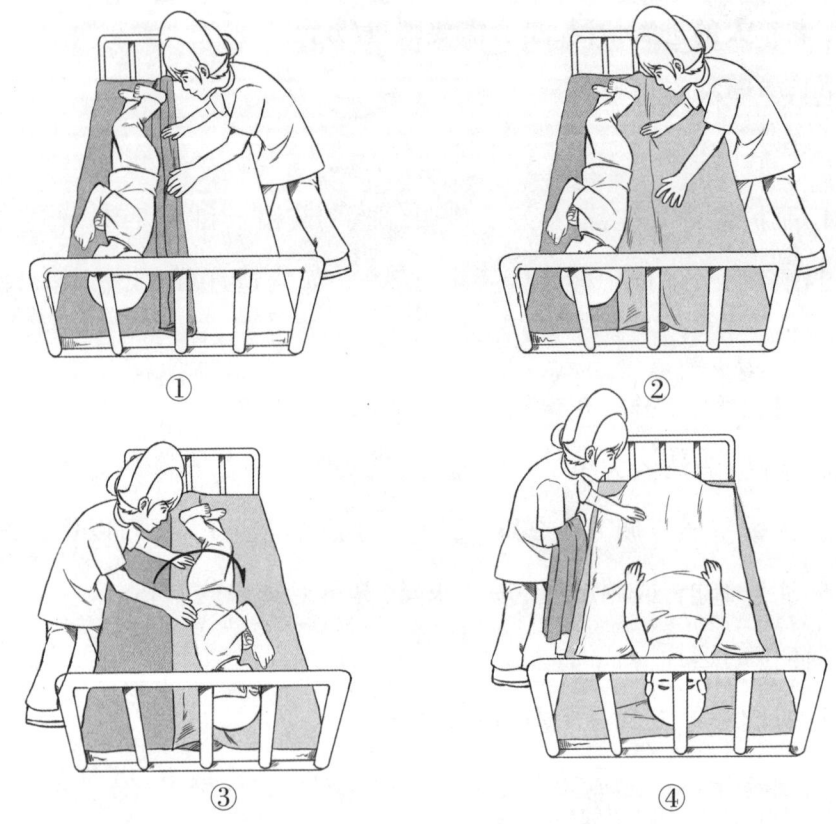

图 7-10　更换床单的方法

## (四)注意事项

1. 照护者在操作中应采用省力原则,对能够升降的床铺,应将床升起,以免腰部过度弯曲。

2. 铺床时身体应靠近床边,上身保持直立,两腿之间的距离与肩同宽,两膝稍屈,两腿根据活动情况前后、左右分开,有助于扩大支撑面,降低重心,增加身体稳定性。

3. 操作时使用肘部力量,动作平稳,有节奏地连续进行。

4. 老人进餐或做治疗时应暂停铺床。

5. 做好老年人床单元的整理,将换下的污被单、衣裤统一收送洗衣房洗涤。

6. 更换床单或清理床铺后,帮助老年人取得舒适体位。需要时打开窗户,使空气流通。

# 第二节 老年人穿、脱衣服

## 一、老年人衣料的选择及卫生要求

### (一)老年人衣物选择要点

1. 老年人内衣面料宜选择棉织品为主,因这类面料质地柔软,不刺激皮肤,吸水性能好,易于洗涤;不宜选择毛织品、化纤织品,因这类面料易刺激皮肤,引起皮肤瘙痒、疼痛、红肿、水疱等。

2. 可根据老年人自己的偏爱来进行选择,尊重老年人的喜好。

3. 选择较为鲜艳的色彩,让老年人显得年轻、有活力,更加有自信。

4. 夏季选择透气性能好的棉织衣服。

5. 冬季外衣应多选择毛料、化纤织品、棉织品,以保暖为宜。

6. 特殊情况可选用粘贴带代替纽扣,或选用系带式,尽量避免穿圆领套头式上衣,因不便于穿脱。

7. 内衣、裤、袜以棉织品为好,要勤洗、勤换,避免异味的产生,洗后放在户外晾晒。经过紫外线充分照射,也可达到消毒的目的。

### (二)老年人合体衣物选择的要点

1. 衣料质地柔软、吸水性好,可以减少对皮肤的刺激和磨损,更有利于皮肤代谢物的排泄。

2. 选择合适的宽松的服装,以便于脱穿、活动和变换体位。

3. 衣服要合体。过小的衣服会影响血液循环,裤子过大、过长则易绊倒。

4. 根据天气的改变,随时增减衣服。春季气候多变,早晚温差较大,过冬衣服不要过早脱下。夏季选择透气性、散热性、吸水性好的棉织衣服为宜。秋季不宜过早穿上棉衣,让身体逐渐适应寒冷,增加机体抵抗力。冬季宜穿柔软、有弹性、保暖性好的衣服。老年人在冬季外出时需戴帽子,避免受凉感冒;夏季戴帽子可遮挡阳光,避免面部灼伤或中暑。

5. 老年人的鞋要合适、轻便、防滑,冬季选择保暖性能好的鞋。袜子应合脚、舒适,袜口不能过紧,以免影响血液循环,引起下肢不适。

## 二、协助老年人穿脱衣裤的技巧

### (一)协助卧床老年人穿开襟上衣方法

1. 准备工作

(1)洗净双手,擦干并温暖双手。

(2)为老年人准备干净衣服一套。

(3)关闭门窗。

(4)室温调控在 22℃~26℃。

2. 操作步骤

(1)掀开被子。

(2)帮助老年人先转向侧卧位(健侧位)。

(3)照护者一只手扶住老年人的肩膀,另一只手扶住其髋部。

(4)先穿患侧肢体的衣袖。

(5)衣服的其余部分掖到老年人的身下。

(6)帮助老年人由侧卧位转向平卧位。

(7)拉出身下的衣服,再穿健侧衣袖。

(8)整理衣服,系扣。

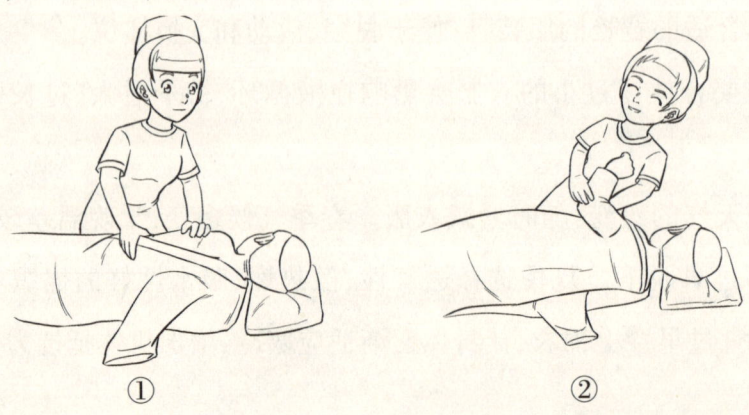

① ②

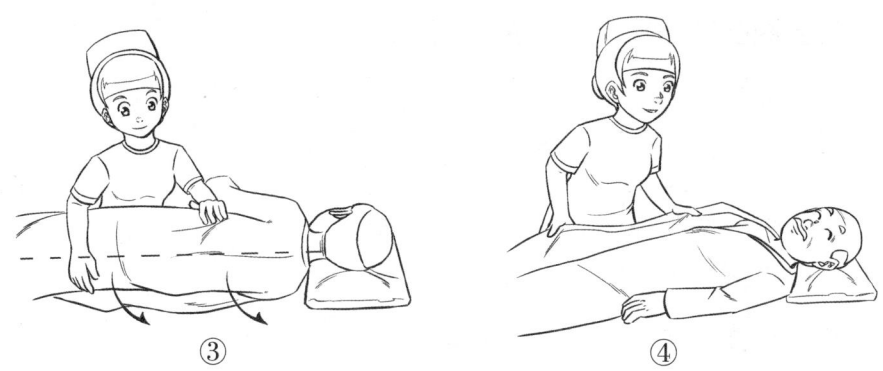

图 7-11 穿开襟上衣方法

## (二)协助卧床老年人脱开襟上衣方法

1. 向老年人解释清楚。

2. 解开衣扣。

3. 先脱健侧肢体衣袖。

4. 衣服其余部分平整地掖于老年人的身下。

5. 将衣服从身体的另一侧拉出后,再脱去患侧肢体衣袖。

6. 为老年人安置舒适体位,整理脱下的衣服。

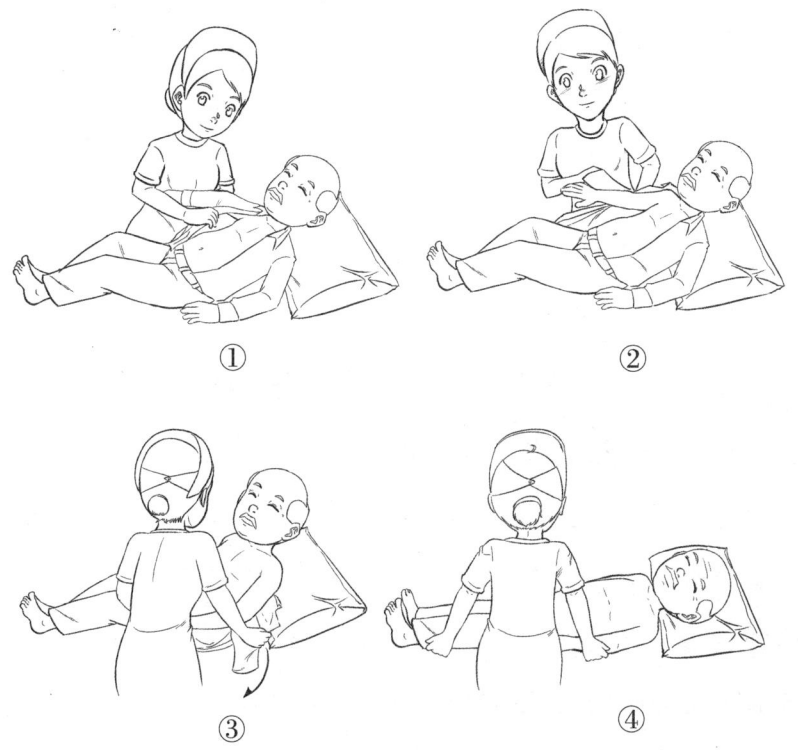

图 7-12 脱开襟上衣方法

## (三)协助卧床老年人穿套头上衣

1. 照护者的一只手臂,先深入老年人患侧肢体衣袖口内。

2. 照护者握住老年人的手腕。

3. 将衣袖向老年人的手臂上轻轻地拉。

4. 穿好患侧肢体衣袖,再穿健侧肢体衣袖。

5. 将衣领开口套入老年人的头部。

6. 拉平衣服,为老年人安置舒适体位。

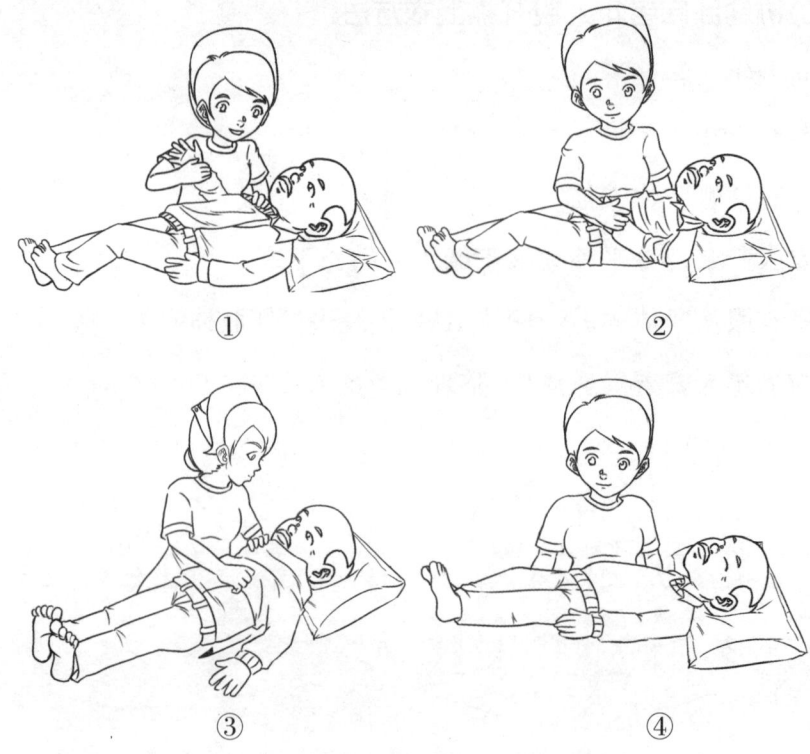

图 7-13　穿套头上衣方法

## (四)协助卧床老年人脱套头上衣

1. 向老年人解释清楚,得到配合。

2. 将衣服向上拉至胸部。

3. 协助老年人双上肢上举。

4. 先脱去健侧衣袖,再脱患侧衣袖。

5. 照护者用手托起老年人的颈部将套头衫脱下。

6. 为老年人安置舒适体位,整理脱下的衣服。

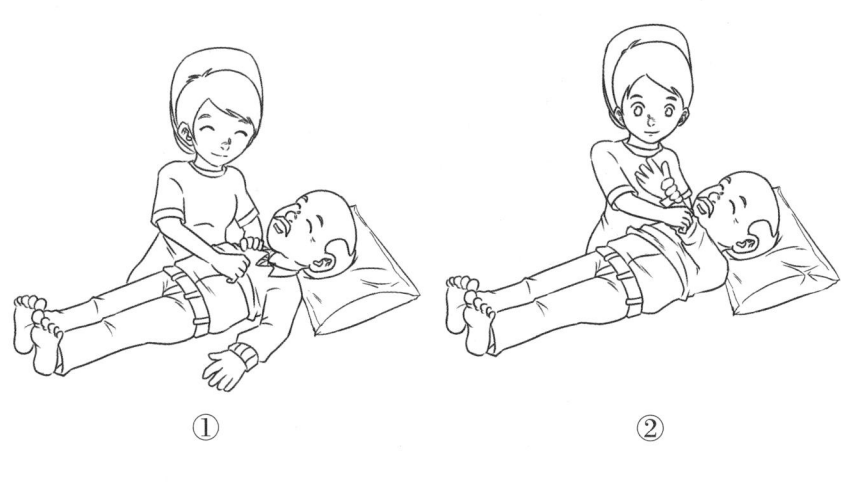

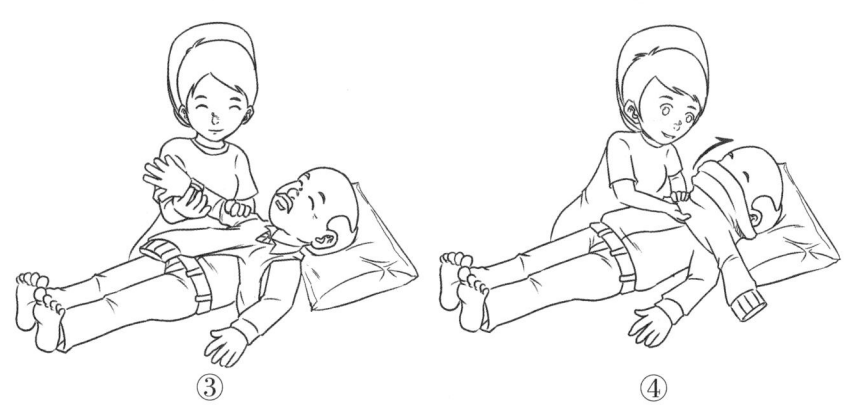

图 7-14 脱套头上衣方法

## (五)协助卧床老年人穿裤子

1. 照护者用单只手臂从裤脚口向上套。

2. 先把裤子的一侧裤脚口,套在患侧肢体上,再套健侧肢体。

3. 轻握老年人的脚踝部,将双裤脚向上拉。

4. 照护者将老年人的裤子提至腰部,系好裤带/裤扣,平整穿上的裤子。

5. 为老年人安置舒适体位。

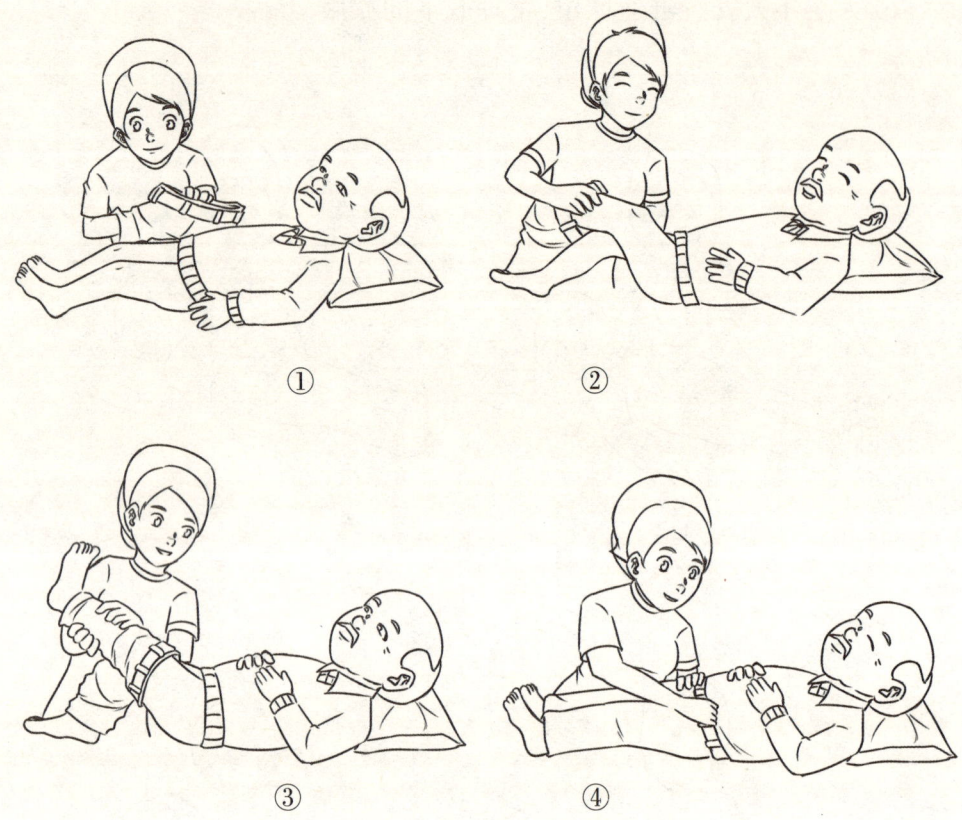

图 7-15 穿裤子方法

## (六)协助卧床老年人脱裤子

1. 先解开裤带、裤扣。

2. 照护者用一只手将老年人的腰骶部轻轻托起。

3. 用另一只手将裤腰向下脱至臀部以下。

4. 双手分别拉住裤脚口,至全部脱下。

5. 为老年人安置舒适体位,整理脱下的裤子。

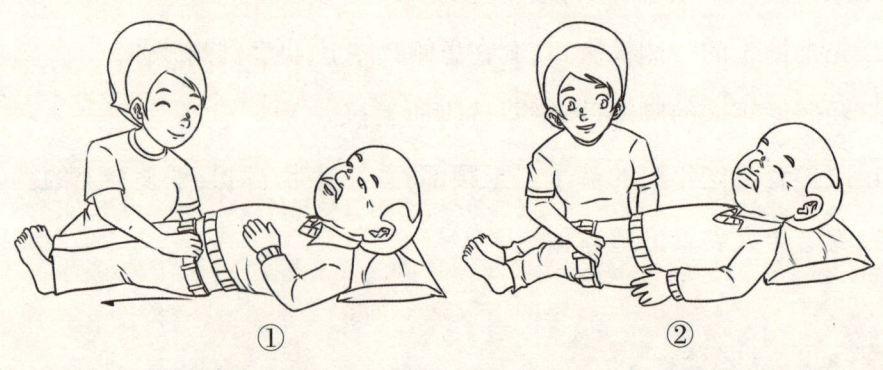

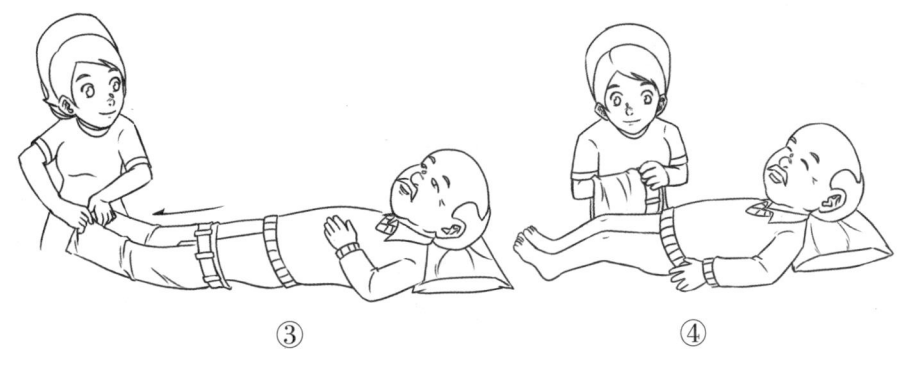

图 7-16 脱裤子方法

**(七)穿、脱衣服时注意事项**

1. 根据老年人生活自理情况,尽量培养老年人的独立生活能力,鼓励能自理和半自理的老年人自己穿脱衣服。照护者给予协助,多鼓励、安慰,不可批评、训斥老年人。

2. 照护者在操作时要询问老年人有何不适,操作动作要轻巧、敏捷。

3. 为了便于操作,注意衣物的摆放顺序,先穿的放在上面,后穿的放在下面。

4. 对于卧床的老年人应尽量避免过多的翻动及长时间的暴露肢体。

5. 更换衣服时,照护者不可强行拉、拽老年人僵直或痉挛的肢体,应保持其关节在功能范围内活动。

6. 更换衣服时,注意观察老年人的皮肤情况,妥善固定和处理各种引流管和导管。

7. 尽量为老年人选择开襟上衣和有松紧带的裤子,袖口宽松,纽扣略大些,也可用尼龙搭扣、半环形搭钩代替纽扣。衣物的尺寸要合体。

8. 必要时使用屏风遮挡老年人,保护老年人的隐私。

9. 换下的脏衣服放入污衣袋里,不可放置于地上,以免交叉感染。

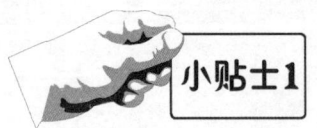

**协助老年人穿脱衣口诀**

先脱健侧肢体,后脱患侧肢体。

先穿患侧肢体,后穿健侧肢体。

先脱近侧肢体,后脱远侧肢体。

先穿远侧肢体,后穿近侧肢体。

---

**个案分享**

谢伯,80岁,生活自理。近几日睡前脱袜洗脚时,发现脚踝处有很深的勒痕,老伯说小腿略有不适感。

讨论:根据谢伯的情况,请你判断谢伯为何会小腿痛,如何给予指导。

---

# 第三节　老年人的饮食

## 一、老年人的营养需求及标准体重计算

### (一)营养需求

人类为了维持生命与保持健康,必须每天摄取一定的食物,提供足够的营养。自古以来人们便知,合理的营养可以使人长寿,《黄帝内经·素问》里就有"食饮有节,起居有常,不妄作劳,度百岁乃去"之说。

老年人需要多少营养？老年人随着年龄的增长,组织器官衰老,代谢活动也逐步减低,其体力、活动量下降,体重变得较轻。但机体的脂肪增加,肌肉量减少、弹性降低、基础代谢率降低,所以无需摄入过多热量。若以青壮年人的每日热量供给为标准,则老年人的热量需要随着年龄的增加而减少。60岁左右老年人的热量供给要比青壮年人的热量供给减少20%,70岁以上老年人

则要减少30%。

世界卫生组织推荐的老年人每日摄入热量值为：

1. 50~60岁为2700千卡(1千卡约等于4200焦耳)；

2. 60岁以上为2400千卡；

3. 70岁以上为2100千卡。

### (二)能量需求

1. 每公斤体重约需要热量30大卡。

2. 对于长期卧床者,热量需求为每公斤体重25大卡。

3. 体重超重或肥胖者,一天总热量需减少500大卡。

[举例]

张伯75岁,体重65公斤,体型适当,如果他还可以随意走动,则其需要的热量为1950大卡,但如果卧病在床,热量需求量只需要1625大卡。

### (三)热量的概念及标准体重的计算

1. 热量

热量,指的是由于温差的存在而导致的能量转化过程中所转移的能量。而该转化过程称为热交换或热传递。人体的一切生命活动都需要能量的参与,人体每时每刻都在消耗着能量,如物质代谢的合成反应、肌肉收缩、腺体分泌等等。而这些能量主要来源于食物。一般动植物性食物中所含的营养素可分为六大类:碳水化合物、脂类、蛋白质、矿物质、维生素和水。其中,碳水化合物、脂肪、蛋白质三者统称为"产能营养素"或"热源质",在体内经过氧化可产生热量,供维持生命、生长发育和运动所需。

2. 热量单位的换算

营养学上所说的热量(或称热能),是指饮食中潜在的能量,在体内经过氧化后,放出供给身体活动所需要的热能。

过去营养学上常用的热量单位是"千卡"。现在,国家标准规定用"千焦耳"为热量单位,与国际接轨。卡、千卡、大卡、卡路里、千焦耳都是热量单位。卡路里是能量单位,简称"卡"。现在仍被广泛使用在营养计量和健身手册上。

1千卡=1大卡=1000卡路里

为使用和交流方便,现将两种热量单位的换算方法介绍如下:

1千卡≈4.184千焦耳

[举例]

每1克糖或蛋白质在体内氧化放出的热量约为4千卡;换算成千焦耳,即为:4×4.184=16.7千焦耳;

1克脂肪放出的热量约为9千卡;换算成千焦耳,即为:9×4.184=37.7千焦耳。

3. 标准体重的计算方法

标准体重一般有两种计算方法。

(1)第一种方法

成年人:[身高(厘米)−100]×0.9=标准体重(公斤)

(2)第二种方法

男性:身高(厘米)−105=标准体重(公斤)

女性:身高(厘米)−100=标准体重(公斤)

以上两种计算方法,基本已被广泛采用。

另外,最近军事科学院还推出了一种计算中国人理想体重的方法:

北方人理想体重(公斤)=[身高(厘米)−150]×0.6+50

南方人理想体重(公斤)=[身高(厘米)−150]×0.6+48

这一计算方法,似乎比较适合南北地区中国人的不同情况。

4. 体重的评价指标

严重营养不良——标准体重的60%以下

中度营养不良——标准体重的60%~80%

轻度营养不良——标准体重的80%~90%

正常范围——标准体重的 90%~110%

肥胖——标准体重的 120%

[举例 1]

刘伯的身高是 177 厘米。

男性:身高(厘米)-105=标准体重(公斤)

刘伯的标准体重计算方法:177-105=72 公斤

刘伯的标准体重是 72 公斤,即 144 斤。

[举例 2]

李阿婆的身高是 160 厘米。

女性:身高(厘米)-100=标准体重(公斤)

李阿婆的标准体重计算方法:160-100=60 公斤

李阿婆的标准体重是 60 公斤,即 120 斤。

对于老年人,每月至少测量体重一次,当体重幅度大于或小于 3 公斤范围时,应查找原因,作出适当的安排及处理。

## 二、食物的八大要素及功能

表 7-1　入住老年人评估具体内容

| 要素 | 功能 |
|---|---|
| 热能 | ·热能的提供在 60 岁以后较年轻时减少 20%,70 岁以后减少 30%<br>·过剩的热能可以转变为脂肪储存在体内,从而引起超重或肥胖,诱发老年病的发生 |

续上表

| 要 素 | 功 能 |
|---|---|
| 碳水化合物 | ·供给热能,占总热能的55%~65%<br>·老年人摄入的糖类以多糖为好,如谷类、薯类,含有比较多的淀粉<br>·双糖是指蔗糖、白砂糖、红糖、冰糖等,老年人不易较多地食用,因为可诱发心血管疾病及糖尿病 |
| 蛋白质 | ·组织身体构造,修补破坏组织,产生热量,供身体需要<br>·蛋白质可由鱼类、蛋类、禽类、奶类提供,大豆类提供植物蛋白。人体每公斤摄入1~1.5克为宜<br>·对于肝肾功能不全或患有痛风症的老年人,豆类的摄入应该减少,在蛋白质正常摄入量的1/3以下 |
| 脂肪 | ·储存热量,构成细胞及脂肪组织,溶解及促进脂溶性维生素的吸收<br>·老年人应该严格控制动物脂肪及高胆固醇量食物的摄入量,以免引起血脂过高,诱发冠心病、高血压等疾病<br>·选择食用豆油、玉米油、菜子油、橄榄油 |
| 维生素 | ·维持身体健康,有助于新陈代谢,延缓衰老,调解机体的生理功能和免疫系统<br>·各类的绿叶蔬菜均含有绿叶素和维生素,水果也含有较多的维生素,多食用可以避免体内维生素的不足,也可帮助排便<br>·适量地摄取维生素E可以避免体内脂肪酸的过度氧化;若要防止因叶酸缺乏所引起的巨噬性贫血,可多食用绿色蔬菜 |
| 矿物质 | ·协助制造红细胞,发育骨骼及牙齿,维持水分平衡,调节新陈代谢<br>·老年人易发生钙的代谢负平衡,特别是在更年期,由于内分泌系统的紊乱,钙的流失加速,易骨质疏松,导致骨折的发生<br>·多选择易吸收的钙质、奶制品等 |

## 第七章 老年人的日常生活照护

续上表

| 要　素 | 功　能 |
|---|---|
| 膳食纤维 | ·帮助排泄,防止便秘<br>·膳食纤维主要存在于谷类、薯类、豆类等各类蔬菜及水果中,帮助吸附由细菌分解胆酸生成的致癌物质,促进胆固醇的分解与代谢,可以降血脂,防止心血管疾病的发生,减少餐后血糖升高及热能过多地摄入<br>·老年人每天的膳食纤维摄入量以 300 克为宜 |
| 水分 | ·占人体 2/3,组成血液、淋巴液、分泌液等,维持生理的需求,如呼吸、消化、调节体温及稀释毒素<br>·当人体失水 10% 就会影响正常的机能,失水 20% 即可威胁人的生命<br>·老年人如果水分摄入不足,会使肠蠕动减慢,肠道的黏液分泌减少,导致便秘。严重失水者可导致电解质紊乱<br>·老年人如果水分摄入过多,会增加心、肾功能的负担<br>·正常老年人每日饮水量以 1200mL 左右为宜 |

1. 蛋白质的摄入:老年人可按每公斤体重 1.0~1.5 克计算供应,其中优质蛋白应占蛋白总量的 50% 以上,每日饮牛奶至少一杯,肉类、鱼、瘦肉、鸡蛋、豆类及豆制品的蛋白都是优良蛋白质。鸡蛋中的铁质与卵磷脂都很丰富,每星期可以食用 2~3 个。一星期吃 1~2 次的肝脏、猪血、鸭血,补充蛋白质及铁质,胆固醇过高者宜减量食用。

2. 脂肪的摄入:老年人可按每公斤体重 0.7 克计算,每日烹调用油量为 1.5~3 汤匙,成年人每天植物油摄入量以 25~30 克为宜,并要尽量选用含不饱和脂肪酸的食用油,如:葵花、芝麻、大豆、花生、菜子等榨的植物油,少食动物性脂肪,尤其是猪油、肥肉、黄油、羊油等。因为老年人脂肪代谢缓慢,过多摄入动物性脂肪,可促使血脂浓度增高而引起身体肥胖,从而增加动脉硬化及心脑血管疾病的发病率,同时影响机体的免疫功能,可能增加结肠癌、前列腺癌、乳腺癌的发病率。因此,老年人一定要严格控制脂肪的摄入量。

3. 维生素的摄入:因为老年人容易出现维生素 A、$B_1$、$B_2$、C、D、E 等的缺乏,所以老年人饮食中的维生素含量必须丰富。新鲜蔬菜和水果类含有大量的维生素、无机盐和纤维素,可增强老年人的抵抗力,促进食欲,防止血管粥样硬化。维生素依其溶解性质可分为:脂溶性维生素,包括维生素 A、D、E 和 K;水溶性维生素,有维生素 B 群和 C。水溶性维生素摄取过量时,会从身体中排出,但是脂溶性维生素不易排出,易累积在身体中。维生素 B 群和老年人健康有着密切的关系,未精致加工的谷类及坚果中都含有丰富的维生素 B 群。可选用或添加糙米、五谷米、胚芽米或小麦胚芽煮成稀饭、米饭,也可以将坚果打碎成粉,加到米饭、稀饭中。

4. 矿物质的摄入:人体所需要的矿物质有 20 余种,各种矿物质在身体中都有着其必要的功能,缺一不可。但矿物质需要的量并不高,且广泛存在于食物中。镁的食物来源有蔬菜类、五谷根茎类、坚果类及鱼水产类。老年人易出现骨骼脱钙,导致骨质疏松,发生骨折,而含钙丰富的食物有奶类、小鱼干、豆类、绿色蔬菜等。随着年龄的增长,铁的储存也会减少,要获得足够的铁质就要适量摄取动物性蛋白质,如:猪肉、牛肉、猪肝、蛋黄、猪血、鸭血等,其中以红肉的含量最丰富。

5. 水的摄入:水占老年人体重的 50% 左右,饮水有助于机体代谢所产生之废物的排泄。应适量饮水,每日饮水 1200 毫升左右为宜(饮料、喝汤均可计算在总量内),但不可饮水过多,以免增加肾脏的负担。许多老年人担心喝水后会出现尿频或是夜间上厕所不方便,一天的饮水量都很少,从而影响身体机能,易造成尿道感染及便秘。多鼓励老年人在白天多喝白开水,或饮用养生茶变换口味,但要少喝含糖饮料。晚餐之后,少喝水,这样可以减少夜间上厕所的次数而保证睡眠。

6. 食盐摄入:食盐量以每日控制在 5 克为宜。对患有高血压、冠心病、糖尿病、肾动脉硬化、骨质疏松等常见疾病的老年人,应严加把关。但老年人味觉降低,特别是吸烟和装假牙的老年人尤为明显,必然对淡食不满足,因此,烹调中应尽量用其他调味品(如醋、胡椒、芥末等香辣调料)代替盐,以刺激食欲。

### 三、酸性食物与碱性食物

1. 食物可分为两大类:酸性食物、碱性食物。

2. 食物的酸碱性与其本身的 pH 值无关(味道是酸的食物不一定是酸性食物),主要是由食品经过消化、吸收、代谢后,最后在人体内变成酸性或碱性的物质来界定。

3. 酸性食物如动物的内脏、肉类、禽蛋类。

4. 碱性食物如蔬菜、瓜果、绿茶、豆类等。

5. 正常人的血液 pH 值为 7.35,呈弱碱性。

表7-2 酸、碱性食物一览表

| 食物分类 | 食物 |
|---|---|
| 强酸性食物 | 蛋黄、乳酪、甜点、白糖、金枪鱼、比目鱼、柴鱼 |
| 中酸性食物 | 火腿、培根、鸡肉、猪肉、鳗鱼、鲔鱼、牛肉、面包、小麦、奶油、马肉 |
| 弱酸性食物 | 白米、花生、酒、海苔、巧克力、空心粉、葱、油炸豆腐、文蛤、章鱼、泥鳅 |
| 强碱性食物 | 葡萄、茶叶、葡萄酒、海带、柑橘类、柿子、黄瓜、胡萝卜、无花果 |
| 中碱性食物 | 大豆、番茄、香蕉、草莓、蛋白、梅干、柠檬、菠菜、南瓜 |
| 弱碱性食物 | 红豆、绿豆、豌豆、豆腐、蛋白、牛奶、苹果、西瓜、樱桃、桃子、梨、柿子、菠萝、油菜、芹菜、甘蓝菜、卷心菜、油菜、马铃薯、芹菜、胡萝卜、番薯、莲藕、洋葱、茄子、白菜、卷心菜、生菜、蘑菇、竹笋、板栗、咖啡、葡萄酒等 |

### 四、食物分类的保健概念

#### (一)用红、黄、绿灯交通标志进行食物分类是新的保健概念

1. 绿灯食物:新鲜、天然、原味的食品,热量较低,含油、糖较少。

烹调方式:蒸、涮、烫、煮、炖、烧、卤、焖、冻、拌等。

2. 黄灯食物:营养、热量适中,含油、糖稍高。

烹调方式:炒、爆、煎、烩、糖醋、蜜汁等。

3. 红灯食物:高热量、高油、高糖或是调味、加工较复杂的食物。

烹调方式:油炸等。

### (二)高热量食物与低热量食物

#### 1. 高热量的食物(介绍十种)

表 7-3　高热量食物

| | |
|---|---|
| 动物脂肪 | 肥肉、奶油、鱼油、蛋黄 |
| 植物油 | 花生油、豆油、菜子油、色拉油 |
| 氢化花生油 | 是制造巧克力的重要原料 |
| 人造食油 | 人造黄油、人造奶油、人造可可油 |
| 细粮 | 小麦、大米和糯米 |
| 糖类 | 白糖、红糖、冰糖、水果糖、巧克力 |
| 蜂蜜 | 蜂蜜含有 70%~80% 的糖分 |
| 淀粉 | 作为炒菜的辅料 |
| 饴糖 | 用淀粉与盐酸反应而得,用于加工食品 |
| 麦芽糖 | 广泛用于加工食品 |

#### 2. 低热量的食物(介绍十种)

表 7-4　低热量食物

| | |
|---|---|
| 新鲜的天然食物 | 热量比加工过的食物要低 |
| 清炖、清蒸、水煮、凉拌食物 | 比油炸、油煎、油炒食物热量低得多 |
| 肉类 | 猪肉 > 羊肉 > 牛肉 > 鸭肉 > 鱼肉 > 鸡肉 |
| 体积大、纤维多的食物 | 新鲜蔬菜、水果 |
| 吃水果而不喝或少喝饮料 | 吃新鲜水果或喝鲜榨果汁,比喝饮料要好 |
| 喝脱脂牛奶而不喝全脂牛奶 | 蛋白质含量都是一样的,脱脂奶不含脂肪 |
| 喝清汤而不喝浓汤 | 不宜喝含油脂过多的浓汤 |
| 吃新鲜水果而不吃果干 | 食物去掉水分后,热量会上升 |
| 吃水果而不吃饼干 | 饼干既无水分,又无纤维素 |
| 吃水果而不吃沙拉 | 沙拉酱大都含脂肪较多 |

(三)向老年人推荐应常吃的 5 色食物

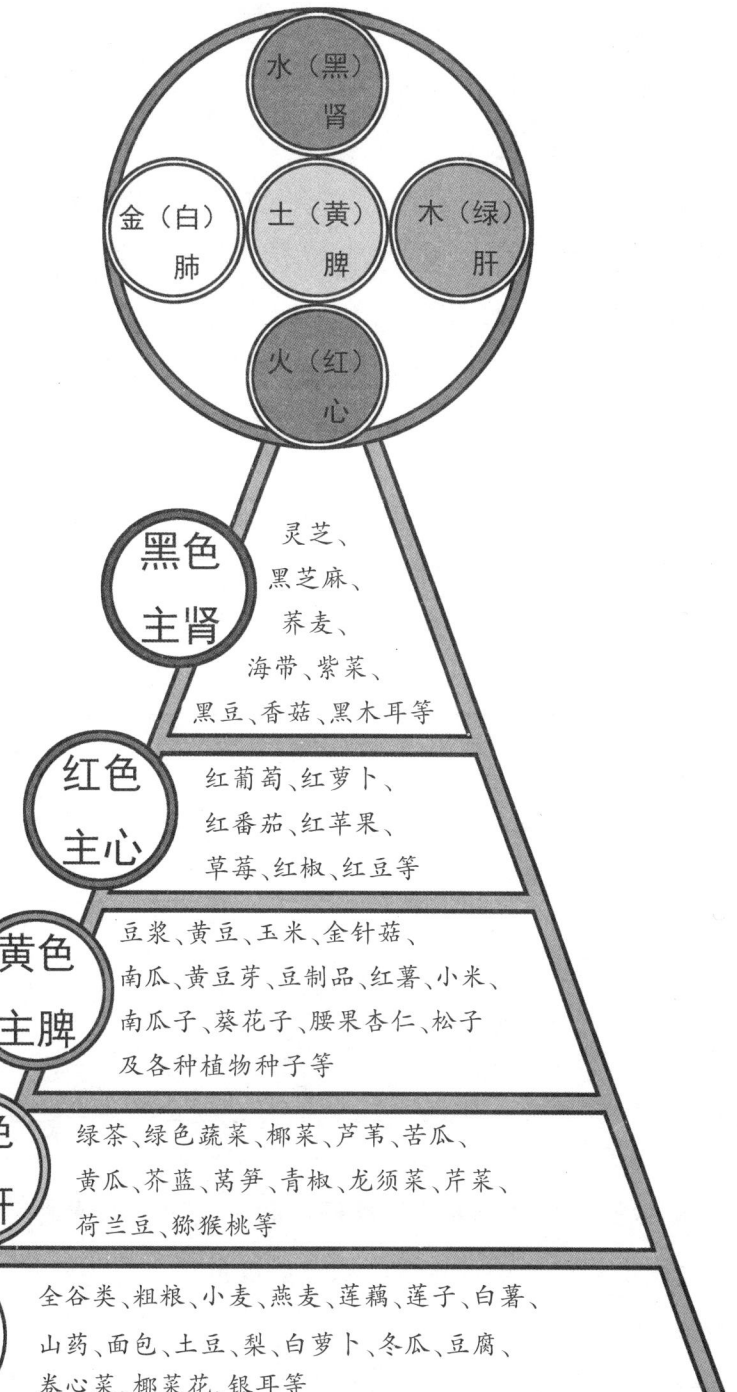

图 7-17　健康的 5 色食物

### 五、食物的选择与处理

1. 必须选购新鲜食物,注意有效期,过期、变质的食物应弃掉,不可再食用。

2. 瓜果蔬菜在食用前彻底清洗干净,烹调加工时注意方法的掌握,不宜破坏过多的营养成分。

3. 食物冷藏在冰箱、冰柜内,需要合适的温度,定期清洁柜内卫生。

4. 案板生、熟食分开,以生、熟食的不同分类摆放。

5. 食品注意保鲜日期,不宜存放时间过长。

6. 照护者如有皮肤外伤,须包扎处理妥当后方可处理食物。

7. 食具、容器保持干净,定时消毒,煮食器具用后即刻清洗干净。

8. 餐前便后必须洗手。

### 六、食物种类与食物金字塔

#### (一)食物种类

表7-5 食物中所含要素

| 类别 | 食物 | 所含要素 |
| --- | --- | --- |
| 水分 | 饮料、汤、水、果汁等 | 水分 |
| 谷物类 | 米、麦、面、面包、饼干、麦片等 | 淀粉质、纤维素 |
| 蔬果类 | 水果、蔬菜、瓜类 | 维生素、矿物质、水分 |
| 肉蛋及豆类 | 猪、牛、鸡、鱼、虾、蛋、豆制品、动物内脏、各种豆类 | 蛋白质、矿物质、维生素 |
| 奶类 | 鲜奶、酸奶、奶粉 | 蛋白质、矿物质 |

#### (二)食物金字塔

1. 食物金字塔是针对人的生理特征而做成的一个黄金三角。

2. 金字塔强调通过日常锻炼和避免过量摄入产生热量的食物来保持体重。

3. 有益于健康的脂肪摄入,如橄榄油、菜子油、豆油、谷物油、葵花子油和花生油等。

4. 多吃碳水化合物,如谷物、全麦粉、燕麦片、糙米、高粱米、荞麦、小米、坚果、豆类等。

5. 健康蛋白质的摄入，如奶制品、鱼类、家禽、鸡蛋等。

6. 少吃食物，如红肉类、黄油、精制谷物、白面包、白大米、土豆、糖类等。

7. 适量饮酒，如葡萄酒对心血管系统是有益的，但也不可多喝，少饮烈性白酒。

8. 按照"金字塔"饮食的人，其患慢性病、心血管疾病的概率大幅度下降。坚持体育锻炼，保持体重有助于减少患多种癌症的危险性。

(三)金字塔结构

1. 最顶端——油脂类在金字塔的最顶端，每天不超过25克。

2. 第二层——奶制品、豆制品以及鱼、禽、肉、蛋。

奶制品每天需要100克。豆制品每天需要50克。鱼、禽、肉、蛋，每天要吃125~200克。

3. 第三层——水果和蔬菜类。

蔬菜类每天需要400~500克；而水果类每天则要100~200克。

4. 第四层——金字塔最底部是五谷类，每天要300~500克。

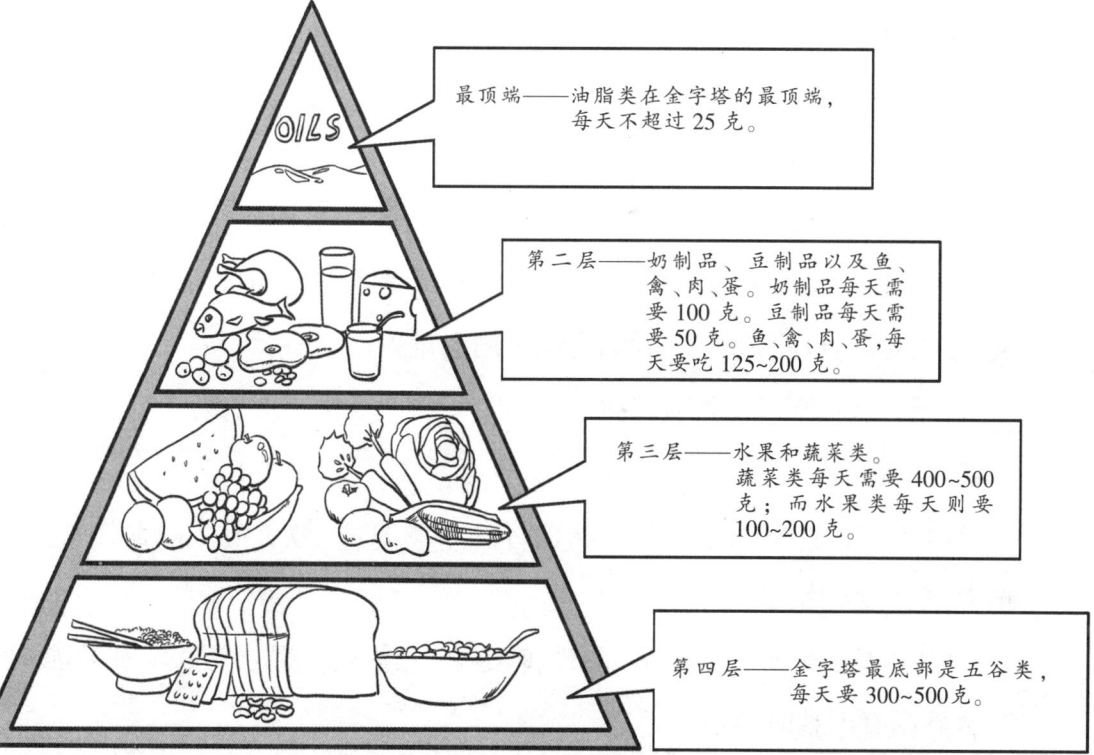

图7-17 健康养生金字塔

## 七、基本餐膳与特殊餐膳

### (一)基本餐膳

1. 正常饮食餐

**饮食特点**:为均衡饮食,易消化、无刺激的食物餐。

**适用对象**:咀嚼消化机能无障碍,不受饮食限制的老年人。

2. 软食餐

**饮食特点**:应选用易咀嚼、易消化的食物,如面条、软饭、煮烂、切碎的食物餐。

**适用对象**:有口腔牙龈疾患或因外伤导致的不便、咀嚼功能较差、胃肠道疾患、消化能力较弱的老年人。

**适用特点**:介于正常餐和半流质餐之间。

3. 半流质食物餐

**饮食特点**:呈糊状,质地细软,纤维少,不易引起胀气,无刺激,易吞咽、消化、吸收,营养丰富的食物餐。

**适用对象**:身体虚弱,有发热、口腔或消化道疾病、胃肠道功能障碍的老年人。

**适用特点**:少食多餐,每日5~6餐。

4. 糊状餐

**饮食特点**:将肉类、鱼类去骨、剔刺,搅拌成糊状,食质细软的食物餐。

**适用对象**:口腔无牙齿、吞咽有困难的老年人。

**适用特点**:便于咀嚼,易消化。

5. 全流质餐

**饮食特点**:食物呈流动液体状,无渣、无刺激性、易于消化的食物餐。如:豆浆、牛奶、肉汤等。

**适用对象**:高热、大手术后、急性传染病、身体虚弱、胃肠道疾病或功能障碍、吞咽有困难的老年人。

适用特点:少食多餐,每日 4~6 次,2~3 小时一次,每次量以 200~300 毫升为宜,可根据老年人情况适当加减。

(二)特殊餐膳

1. 低钠餐

特点:每天钠的摄入量限制在 2 克以内。宜选用天然的调味料。

适用对象:有水肿、肝肾病、心脏病及高血压病的老年人。

2. 低脂餐

特点:限制膳食脂肪总量及饱和脂肪、胆固醇、反式脂肪的摄入量。

适用对象:有高脂血症、高血压、肝胆、胰腺疾、伤寒、痢疾、腹泻、肥胖症、急性肝炎、胆结石、胆囊炎、急慢性胰腺炎的老年人。

3. 低蛋白餐

特点:有极少量的蛋白质,并避免高盐食物和盐的摄入。

适用对象:急性肾炎、尿毒症、肝功能衰竭的老年人。

4. 高蛋白餐

特点:在严格的医疗监视下,才能进行高蛋白餐的摄取。

适用对象:营养不良,贫血,肝、肾疾病康复中,有肺结核、癌症、烧伤的老年人。

5. 低嘌呤餐

特点:每天摄取少于 125 毫克的嘌呤。

适用对象:有血尿酸值增高、痛风症的老年人。

6. 糖尿病餐

特点:不含糖,低脂肪、低卡路里、低胆固醇、高纤维。

适用对象:患糖尿病的老年人。

7. 低脂肪/胆固醇餐

特点:低脂肪、低胆固醇和不饱和脂肪。

适用对象:患高血压、高血脂、动脉粥样硬化、胆石症的老年人。

### 8. 斋餐

特点：全素食。

适用对象：有相关宗教信仰的老年人。

## 八、老年人常见饮食问题及护理

### (一)咀嚼障碍

牙齿松动、脱落、义齿(假牙)安装不合适，牙龈萎缩。

**1. 评估**

(1)评估老年人是否属于老龄退化的改变。

(2)检查老年人牙齿是否完全脱落，咀嚼有无障碍，吞咽有无障碍。

(3)老年人的义齿安装是否合适，与口腔贴合稳固情况，咀嚼时有无口腔疼痛。

(4)老年人牙龈黏膜有无损伤，口腔是否有溃疡。

(5)检查有无其他口腔疾患，如咽喉炎、鼻咽癌化疗后症状等。

(6)消化系统有无疾病，老年人每日进食形式及进食的种类是否合适。

**2. 咀嚼困难者饮食餐的选择**

(1)给予软硬程度适宜的饮食摄入。

(2)可将食物切碎、煮烂或打成碎糊状以助于摄入。

(3)鼓励老年人定期检查牙齿及配戴合适的义齿(假牙)。

### (二)老年期改变

1. 味觉退化、牙齿脱落、咀嚼困难。

2. 消化功能减退，唾液分泌减少导致口腔干燥。

3. 胃酸缺乏，胃肠蠕动减慢，或有偏食现象。

4. 疾病因素，脑血管意外导致的吞咽障碍。

### (三)照护须知

1. 当老年人有缺齿时，劝其安装义齿(假牙)，使其能够正常咀嚼。

2. 若口腔黏膜干燥时,鼓励老年人多饮水,进食前可少量喝汤,给予粥、蛋羹,或在食物上加些肉汁,也可进食前给予一些酸菜或柠檬汁刺激唾液的分泌以利于吞咽。

3. 对于味觉变化者,要增加食物的味道,烹调时可加入一些天然调味品;鼓励老年人多咀嚼以增加对食物的味觉感应。

4. 对于消化功能较弱者,鼓励其少食多餐,缓慢进食以利消化;避免煎炸和油腻食物的摄入。

5. 对食欲不佳者,适当选用高营养饮食及多给予加鱼肉、碎肉、豆腐、蛋花等材料做成的粥、粉、面或汤羹。少食或禁食含咖啡因或酒精类的食物或饮品。

6. 进食后不宜立刻躺下休息,应稍作活动后再上床休息。

7. 照护者应注意老年人口腔卫生的护理,劝其不要吸烟,以免影响对食物的味觉感应。

## 九、缺乏营养素的症状及营养不良分度

### (一)缺乏营养素的症状详见下表

表 7-6　缺乏营养的临床表现

| | |
|---|---|
| 缺乏蛋白质 | 肌肉松弛、胸部下垂、易长皱纹、抵抗力下降、贫血、掉头发、指甲分叉或断裂、伤口不易愈合、内分泌异常、智力下降、易感冒疲劳、易衰老 |
| 缺乏维生素B | 反应迟钝、两眼无神、眼痒有血丝、记忆力衰退、无名火、烦躁、食欲下降、唇口腔溃疡、口臭、上火、酒糟鼻、脚气病、皮肤易过敏、头痛、恶心呕吐、失眠、疲劳、易晕车船 |
| 缺乏维生素C | 口干舌燥、牙龈出血、紫斑症、黑色素沉淀、白内障、坏血病、关节痛、伤口愈合慢、易流鼻血、皮肤有青紫块、抵抗力下降、易感冒 |
| 缺乏维生素E | 内分泌失调、水肿、头发分叉、伤口留疤、冻疮、老人斑、色斑、自由基过多、前列腺肥大、动脉硬化、中风、更年期提前 |

续上表

| 缺乏胡萝卜素类 | 眼睛干涩、弱视、夜盲、易发炎、皮肤干燥过敏、耳垢多易痒、头皮屑多、易掉发、肺功能下降、鼻咽喉抵抗力下降 |
|---|---|
| 缺乏钙、镁 | 情绪焦躁、心悸、血压高、头痛、易做梦、抽搐、磨牙、肌肉不自主抽动、腰酸背痛、痛经、不明原因疼痛、唠叨、身体矮小、尿频、尿床、佝偻病、结石、骨折 |
| 缺乏纤维素 | 青春痘、便秘、痔疮、大肠癌、结石症、肥胖、胆固醇过高 |
| 缺乏不饱和脂肪酸 | 老年痴呆、记忆力下降、皮肤干燥、视力下降、怕冷、关节炎、心血管疾病 |
| 缺乏铁与叶酸 | 记忆力下降、注意力不集中、学习力差、动作迟缓、手脚冰凉、肢体易发麻、胸闷、气喘、脸色苍白、指甲变形、脚跟易皲裂、昏昏沉沉、易打哈欠、偏食、厌食 |

### (二)营养不良的表现

1. 体重减轻、个子矮小。

2. 皮下脂肪消失,皮肤弹性差,皮肤脆薄、干燥、萎缩。

3. 面色橘黄,身体上有褐色斑点,或有色素沉着。

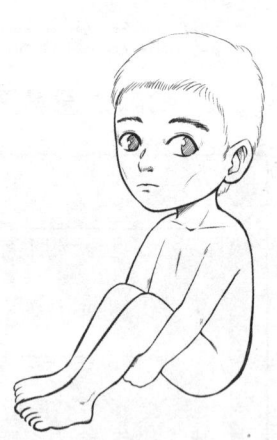

4. 头发脆弱易断和脱落,指甲脆弱有横沟。

5. 体弱乏力、委靡不振、智力迟钝、抵抗力降低。

6. 无食欲,肝大,常有腹泻和水样便。

7. 周身水肿,或眼睑、身体低垂部位出现水肿。

### (三)营养不良分度

1. 测量方法

在腹部脐旁乳线上,以拇指和食指相距 3 厘米,且与皮肤表面垂直成 90°角,将皮脂层捏起,测量脂肪的厚度。

2. 分度

(1) Ⅰ度营养不良

腹壁皮下脂肪厚度为0.4~0.8厘米,此时腹部、躯干和臀部的脂肪变薄,内脏功能无改变。

体重低于正常15%~25%。

(2)Ⅱ度营养不良

腹壁皮下脂肪厚度在0.4厘米以下,胸背、四肢、臀部脂肪消失,面颊变薄,消瘦明显,内脏功能降低,烦躁,免疫功能降低,易感染疾病。

体重低于正常25%~40%。

(3)Ⅲ度营养不良

全身皮下脂肪层几乎消失,消瘦更甚,内脏功能减退明显,出现精神不稳、胃肠功能紊乱等症状。易发生各种疾患。

体重低于正常40%以上。

## 十、饮食须知

(一)食物中脂肪由低到高的排序(数值为每100克食物中所含的毫克数)

鱼 → 牛 → 鸡 → 羊 → 鸭 → 鹅 → 猪
2.5    4.2    9.4    14.1    19.7    19.9    30.8

(二)每日饮食须知

1. 早上吃得好,中午吃得饱,晚上吃得少,每餐吃上八分饱。

2. 早餐占了一天营养的70%~80%。

3. 早餐决定了人大脑的功能发挥。

4. 抗癌食品:菌类、木耳、蘑菇、洋葱、葱蒜类、西兰花、卷心菜、胡萝卜、番茄、苦瓜、芦笋、红薯、柠檬、猕猴桃、绿茶、薏仁米等。

(三)根据营养协会研究发现,以下两种食品同时服用会对健康造成危害

菠菜与豆腐——结石;　　　海鲜与啤酒——容易得痛风;

萝卜与橘子——甲状腺肥大;　鸡蛋与豆浆——损失蛋白质;

牛奶与巧克力——腹泻；　　水果与海鲜——不易消化；

猪肉与菱角——腹痛；　　白酒与柿子——中毒；

牛肉与栗子——呕吐；　　洋葱与蜂蜜——伤眼睛；

羊肉与西瓜——伤元气；　　萝卜与木耳——皮炎；

香蕉与芋头——腹胀；　　黄瓜与花生——伤身；

火腿与乳酸饮料——致癌；　　虾与维生素C——砷中毒；

鲤鱼与甘草——中毒；　　萝卜与水果——甲状腺肿大。

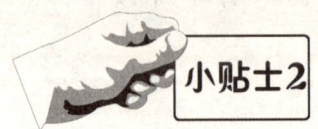

## 何谓无糖食品

按照国际通用的概念，无糖食品不能含有蔗糖和来自于淀粉水解物的糖，包括葡萄糖、麦芽糖、果糖、淀粉糖浆、葡萄糖浆、果葡糖浆等糖类。但它必须含有糖的替代物，一般采用糖醇或低聚糖等不升高血糖的甜味剂品种。目前我国已批准列入食用卫生标准的食糖替代品只有麦芽糖醇、山梨醇、木糖醇和乳糖醇。不含蔗糖就是无糖食品，这是对无糖食品概念的误解。无论是无糖食品还是无蔗糖食品，严格上讲都是低糖食品。

 食物中各类营养物质不同含量

表 7-7 食物中胆固醇含量一览表

| 肉类 | 胆固醇含量 | 鱼鲜类 | 胆固醇含量 | 奶类及其他 | 胆固醇含量 |
|---|---|---|---|---|---|
| 猪脑 | 3100 | 虾子 | 896 | 鹌鹑蛋 | 3640 |
| 牛脑 | 2670 | 小虾米 | 738 | 皮蛋黄 | 2015 |
| 羊脑 | 2099 | 虾皮 | 608 | 鹅蛋黄 | 1813 |
| 鸭肝 | 515 | 鳜鱼子 | 495 | 鸡蛋黄 | 1705 |
| 鸡肝 | 429 | 鲫鱼子 | 460 | 鸭蛋黄 | 1522 |
| 牛肝 | 257 | 凤尾鱼 | 330 | 鹅蛋 | 704 |
| 羊肝 | 161 | 墨鱼 | 275 | 鸡蛋 | 680 |
| 猪肝 | 158 | 水发鱿鱼 | 265 | 鸭蛋 | 634 |
| 猪肺 | 314 | 鱼肉松 | 240 | 皮蛋 | 69 |
| 牛肺 | 234 | 螃蟹 | 235 | 广东腊肠 | 123 |
| 羊肺 | 215 | 鳗鱼 | 186 | 北京腊肠 | 72 |
| 牛肚 | 340 | 青虾 | 158 | 火腿肠 | 70 |
| 猪肚 | 159 | 对虾 | 150 | 粉肠 | 69 |
| 羊肚 | 124 | 梭鱼 | 128 | 蒜肠 | 61 |
| 猪肾 | 405 | 黄鳝 | 117 | 奶油 | 163 |
| 牛肾 | 340 | 带鱼 | 97 | 炼羊油 | 110 |
| 羊肾 | 340 | 鳜鱼 | 96 | 炼鸡油 | 107 |
| 猪心 | 158 | 鲫鱼 | 93 | 全脂奶粉 | 104 |
| 牛心 | 125 | 青鱼 | 90 | 炼乳 | 39 |
| 羊心 | 130 | 马哈鱼 | 86 | 羊奶 | 34 |
| 猪肥肠 | 159 | 鲤鱼 | 83 | 脱脂奶粉 | 28 |
| 牛肥肠 | 148 | 草鱼 | 81 | 牛奶 | 13 |
| 羊肥肠 | 111 | 大黄鱼 | 79 | 酸牛奶 | 12 |
| 羊舌 | 147 | 甲鱼 | 77 | 人造奶油 | 0 |
| 牛舌 | 125 | 平鱼 | 68 | 花生油 | 0 |
| 猪舌 | 116 | 海蜇皮 | 16 | 马铃薯 | 0 |
| 肥牛肉 | 194 | 水发海蜇皮 | 5 | 蔬菜 | 0 |

续上表

| 肉类 | 胆固醇含量 | 鱼鲜类 | 胆固醇含量 | 奶类及其他 | 胆固醇含量 |
|---|---|---|---|---|---|
| 肥羊肉 | 173 | 海参 | 0 | 水果 | 0 |
| 肥猪肉 | 107 | | | 豆类 | 0 |
| 瘦猪肉 | 77 | | | | |
| 瘦牛肉 | 63 | | | | |
| 瘦羊肉 | 65 | | | | |
| 鸡肉 | 117 | | | | |
| 填鸭 | 101 | | | | |
| 兔肉 | 83 | | | | |

注：1. 每100克食物中含量单位为毫克。
2. 90单位以上尽量少吃为宜。

表7-8　常见食物含糖一览表

| 名称 | 糖含量 | 名称 | 糖含量 |
|---|---|---|---|
| 牛肉 | 4.06 | 牛奶 | 6.1 |
| 猪肉 | 0.95 | 豆浆 | 2.1 |
| 猪心 | 0 | 麦乳精 | 37.7 |
| 猪肝 | 3 | 巧克力 | 57.2 |
| 猪肚 | 2 | 冰激凌 | 23.8 |
| 猪肾 | 0 | 蛋糕 | 64 |
| 羊肉 | 0.65 | 葡萄干 | 72.32 |
| 鸡肉 | 0.1 | 桂圆 | 68.77 |
| 鸭肉 | 0.13 | 红枣干 | 63 |
| 鹅肉 | 0.13 | 莲子 | 16.62 |
| 鲤鱼 | 0.17 | 花生米 | 15.3 |
| 鲫鱼 | 0.09 | 杏脯 | 59.3 |
| 鱼翅 | 0.2 | 杏仁 | 25.15 |
| 蟹 | 0.3 | 苹果 | 15 |
| 虾 | 1.05 | 西瓜 | 8 |
| 鹌鹑蛋 | 1.8 | 梨 | 12 |
| 鸡蛋 | 0.81 | 香蕉 | 20 |
| 大米 | 78.75 | 菠萝 | 10 |
| 小米 | 75 | 柿子 | 16 |
| 糯米 | 77.93 | 樱桃 | 10 |

| 名称 | 糖含量 | 名称 | 糖含量 |
|---|---|---|---|
| 玉米 | 72.25 | 橘子 | 12 |
| 玉米面 | 72 | 橙子 | 9 |
| 面粉 | 72.9 | 柚子 | 13 |
| 蚕豆 | 65.95 | 石榴 | 17 |
| 黄豆 | 20.8 | 红果 | 22 |
| 赤小豆 | 57.4 | 草莓 | 8 |
| 眉豆 | 35.1 | 桃 | 15 |
| 豌豆 | 61.69 | 南瓜 | 4 |
| 绿豆 | 57.78 | 冬瓜 | 2 |
| 豆腐 | 3 | 黄瓜 | 2 |
| 豆腐脑 | 1 | 丝瓜 | 4 |
| 烤麸 | 8 | 茄子 | 4.1 |
| 油面筋 | 12 | 胡萝卜 | 8 |
| 芝麻 | 4 | 白萝卜 | 2 |
| 毛笋 | 4 | 藕 | 20 |
| 春笋 | 3 | 山药 | 20 |
| 冬笋 | 1.2 | 土豆 | 14 |
| 鲜蘑菇 | 3 | 粉条 | 85 |

注：数值为每100克食物中所含的毫克数。

### 表7-9 常见食物含脂肪一览表

| 名称 | 脂肪含量 | 名称 | 脂肪含量 |
|---|---|---|---|
| 牛肉 | 13.5 | 牛奶 | 3.6 |
| 肥牛肉 | 34.5 | 豆浆 | 1.9 |
| 牛百叶 | 19.3 | 麦乳精 | 6.2 |
| 牛肚 | 3.7 | 芝麻酱 | 52.9 |
| 猪肉 | 59.8 | 花生酱 | 77 |
| 肥猪肉 | 90.8 | 黄油 | 82.5 |
| 猪油 | 90 | 牛奶 | 56 |
| 猪大肠 | 15.6 | 酥油 | 90.2 |
| 猪皮 | 22.7 | 榛子 | 49.6 |
| 羊肉(瘦) | 13.6 | 花生米 | 39.2 |
| 鸡肉 | 1.22 | 核桃肉 | 66.8 |

续上表

| 名称 | 脂肪含量 | 名称 | 脂肪含量 |
| --- | --- | --- | --- |
| 鸡肝 | 3.5 | 芝麻 | 61.7 |
| 鸡爪 | 16.4 | 开心果 | 47 |
| 鸡翅 | 1.2 | 松子仁 | 63.25 |
| 鸭肉 | 5.9 | 杏仁 | 48.6 |
| 鸭肝 | 4.8 | 葵花子 | 51.1 |
| 鸭舌 | 15.6 | 南瓜子 | 31.8 |
| 鹅肉 | 11 | 西瓜子 | 39.1 |
| 兔肉 | 0.4 | 黑小豆 | 6.45 |
| 鸽肉 | 14.2 | 毛豆 | 7.1 |
| 鹌鹑 | 14.2 | 青豆 | 18.3 |
| 鸡蛋 | 11.6 | 黄豆 | 18.4 |
| 鸡蛋黄 | 30 | 红豆 | 1.3 |
| 鸭蛋 | 16.0 | 蚕豆 | 1.3 |
| 鹅蛋 | 16.0 | 椰子 | 57.4 |
| 鲫鱼 | 1.1 | 西兰花 | 0.2 |
| 比目鱼 | 9.1 | 蘑菇 | 0.2 |
| 黄花鱼 | 0.7 | 金针菇 | 0.4 |
| 带鱼 | 3.4 | 青椒 | 0.1 |
| 鱼翅 | 0.5 | 茄子 | 0.3 |
| 鲤鱼 | 1.59 | 冰激凌 | 8.6 |
| 鲈鱼 | 1.62 | 巧克力 | 28.7 |
| 海蜇 | 0.1 | 蛋糕 | 4.2 |
| 海参 | 0.28 | 植物油 | 10 |
| 虾 | 1.3 | 芝麻油 | 10 |
| 螃蟹 | 2.6 | 酱油 | 0.2 |
| 鱿鱼 | 1.6 | 海米干 | 0.5 |

注：数值为每100克食物中所含的毫克数。

表7-10 常见食物含蛋白质一览表

| 名称 | 蛋白质含量 | 名称 | 蛋白质含量 |
| --- | --- | --- | --- |
| 牛肉(瘦) | 20.3 | 牛奶 | 3.3 |
| 羊肉(瘦) | 17.3 | 豆浆 | 4.4 |
| 猪肉(瘦) | 16.7 | 麦乳精 | 5.4 |
| 猪心 | 17.1 | 玉米 | 7.87 |
| 猪肝 | 20 | 黄豆 | 36.3 |
| 猪肾 | 15.5 | 蚕豆 | 28.2 |
| 猪血 | 18.9 | 黑豆 | 49.8 |
| 牛百叶 | 50 | 赤小豆 | 19.06 |
| 牛肚 | 14.8 | 黑小豆 | 32.45 |
| 鸡肉 | 23.3 | 绿豆 | 22.97 |
| 鸡肝 | 18.2 | 豌豆 | 23.64 |
| 鸡翅 | 23.3 | 豆豉 | 17.23 |
| 鸡爪 | 24 | 豆腐皮 | 21.5 |
| 鸭肉 | 16.5 | 豆腐 | 7.4 |
| 鸭肝 | 17.1 | 豆腐干 | 15.6 |
| 鸭舌 | 14.4 | 豆腐脑 | 5.3 |
| 鹅肉 | 10.8 | 燕麦 | 15.6 |
| 兔肉 | 21.2 | 大米 | 6.7 |
| 鸡蛋 | 11.8 | 小米 | 9.7 |
| 鸭蛋 | 13 | 玉米面 | 9.6 |
| 鹅蛋 | 13.14 | 小麦 | 12.4 |
| 蛋清 | 9.6 | 葵瓜子 | 30.36 |
| 螃蟹 | 14 | 花生 | 28 |
| 虾 | 15.02 | 核桃 | 15.78 |
| 龙虾 | 16.4 | 松子 | 15.33 |
| 鲢鱼 | 17 | 杏仁 | 25.15 |
| 鲤鱼 | 18.12 | 黑枣 | 5.11 |
| 乌鱼 | 18.29 | 莲子 | 16.62 |
| 黄花鱼 | 17.3 | 冬菇 | 13.98 |
| 鲈鱼 | 17.82 | 木耳 | 9.42 |
| 带鱼 | 15.8 | 冬笋 | 4.01 |
| 海参 | 76.5 | 冰激凌 | 3.7 |
| 干贝 | 63.6 | 蛋糕 | 7.9 |
| 海米干 | 47.5 | 巧克力 | 10 |

| 名称 | 脂肪含量 | 名称 | 脂肪含量 |
|---|---|---|---|
| 蛤蜊肉 | 51.3 | 麻油 | 0 |
| 鱿鱼 | 15.1 | 植物油 | 0 |

注：数值为每100克食物中所含的毫克数。

表7-11　常见食物含钙、铁、磷一览表

| 名称 | 钙 | 铁 | 磷 |
|---|---|---|---|
| 猪肉 | 0.006 | 0.0014 | 0.1 |
| 牛肉 | 0.005 | 0.0021 | 0.179 |
| 羊肉 | 0.011 | 0.022 | 0.129 |
| 鸡肉 | 0.013 | 0.0028 | 0.189 |
| 鸭肉 | 0.0011 | 0.0041 | 0.145 |
| 鹅肉 | 0.013 | 0.0037 | 0.023 |
| 鸡蛋 | 0.058 | 0.0043 | 0.248 |
| 蟹 | 0.26 | 0.0003 | 0.0045 |
| 鲤鱼 | 0.028 | 0.013 | 0.176 |
| 牛奶 | 0.122 | 0.0001 | 0.009 |
| 黄豆 | 0.19 | 0.01 | 0.63 |
| 赤小豆 | 0.067 | 0.0052 | 0.305 |
| 黑小豆 | 0.062 | 0.012 | 0.278 |
| 眉豆 | 0.642 | 0.0045 | 0.21 |
| 毛豆 | 0.1 | 0.006 | 0.219 |
| 蚕豆 | 0.131 | 0.0057 | 0.382 |
| 豆腐 | 0.273 | 0.002 | 0.09 |
| 豆腐皮 | 0.733 | 0.0069 | 0.459 |
| 芋头 | 0.039 | 0.0039 | 0.049 |
| 红薯 | 0.013 | 0.0013 | 0.06 |
| 莲子 | 0.089 | 0.0064 | 0.28 |
| 银耳 | 0.643 | 0.0304 | 0.25 |
| 冬菇 | 0.061 | 0.0089 | 0.343 |
| 菠菜 | 0.019 | 0.0163 | 0.048 |
| 萝卜 | 0.038 | 0.0018 | 0.025 |
| 生菜 | 0.035 | 0.0012 | 0.041 |
| 小白菜 | 0.141 | 0.0039 | 0.029 |
| 辣椒 | 0.044 | 0.0017 | 0.049 |

注：数值为每100克食物中所含的毫克数

# 第四节 老年人的睡眠

## 一、老年人睡眠及特点

良好的睡眠是身心健康的主要标志,老年人的生理睡眠(也称正常睡眠)一般不少于5~6个小时。人的一生大约有1/3的时间是在睡眠中度过的。当处于睡眠状态时,心理上和身体上处于松弛状态,可以消除或减轻疲劳,使人的大脑和身体得到休息、休整,恢复体力,有助于人们日常工作学习和生活。

### (一)作用

1. 充足的睡眠是健康的需要,可以起到心理放松和补充体能的作用。

2. 充足的睡眠和适当的休息可帮助消除疲劳,恢复精力,维持神经系统的平衡。

3. 延缓衰老,有助于健康与长寿。

### (二)老年人睡眠特点

1. 入睡的速度要比年轻人慢。

2. 午睡时间较长。

3. 在24小时内总的睡眠时间增加。

4. 入睡后在后半夜常会出现觉醒,大约有15%的老年人常于清晨5时以前醒来。

## 二、利于睡眠的条件

1. 环境舒适、安静、整洁,空气流通,光线适宜,室内温度、湿度适合。

2. 选择舒适的睡姿,可以使全身放松。和谐、愉悦的心情更能够提高睡眠质量。

3. 入睡的衣服宜柔软宽松,床铺宜干净、整洁、无碎屑。

4. 养成定时睡眠的习惯,尽量保持在同一时间入睡。

5. 养成午睡的习惯,但时间不宜过长,以免影响晚上的睡眠。

6. 睡前不宜饥饿、过饱或过多地饮水;不要看过于恐怖的电视节目,看电视的时间不宜过长。饱餐后不宜马上卧床休息。

### 三、影响睡眠的因素

1. 生理期改变:进入老年期后,老年人易失眠,睡眠时间减少,多为浅睡状态,易被惊醒,且醒后不易再入睡。

2. 大脑老化:随着年龄的增长,脑动脉逐渐硬化,血管壁弹性降低,管腔愈来愈狭窄,脑内血流量相对减少,脑组织呈慢性缺血、缺氧状态,易出现疲劳。一旦疲劳或晚上睡眠不足,易出现白天嗜睡,打哈欠、烦躁、精神委靡,使老年人的生活质量降低。

3. 精神因素:各种精神疾病易导致睡眠障碍。80%的老年抑郁症患者均有睡眠障碍。

4. 昼夜性节律改变:白天卧床过多或睡眠过多,夜里睡不着,造成昼、夜睡眠的颠倒。

5. 环境因素:睡眠的环境发生了改变,陌生的环境、嘈杂的环境、光线、温度等都可直接影响老年人的睡眠质量。

6. 疾病的困扰:疾病可直接影响到老年人的睡眠质量,如肌肉关节疼痛等。疾病的困扰还会导致睡眠的紊乱。

7. 情绪改变:过于紧张、焦虑、大喜、大悲都会影响睡眠的质量。

8. 皮肤瘙痒:自身身体状况导致或受外界刺激引起的皮肤瘙痒,令老年人难以入睡。

9. 夜间尿频:由于老年人的生理原因,导致夜间尿频,从而影响睡眠。

10. 不当的饮食习惯:饮酒过量,睡前饮咖啡或浓茶等都会影响睡眠。

### 四、睡眠质量的评估

1. 老年人心理有压力会直接影响睡眠,照护者应该仔细观察。如发现老年人有心理纠结及不愉快的事情时,要及时为老年人疏通,耐心倾听老年人诉说,给予安慰,使其心理压力得以缓解。

2. 鼓励老年人多参加体育锻炼,运动可缓解白天所累积的紧张并使得身心放松而增进睡眠。

3. 促进老年人身体舒适,以利诱导睡眠,睡前做好个人卫生清洁,尽量排空大小便,帮助不能自理老年人清洗会阴部和臀部。

4. 督促老年人调节好自己的生物钟,养成良好的睡眠习惯,尽量做到有规律的起居生活,养成每日按时睡觉、起床的习惯,睡前可用热水泡脚。睡眠状态良好,会让老年人次日醒后,感觉精力充沛。不佳的睡眠,醒后会让老年人感觉精神疲惫。

5. 安排安静、舒适的睡眠环境,光线不宜过强,睡眠时拉上窗帘,遮挡窗外光线刺激,关暗房间的照明灯。

6. 铺好被褥,枕头高度要适宜,根据冷暖增减或换置被褥。冬季老年人需要使用暖水袋,可将暖水袋先放入被内,待老年人入睡时取出,以免烫伤老年人皮肤。

7. 鼓励老年人多选择右侧卧位,可以使全身处于放松状态,切不可蒙头大睡,不利于氧气的交换,并会吸进很多的二氧化碳和废气。

8. 当老年人睡眠休息时,照护者应做到走路轻、操作轻、关门轻、说话轻,以保持周围环境的安静。

**五、失眠及其原因**

**(一)失眠的概念**

失眠症是最常见的睡眠障碍,指无法入睡或无法保持睡眠状态,导致睡眠不足。

失眠症常表现为:入睡困难、早醒、有疲劳感、头痛、不安、全身不适、头昏眼花、头痛耳鸣、心悸气短、无精打采、注意力不集中、反应迟缓、工作效率下降等。

最大影响是精神方面,严重者会导致精神分裂和抑郁症、焦虑症、植物神经功能紊乱等功能性疾病,以及引发各个系统的疾病,如心血管系统、消化系统等等。

### (二)失眠的原因

1. 心理、精神因素造成的失眠

焦虑、烦躁不安、情绪低落、心情不愉快等,都是引起失眠的重要原因。

2. 环境因素造成的失眠

居住环境的改变,如乘坐火车、长途汽车、轮船、飞机或家庭搬迁等,使睡眠环境发生改变而引起失眠。

3. 身体疾病造成的失眠

脑血管疾病、心功能不全、哮喘、神经衰弱、关节炎、肠胃病、睡眠呼吸暂停综合征等。

4. 服用药物及其他所致的失眠

服用中枢兴奋药物可导致失眠,如减肥药苯丙胺等。

茶、咖啡、可乐类饮料等含有中枢神经兴奋剂——咖啡碱,睡前饮用可引起失眠。

酒精干扰人的睡眠结构,会使睡眠变浅。

### (三)失眠的形式

1. 睡眠潜伏期延长:入睡时间超过30分钟。

2. 睡眠维持障碍:夜间觉醒次数大于2次或凌晨早醒。

3. 睡眠质量下降:睡眠浅、多梦。

4. 总睡眠时间缩短:通常少于5~6小时。

5. 日间残留效应:次日早晨感到头昏、精神不振、嗜睡、乏力等。

### (四)失眠的分类

根据病程,可分为

1. 急性失眠:病程小于4周。

2. 亚急性失眠:病程大于4周,小于6个月。

3. 慢性失眠:病程大于6个月。

根据病程,亦可分为:

1. 原发性失眠:慢性综合失眠。

2. 继发性失眠:精神紧张,身体障碍诱发失眠。

### 六、失眠的评估

(一)详细询问病史,给予老年人心理指导,改变不良的生活习惯,消除环境影响。了解老年人的睡眠质量及睡眠障碍的类型及诱发因素,并了解其睡眠环境,近期发生的生活事件等。

(二)老年人在衰老过程中会出现生理性的睡眠改变,不要误以为是失眠,也不要自己乱服各种安眠药。

(三)老年人失眠中有80%是心理因素造成的,20%受身体因素影响,如疼痛、咳嗽、尿频等因素所致。

(四)老年人在夜间如果能够安静入睡6小时以上,可以逐渐停服安眠药。

(五)了解老年人的生活习惯,做好评估。

1. 饮酒史、服药史、既往的健康状况。
2. 疾病史,包括症状、治疗情况等。

### 七、失眠老年人的照护须知

(一)失眠老年人的照护内容

1. 健康教育:向老年人宣教失眠的原因、性质,介绍睡眠的卫生常识等,让老年人明白随着年龄的增长会有些生理上的改变,精神不要过于紧张,如偶尔一个晚上睡不着或睡醒后再次入睡慢些,并不表示睡眠不佳,日间短暂瞌睡也不会影响夜间睡眠。因疾病致失眠者,治疗原发疾病尤为重要。

2. 心理支持性护理:安慰失眠老年人,稳定情绪、消除顾虑,鼓励老年人多与家人、朋友交流。

3. 体育锻炼:坚持锻炼身体,听轻音乐,积极参加力所能及的社会活动,有利于改善睡眠质量。

4. 改善人际关系:有些老年人失眠是因为与家人关系紧张,如:父子间、夫妻间、婆媳间等,应尽量找出源头,缓和关系。

5. 行为疗法:采取一切有效措施,减少因身体不适而难以入睡的状况,如疼痛时酌情给予镇痛剂等。

6. 养成良好的睡眠习惯：有规律地生活，睡前刷牙、洗脸、泡脚等。设置良好的睡眠环境，尽量避免更换老年人的睡眠环境。睡前避免饮浓茶、咖啡或服用氨茶碱、麻黄素等兴奋中枢神经类药物等。

7. 做好药物治疗的护理：如老年人因失眠而需要服用某种镇静或催眠类药物，需在医生指导下服用。服药周期不宜过长，否则可能会出现药物的不良反应。

(二)正确的睡姿和不正确的睡姿

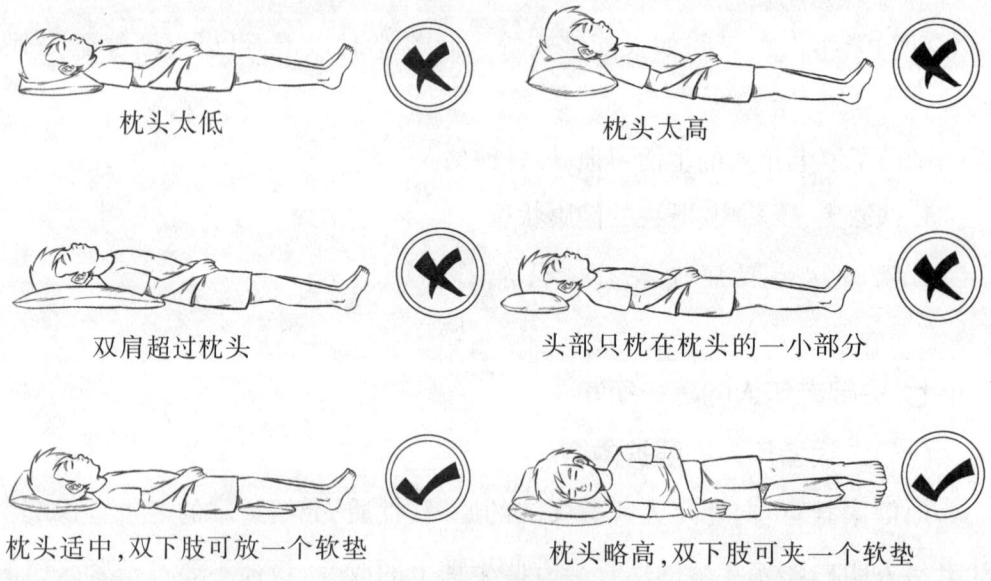

图 7-18　睡姿

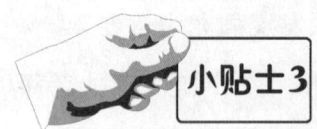

**患不同疾病的老年人应有的正确睡姿**

1. 脑血栓——老年人宜取仰卧位睡姿。侧卧位、枕头高低不适、手臂枕在头下，会使动脉血管受到扭曲、挤压，使原本已硬化且管腔变狭窄的颈动脉血流流速减慢，在动脉内膜损伤处逐渐聚集，最终易形成血栓。

2. 肺气肿——老年人宜取仰卧位睡姿。且抬高头部，同时双手向上微伸，以保持呼吸通畅。

3. 哮喘病——老年人宜取半坐位或高枕卧位睡姿。这种体位可使肺充血减轻，能减轻呼吸困难症状。

4. 胸腔积液——老年人宜取患侧卧位睡姿。这种体位不妨碍健侧肺的呼吸与换气功能。

5. 高血压——老年人宜取半卧位/侧卧位/仰卧位睡姿。选用15厘米高的长方形宽大枕头，把头和肩部都枕上，枕头过低会使脑部血流量增加，过高会感到不适。

6. 心脏病——老年人宜取右侧卧位睡姿。心脏代偿功能尚好者可取右侧卧位睡姿，减轻躯体及血流对心脏的压迫，若已出现心衰，可采用半卧位，以减轻呼吸困难，切忌左侧卧或俯卧。

7. 心绞痛——老年人宜取高枕卧位睡姿。夜间频发心绞痛的老年人取上身高、下身低、倾斜度为10°~15°的倾斜床，或将床头垫高，使床头比床脚高15~20厘米。这样可使下腔静脉回流的血液量减少，从而不仅避免或减少了心绞痛的发作，有利于心脏休息，而且克服了服药带来的头痛、头昏等副作用。

8. 胃病——老年人宜取右侧卧位睡姿。因为胃大弯以及胃通向十二指肠，小肠通向大肠的出口都在左侧，右侧卧不会压迫这些器官，有利于消化道内食物由上到下顺畅运行。

9. 胆结石——老年人宜取平卧位或右侧卧位睡姿。右侧卧位可增加肝脏血液供应，同时减轻肺和胆对心脏的压迫。不宜取左侧卧位，因为胆囊位于上腹部，当人体向左侧卧时，胆囊口朝下方，结石在重力的作用下容易从胆囊落入胆囊颈部而发生嵌顿，引起胆绞痛。

10. 颈椎病——老年人宜取仰卧位睡姿。最好睡硬板床，保持平躺姿势，枕头以7~10厘米高为宜。

11. 腰背痛——老年人宜取侧卧位睡姿。这样能使肌肉完全松弛，避免肌肉牵拉紧张，刺激或压迫神经，引起或加重腰背痛。

12. 下肢水肿——老年人宜取头低足高位睡姿。睡眠时可把双下肢抬高，以利于血液循环，减轻水肿。

# 第五节　失能老人长期照护实务——扶抱转移技巧

## 一、人体基本方位图解

右侧：人体的右侧身体面

左侧：人体的左侧身体面

外侧：身体的外侧面

内侧：身体的内侧面

上端：身体的上半部分(靠近头部)

下端：身体的下半部分(靠近足部)

胸部：身体的前部分

腹部：分上腹部、下腹部(以肚脐分上下)

背侧：身体的背面,也就是脊柱侧

近端：肢体接近躯干端

远端：肢体远离躯干端

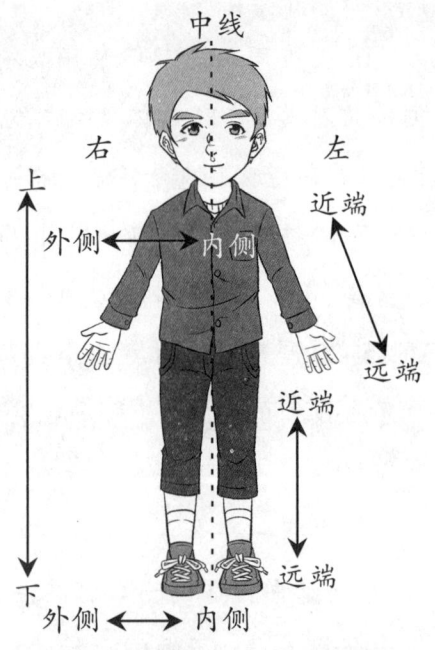

图 7-19　人体方位图

## 二、人体的不同体位

### (一)仰卧位

1. 仰卧。

2. 两手臂分别放在身体的两侧。

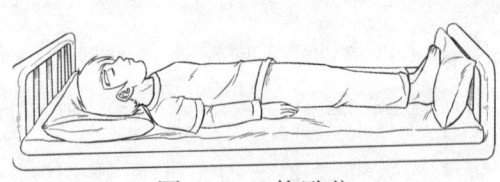

图 7-20　仰卧位

3. 双下肢伸直。

4. 头偏向一侧(以防呕吐物流入气管而引起窒息和吸入性肺炎)。

5. 去枕仰卧适用于昏迷老年人、全身麻醉清醒前的老年人、椎管内麻醉或脊髓腔穿刺后的老年人。

### (二)侧卧位

1. 侧卧。

2. 两臂屈肘,一手放在枕旁,一手放在胸前。

3. 下腿稍伸直,上腿弯曲。

4. 用枕头将老年人背部垫好,并于两膝之间夹垫一软枕或海绵垫。

5. 常用于肛门检查、灌肠、臀肌肉注射。

6. 侧卧位与仰卧位交替使用,便于擦洗与按摩受压部位,以防褥疮发生,可用于昏迷老年人。

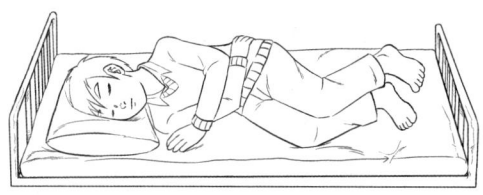

图 7-21　侧卧位

### (三)俯卧位

1. 俯卧。

2. 两臂屈曲放在头的两侧。

3. 胸下、髋部和踝部各垫一软枕。

4. 头偏向一侧。

5. 使体位舒适又不影响呼吸道的通畅。

6. 俯卧位适用于腰背部检查和因腰、背、臀部有伤口而不能平仰卧或侧卧的老年人。

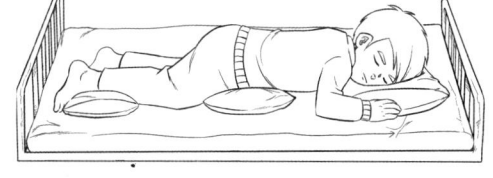

图 7-22　俯卧位

### (四)半坐卧位(30°~45°)

1. 摇床头支架成 30°~45°。

2. 为防止身体下滑,床尾可置一软枕,以免老年人足底触及床档。

3. 常用于哮喘、呼吸困难,腹腔、盆腔手术后或患腹膜炎的老年人。

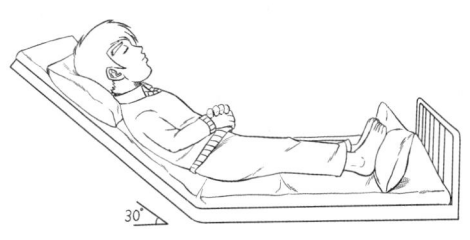

图 7-23　半坐半卧位

## (五)端坐位(90°)

1. 端坐在床上。

2. 身体稍向前倾斜。

3. 身前放一跨床小桌。

4. 用床头支架将床头抬高。

5. 使老人背部也能向后依靠。

6. 膝部稍抬高以防身体下滑。

7. 适用于呼吸极度困难的老年人,如哮喘发作、急性肺水肿。

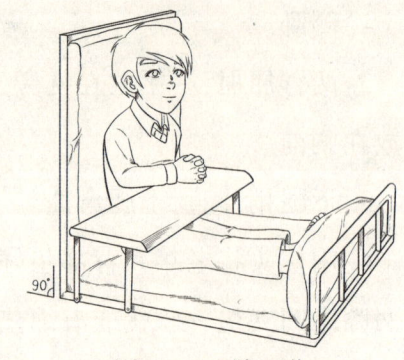

图 7-24 端坐位

## (六)屈膝仰卧位

1. 仰卧位。

2. 两腿弯曲稍向外分开。

3. 适用于腹部检查、使用便器和晨晚间护理洗脚时。

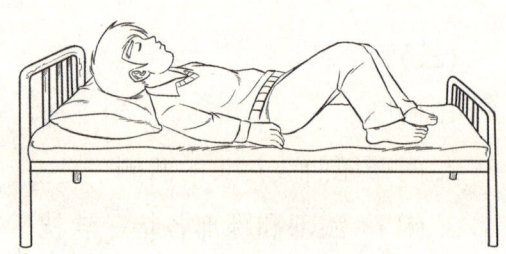

图 7-25 屈膝仰卧位

## (七)头低足高位

1. 仰卧。

2. 将枕头横放在床头,以防头部磕碰床档。

3. 床尾用支撑物垫高 15~30 厘米。

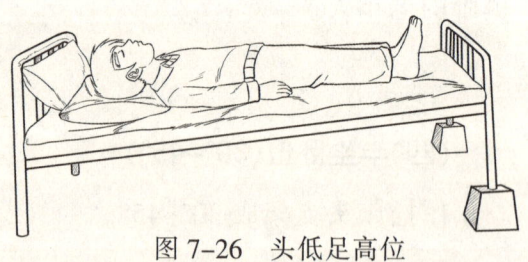

图 7-26 头低足高位

4. 用于肺部分泌物引流使痰易于排出。

## (八)头高足低位

1. 仰卧。

2. 将枕头横立于床尾以防足部

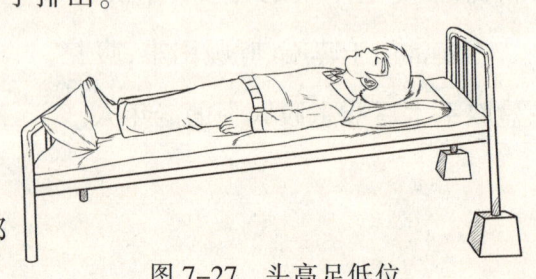

图 7-27 头高足低位

触及床档。

3. 床头用支撑物垫高 15~30 厘米。

4. 适用于脑水肿、开颅手术后、颈椎骨折需要进行颅骨牵引的老年人。

### (九)膝胸卧位

1. 跪卧。

2. 两小腿平放在床上稍分开。

3. 大腿和床面垂直。

4. 臀部抬高。

5. 胸贴床面。

6. 用于肛门、直肠、乙状结肠镜检查等。

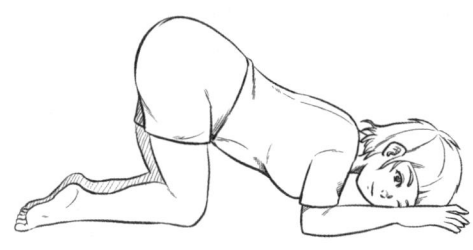

图 7-28　膝胸卧位

### (十)截石位

1. 仰卧。

2. 两腿分开放于支腿架上。

3. 臀部齐床边。

4. 两手放在胸部或两侧。

5. 用于会阴和肛门部位的检查、治疗、手术及清洁等。

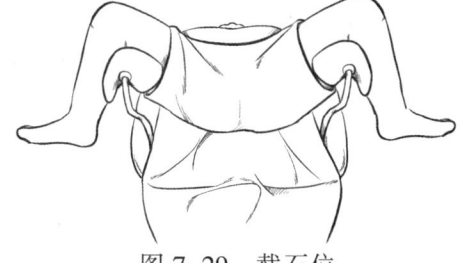

图 7-29　截石位

## 三、对失能老人照护实务——扶抱转移

### (一)扶抱转移前准备工作

1. 根据评估资料进行准备。

2. 若需要使用辅助器具,先做好安全检查并摆放于合适位置。

3. 向老年人解释操作过程及合作方法,给予其足够的信心。

4. 帮老年人整理好衣衫,以防中途滑脱发生危险。

5. 将轮椅摆放于合适的位置,尽量缩短转移的距离。

6. 轮椅必须先锁上刹闸,确定不会滑动。

7. 保持室内光线充足,移走障碍物。

## (二)扶抱转移评估

表 7-12 扶抱转移评估

| 评估项目 | 内　　容 |
|---|---|
| 环　境 | ・活动空间　　　・扶手、电梯<br>・室内光线　　　・地面是否凹凸不平、滑,有无水渍<br>・通道是否有杂物堆放<br>・视线有否被障碍物所阻挡 |
| 老年人 | ・老年人的体型、体重<br>・老年人能否合作<br>・在转移操作过程中老年人会否发生突然挣扎引起不良后果<br>・老年人有否偏瘫及其自理程度<br>・老年人对于扶抱及被转移的理解 |
| 照护者 | ・照护者与老年人相比的高度、体重<br>・照护者一人是否可以独立实施操作程序<br>・需要协助的人数<br>・如何组织多人合作扶抱<br>・照护者的经验是否充足及扶抱技术是否熟练 |
| 扶抱或转移 | ・转移的位置<br>・转移的距离<br>・支持负荷的时间<br>・上下楼梯、出入通道、出入浴缸、由床向轮椅的转移<br>・整体工作风险 |

续上表

| 评估项目 | 内　容 |
|---|---|
| 衣　着 | ·老年人裤子有无松脱,是否过长,在转移时是否会构成危险<br>·照护者衣着是否方便,从事扶抱工作时有否穿防滑鞋 |
| 辅助器具 | ·是否需要使用合适的辅助器具<br>·器具是否安全,操作是否正常 |

**(三)扶抱转移流程**

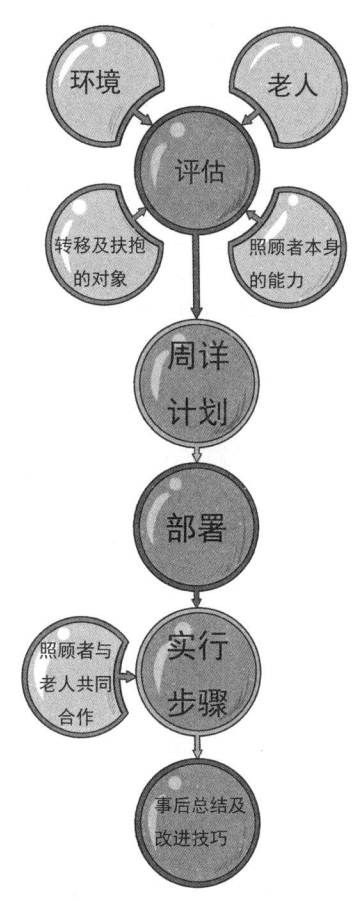

图 7-30　扶抱转移流程

**(四)扶抱转移原则**

1. 在整个过程中,应对老年人做充分的解释,鼓励老年人尽量配合。

2. 扶抱转移时首先要考虑老年人的安全。

3. 事前评估风险的大小及准备工作尤为重要。

4. 旋转的角度越小越好,距离越近越安全。

### (五)注意事项

1. 尽量缩短转移距离,扶抱时,要将老年人靠近自己的身体。

2. 转移老年人时,照护者的身体要保持稳定,避免有滑动的危险。

3. 照护者要保持正确姿势,尽量腰背挺直,用大腿的力量以减少腰部负荷。

4. 避免突然转身,若要转身,应从脚部开始,全身一起挪动来转动身体。

5. 照护者操作时可借助适当的支撑点,或用膝部贴着老年人的膝盖借力。

6. 照护者和扶抱对象高度应尽量接近,扶抱老年人的关节部位以助发力,保持身体重心平衡。

7. 切忌用力拉、拽老年人的四肢,以防脱臼,防止跌倒。

## 四、正确的抓握方法

### (一)扣手腕法

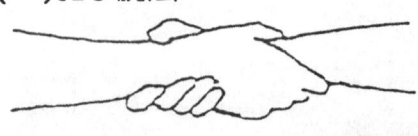

图 7-31　扣手腕法

### (二)扣手指法

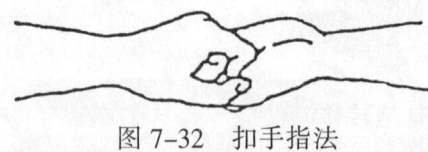

图 7-32　扣手指法

### (三)肩胛抱法

1. 照护者面对老年人。
2. 照护者的双手穿过老年人的腋窝。
3. 照护者的双手抱住老年人双侧的肩胛部位。

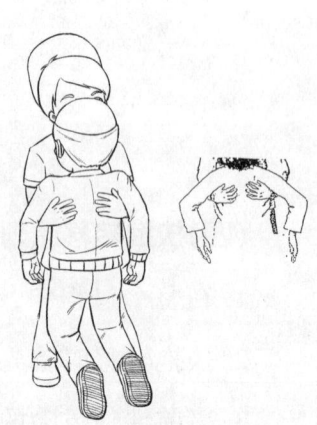

图 7-33　肩胛抱法

## (四)穿臂握手法

1. 照护者站在老年人的身后。

2. 照护者的双手穿过老年人的腋窝。

3. 照护者双手抓握住老年人双上肢的前臂端。

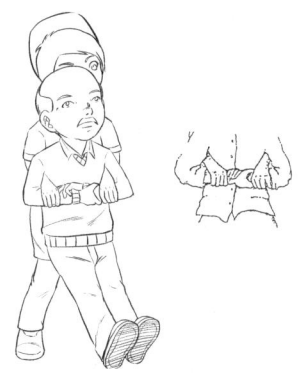

图 7-34　穿臂握手法

## 五、协助老年人移动的方法

### (一)单人徒手给卧床老年人翻身

**1. 方法一**

(1)将老年人两手放于腹部,两腿屈膝。

(2)照护者的一只手臂伸入老年人腰部,另一只手臂伸入其背部。

(3)抬起老年人头肩部并转向对侧。

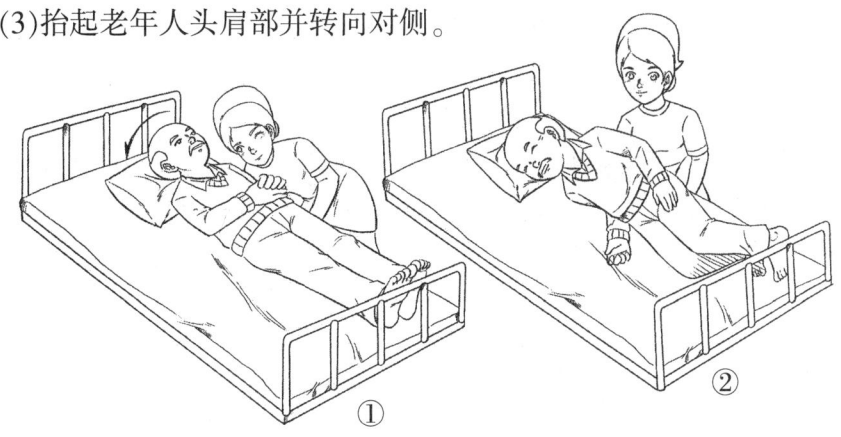

图 7-35　给老人翻身

**2. 方法二**

(1)照护者单膝跪在床上,将老年人双腿屈曲。

(2)照护者的一只手托扶老年人腰骶部,另一只手托扶老年人的肩部。

(3)将老年人转向侧卧位。

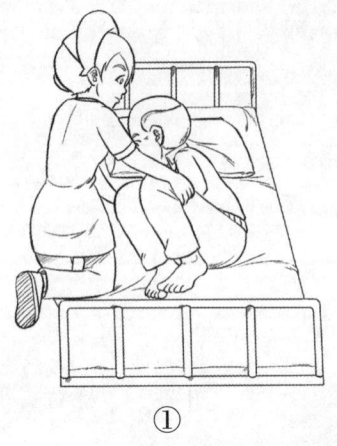
①

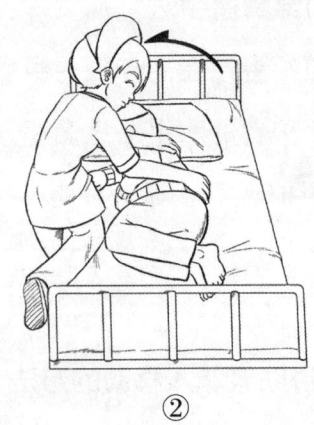
②

图 7-36　给老人翻身

## (二)单人徒手移动卧床老年人至床头

1. 照护者单膝跪在老年人的身后。

2. 照护者用穿臂握抓法,扶老年人坐起。

3. 照护者同时伸直膝部并髋关节发力。

4. 将老年人移向床头。

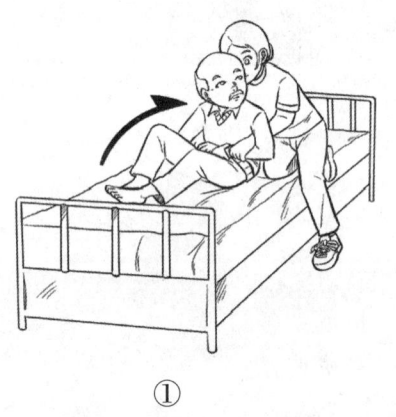
①

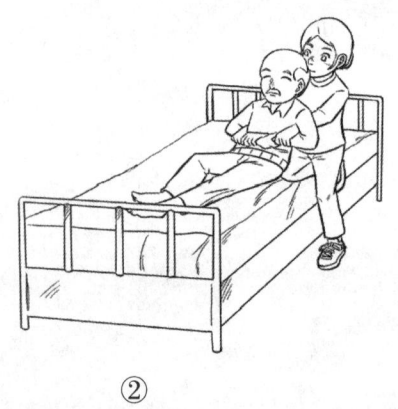
②

图 7-37　移动老人至床头

## (三)单人徒手移动卧床老年人至床边

1. 照护者前后脚微曲站立,前膝紧靠床边。

2. 照护者利用横单将老年人拉近床边。

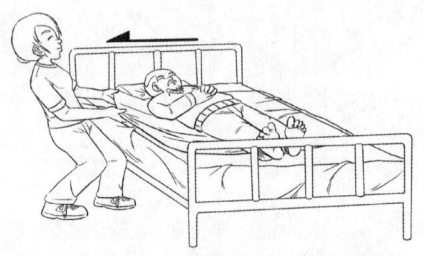

图 7-38　利用横单移动老人

## (四)单人徒手床上转移

1. 照护者先移动老年人的双下肢至床边,再移动老年人的肩部和头部,最后移动腰部。
2. 照护者的双手掌朝上放在老年人的腰部及臀部。
3. 利用本身的重心将老年人移向床边。

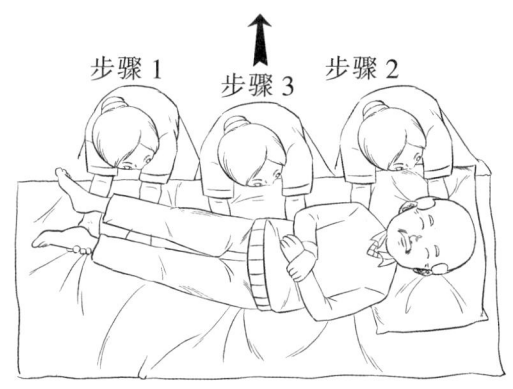

图 7-39 单人徒手床上转移

## (五)单人徒手将老人由仰卧至坐起

此方法可帮助老年人完全被动地从仰卧位到坐起。而对肢体有力的老年人,可在这个过程中给予辅助及鼓励依此步骤自己完成。

1. 步骤一
(1)照护者单膝跪在床上。
(2)将老年人的双膝屈曲。

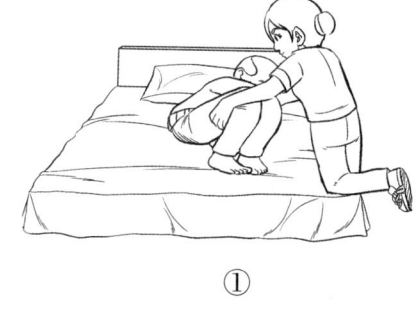

①

2. 步骤二
(1)照护者的手放在老年人的肩部及臀部。
(2)移动老年人侧转身,使老年人面向照护者。

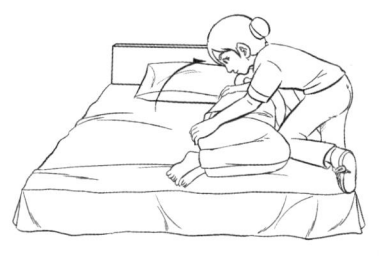

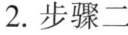

**3. 步骤三**

照护者将老年人的双脚垂放至床边。

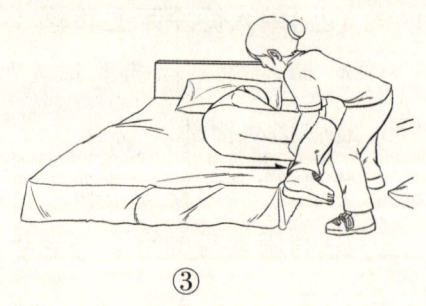

③

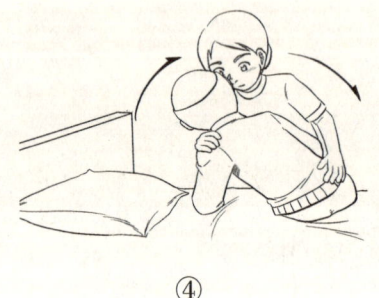

**4. 步骤四**

照护者用一只手托起老年人的肩部，另一只手扶住老年人的臀部。

④

**5. 步骤五**

照护者用手扶住老年人的肩部以助其平衡。

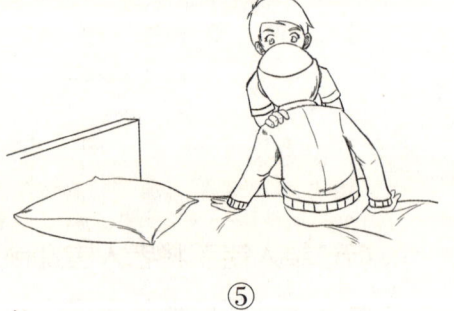

⑤

图 7-40　由仰卧至坐起

### (六)借助绳子坐起

1. 将绳子拴在床的适当位置，双手放在适当的位置。

2. 应以适当的力度拉扯，避免力气过大。

3. 为了老年人双脚能用上力，在脚底垫物件。

4. 感到疲倦或有不适时应立即停止。

5. 定期检查拉绳，用后放回原处。

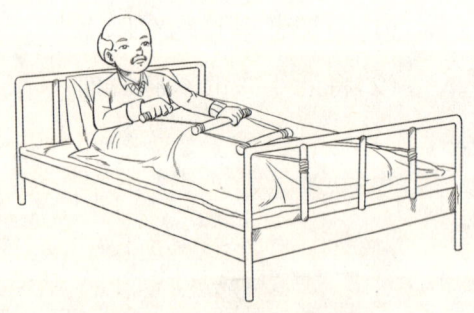

图 7-41　借助绳子坐起

## (七)单人徒手由轮椅至床的转移

1. 步骤一

(1)轮椅靠床边成45°或90°角。

(2)锁住刹闸,扶起脚踏板。

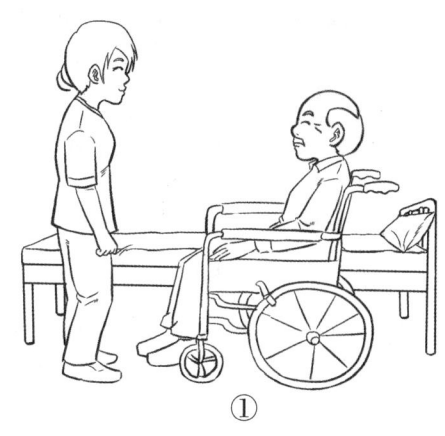
①

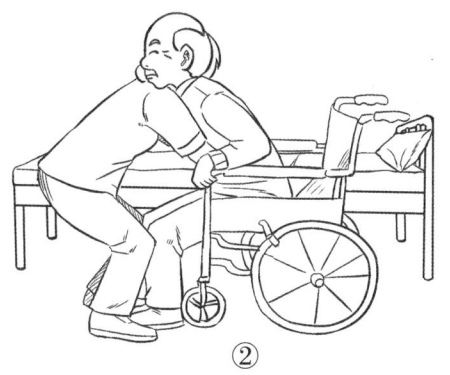
②

2. 步骤二

(1)协助老年人身体尽量前倾。

(2)照护者弯腰,用肩膀承托老人的头部,将老年人的臀部向前移动。

3. 步骤三

照护者与老年人的双膝紧靠,照护者用肩胛抱法。

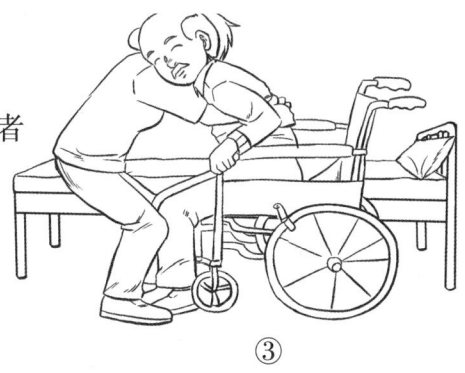
③

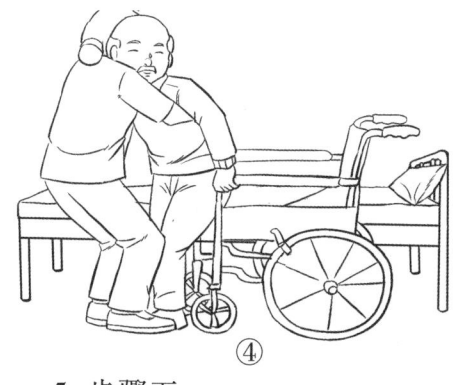
④

4. 步骤四

照护者利用身体后倾,借力将老年人拉起。

5. 步骤五

(1)照护者向床边移动脚步。

(2)将老年人转身移至床边,安顿坐下。

(3)给老年人选择舒适的体位。

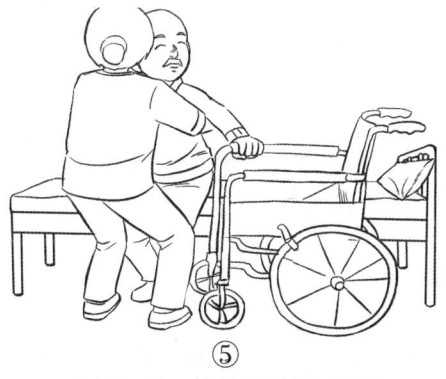
⑤

图 7-42 轮椅至床的转移

## (八)单人协助由轮椅至坐厕的转移

1. 步骤一

(1)轮椅与厕所坐便器形成直角。

(2)锁住刹闸,扶起脚踏板。

(3)老人可用手按住轮椅扶手借力站起。

(4)照护者以肩胛抱法扶起老年人。

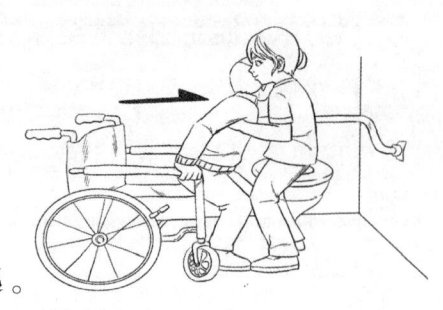

2. 步骤二

(1)照护者与老年人同时向坐便器移动脚步。

(2)老人抓住厕所扶手,转身、坐下。

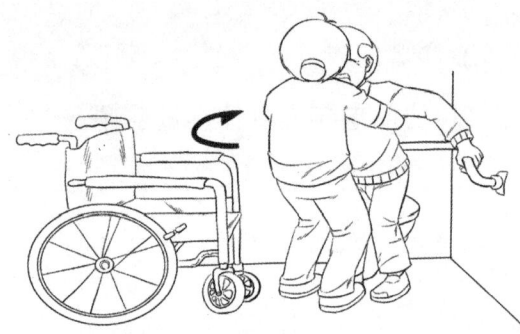

图 7-43 轮椅至坐厕的转移

## (九)双人协助将老年人移向床头

适用于不能活动的老年人。

1. 步骤一

(1)照护者两人各站在床的一侧。面向老年人。

(2)照护者两人用互扣手指法或扣手腕法承托住老年人的大腿。

2. 步骤二

照护者两人的另一只手按住床,做支撑点将老年人后移。

3. 步骤三

照护者将老年人的腋窝承托在自己肩上。照护者用手托住老年人的肩部和臀部。

4. 步骤四

两人同时协调地将老年人抬起,移向床头。

① ② ③ ④

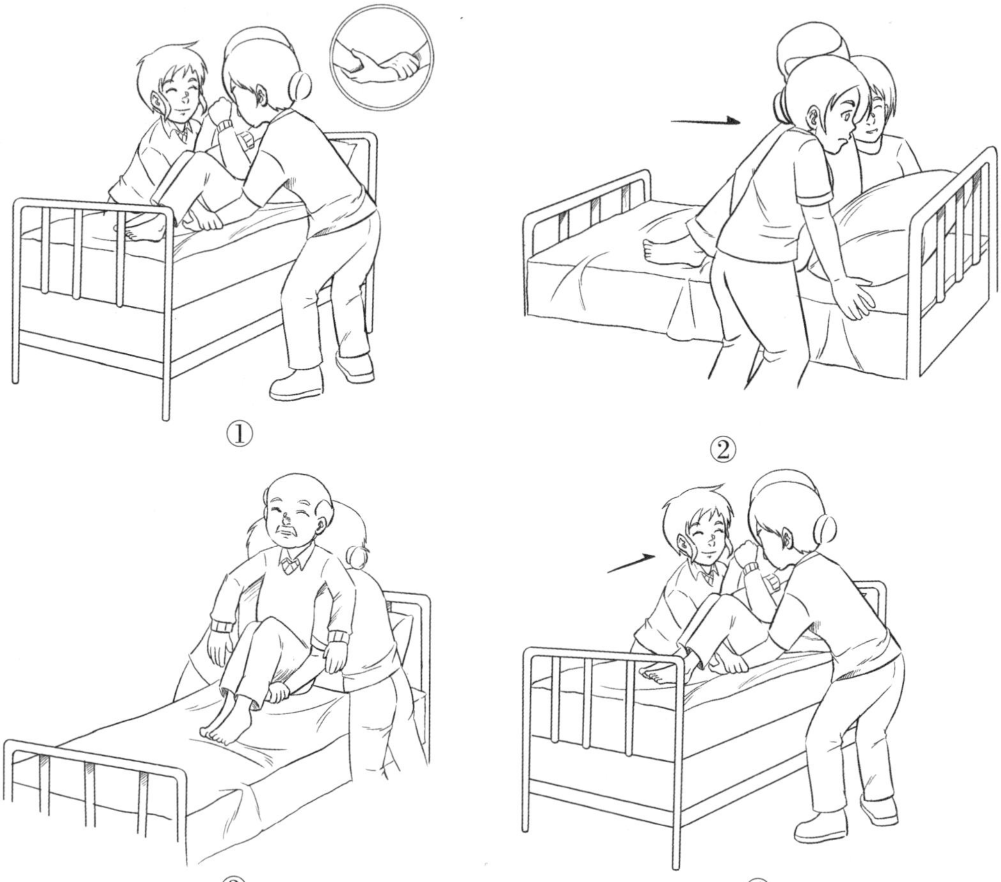

图 7-44　双人协助移动老人

### (十)双人协助老人由轮椅至床的转移

①

1. 步骤一

(1)轮椅与床应形成一个窄角。

(2)锁住刹闸,扶起脚踏板。

(3)两名照护者分别站在老年人身体的前与后。

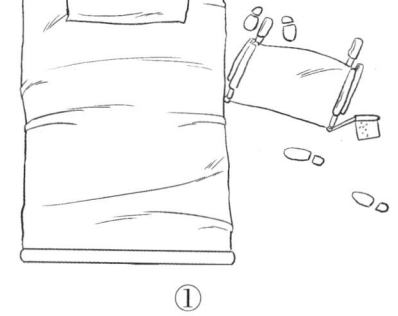

2. 步骤二

(1)站在老年人后面的照护者用穿臂握手法抱住老年人的上部身体。

(2)站在老年人前面的照护者承托老年人的双下肢,并尽量蹲下,保持腰背部挺直。

## 3. 步骤三

两名照护者同时协调地将老年人抬起,略为转身,移动脚步,将老年人由轮椅转向床上。

**注意:照护者不可过分扭腰。**

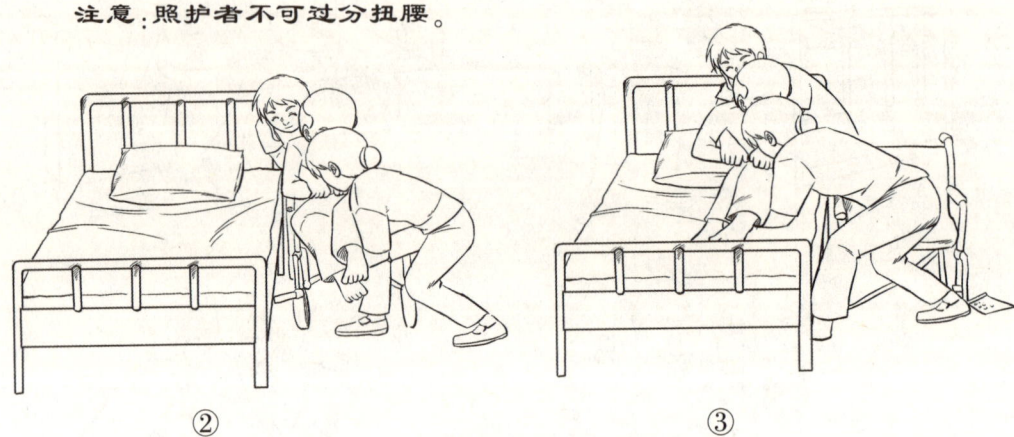

图7-45 双人协助由轮椅至床的转移

### (十一)轮椅移动的注意事项

1. 照护者应该将轮椅与床形成一个窄角,否则照护者操作时既费力又容易伤害自己。

2. 从轮椅过渡到床时,轮椅不应正对床摆放,不应是180°角。

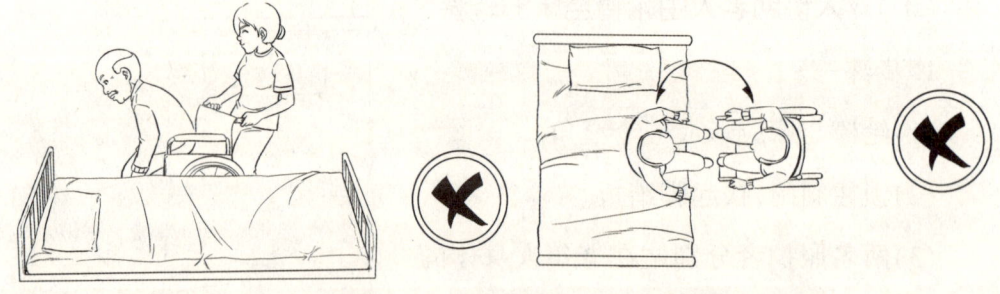

图7-46 轮椅移动方法

### (十二)使用轮椅的安全隐患

中风老年人患侧肢体因失去功能,容易卡在脚板下面,易被绊倒。

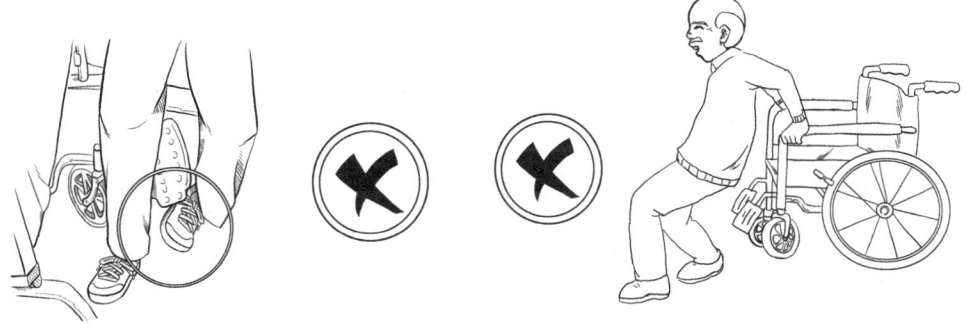

图 7-47　使用轮椅的安全隐患

**(十三)协助老年人在轮椅上坐正姿势**

1. 锁住刹闸。

2. 照护者略屈膝,双脚前后呈站立姿势,站在老年人轮椅后面。

3. 照护者双手用穿臂握法,环抱住老年人。

4. 照护者双脚发力,重心向后移动,将老年人扶起靠近椅背。

5. 需要时重复以上步骤,直至老年人坐稳为止。

# 第六节　失能老人长期照护实务——安全器具使用

## 一、约束物品的使用

### (一)目的

约束物品的使用,是在老年人大脑受到刺激后,出现不正常的举动,危害自身或他人利益,且经努力控制无效时,不得不采用的一种方法,但并非是一种惯性的选择。不当的约束物品的使用,会束缚老年人机体功能的运动,使思想意识尚存的老年人感到受侵害。因此在日常护理中应尽量避免过早或不适时机地使用约束物品。对于意识清楚但体弱、活动不便、易跌倒的老人,要积极配合家属针对原发病进行治疗,协助老年人进行功能恢复锻炼,利用辅助器材,如助行器等,使其能自主活动。对有攻击性、伤害性行为的老年人要在精神上多给以心理护理,在语言行为上加以引导,不得采用怒斥等方法。同时,必须积极地督促家属带老人尽早去医院精神科诊治,按时、按量、按医嘱服药。在服药过程中老年人出现的异常变化要及时通知医生。在治疗过程中确需使用约束物品时,按医嘱进行,尽量采取阶段性、部分性限制,既确保老年人或其他老年人的利益不受到伤害,又能使老年人的肢体功能保持正常。

### (二)法律上的责任

1. 先对老年人进行评估,根据评估内容填写使用约束物品评估记录表,经医生同意方可使用。

2. 须征询老年人及其监护人的同意,双方签订使用约束物品同意书。

3. 在使用期间要认真填写使用约束物品观察表,不可滥用及作无谓的约束。

4. 评估记录表、操作检查者要有签名。须经院方的负责人同意,并签署意见。

### (三)使用安全衣物(约束衣物)的准则

1. 须向使用者及其家人解释使用的原因,切不可滥用。

2. 须满足被约束老年人的身体基本需要,在使用阶段,避免让老年人受伤。

3. 约束时间应该尽量减少,定时检查,以确定是否需要继续使用。

4. 老年人穿戴必须安全、舒适,确保安全衣物尺码适合并无损坏。

5. 使用安全衣物时,须有工作人员在场。

6. 确保在火警或其他紧急情况下能迅速解除安全衣物。

### (四)安全保护物品使用指引

1. 约束物品是指任何用来限制或控制老年人活动的物品,包括:安全背心、布质安全带、座位安全带、手部/足部约束带、约束手套、有护垫束手腕带、安全防滑裤带、丁字带、轮椅或老年人座椅的防滑带等。

2. 安全保护物品是指利用约束物品达到更加安全的目的。

3. 使用约束物品时必须遵照评估与已定的标准及程序。

4. 必须尽量在别无他法的情况下才可使用约束物品。防止滥用约束物品。

5. 使用约束衣:保障老年人安全,防止老年人伤害自己或其他人,防止老年人跌倒,维持治疗,防止老年人自己拔出尿袋、导尿管、吸氧管、胃管,撕毁尿片或衣物等。

(五)使用前的评估

1. 由医护人员给老年人进行使用前的评估。应根据评估,商讨加强使用物品后的照顾。

2. 评估范围包括病历、生理、心理、社交及环境等,以了解老年人是否真正有需求。

3. 评估受用者是否符合使用约束物品的标准,约束行为是在尝试其他方法无效后才可使用的,不应视为惯性做法。

4. 向受用者或监护人解释清楚使用的原因,如有认知障碍,出现自残、伤人、跌倒危险、暴力及攻击性行为,为维持其正常生活,方可选择使用。

5. 定时再评估,如情况许可或已改变,不再需要使用时,应及早解除物品后使用,并记录解除时间。

(六)准备工作

1. 经过认真评估,决定是否有使用约束物品的必要,必须取得医生及监护人同意。

2. 根据老年人的清醒程度,选用合适的约束物品。

3. 应以最少约束物品的使用,提供最大的安全为原则。

4. 向老年人说明使用约束物品的种类及施行过程,以取得其合作。

5. 选择合适的约束物品(约束衣/安全背心、手部/足部约束带、约束手套等)。

6. 应妥善使用及扣好物品,确保老年人的安全及舒适,并能转换姿势,避免老年人意外受伤。

7. 将床旁布帘拉上或围上屏风,以保障老年人的尊严及隐私。

### (七)约束物品的使用

1. 约束衣、安全背心、布质安全带

将约束衣布带交叠穿入约束衣背后的穿带孔,并交叉成十字状,置于老年人胸前,将布带固定在座椅、轮椅或床架之上。

2. 手部、足部约束带

将棉布、绷带用双套结法套在老年人手腕或足踝棉垫上。

3. 约束手套

老年人双手各握一毛巾卷,戴上无指的约束手套,并把布带固定于床架上。

4. 丁字带

将丁字带套入老年人髋部,固定在座椅上或轮椅上,防止滑落到地上。

### (八)使用时的注意事项

1. 松弛度,以能伸入 1~2 个手指为准,避免太紧而影响血液循环。

2. 每 2 小时放松或解开约束物品为老年人翻身或转换坐姿,避免压疮。

3. 至少每 15 分钟观察一次被约束者肢体的血液循环,即颜色、温度、活动、感觉,如发觉肢体苍白、冰冷,有针刺、蚁咬感时,应立即停止安全物品的使用。

4. 记录使用者姓名、原因、目的、时间、安全物品的种类、照护者姓名。

5. 手腕及足踝部等骨突处,应用棉垫或毛巾卷等加以保护,避免损伤皮肤。

6. 应保持正常呼吸和血液循环。

7. 确保老年人能转换姿势。

8. 使用安全保护物品或设施时,应尊重和保护老年人,避免粗暴行为。

9. 为正确使用安全保护物品,减少不良反应和伤害,应定时检查和记录使用的情况。

10. 老年人使用约束物品期间应尽可能在照护视线范围内,以便于照护者观察老人的行为反应,随时检查使用物品是否移位,姿势是否正确及舒适。

11. 在使用时出现不良反应或发现异常情况时,如肢体血液循环欠佳、皮肤破损、呼吸困难、活动能力减弱、大小便失禁等,必须立即解除物品的使用并做好记录,及时报告医生。

### (九)使用后的处理

1. 记录使用约束物的开始和解除时间、种类等。

2. 密切观察老年人被约束肢体的血液循环是否受阻,例如:触摸被约束肢体各部位的冷暖程度,有无感觉异常,皮肤的颜色是否苍白,是否有瘀青、肿胀等。

3. 呼吸是否畅顺,意识清醒程度如何。

4. 维持适量水分摄取和适时如厕等。

5. 注意观察老年人在使用后的情绪及心理反应,有无表现出抗拒或情绪低落等。

6. 如有任何异常情况,立即报告医生。

## 二、安全保护用品应用图解

### (一)宽约束带使用技巧

1. 常用于固定手腕及踝部。

2. 先用棉垫包裹手腕和踝部,松紧度适宜。

3. 再用宽绷带打成双套,结套在棉垫外。

4. 稍拉紧,以不影响血液循环且不脱出为宜。

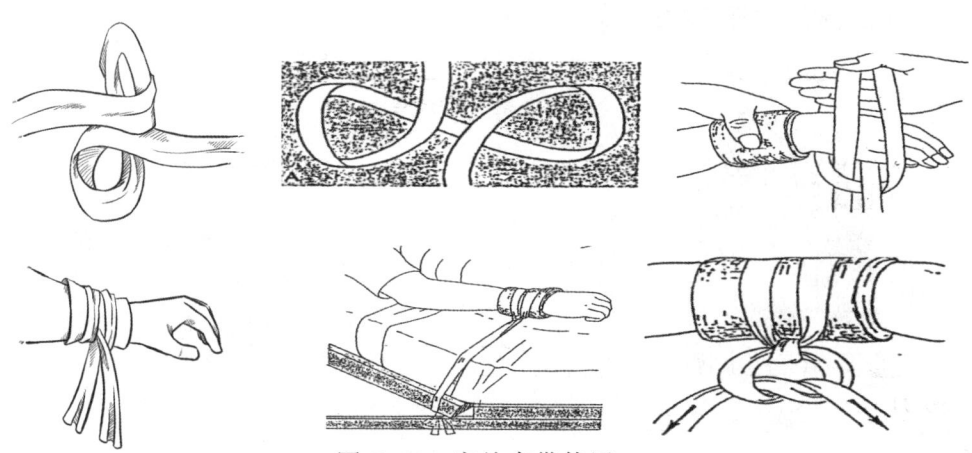

图 7-48　宽约束带使用

## (二)肩部约束带使用技巧

1. 常用于固定肩部。

2. 腋窝衬棉垫宽8厘米,长120厘米。

3. 两袖筒上的系带在胸前打结固定。

4. 将两条长带系于床头。

5. 用另一个软枕横立于床头,保护老年人的头部。

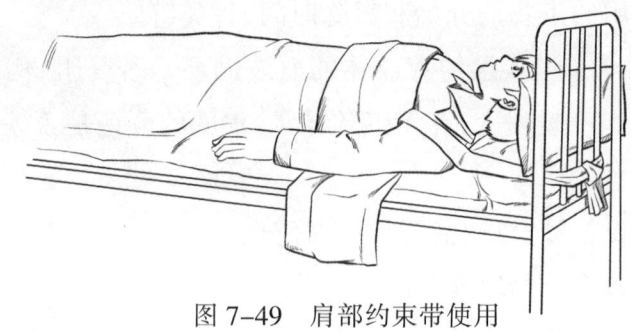

图 7-49　肩部约束带使用

## (三)膝部约束带使用技巧

1. 常用于固定膝部,限制下肢活动。

2. 膝部约束带宽10cm,长250cm。

3. 用布制成内衬棉垫。

4. 将约束带横放于两膝上。

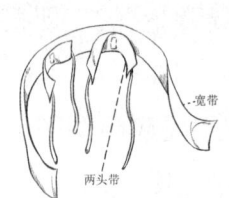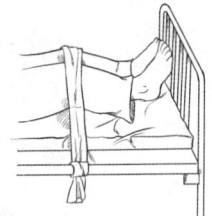

图 7-50　膝部约束带使用

5. 宽带下的两头带,固定于左右腿的膝关节处。

6. 然后将宽带两端系于床边缘。

## (四)安全保护物品图解

1. 约束背心和约束衣

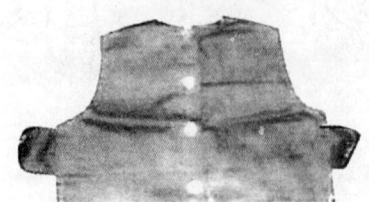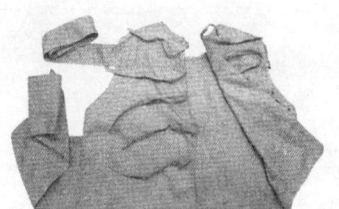

图 7-51　约束背心　　　　　　图 7-52　约束衣

## 2. 透气乒乓球拍式手套和约束手腕带

(1) 可防止双手抓破皮肤伤害到自己。

(2) 可维持治疗之用,防止老年人拔去尿袋、导尿管、吸氧管、鼻饲管、输液管等。

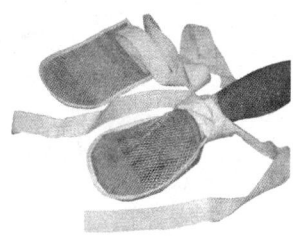 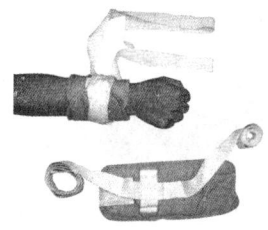

图 7-53　透气乒乓球拍式手套　　　　图 7-54　约束手腕带

## 3. 手指分隔垫和手指软握垫

(1) 可以将手指分开。

(2) 可防止手指因长期挛缩而变形。

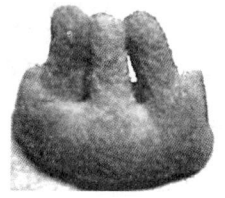 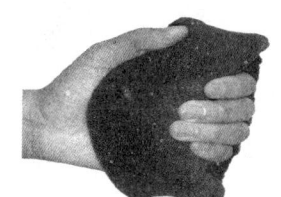

图 7-55　手指分隔垫　　　　图 7-56　手指软握垫

## 4. 脚托

脚托可防止脚趾长期挛缩而变形及产生压疮。

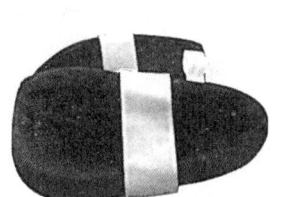 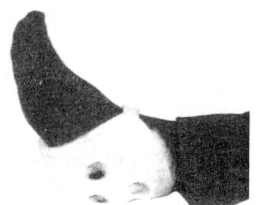

图 7-57　脚托

### 5. 双脚承托垫和仿羊毛脚托

1. 卧位时将下肢抬高，以减少床对脚部形成的压力。
2. 可防止产生压疮。

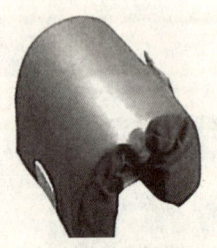

图 7-58　双脚承托垫

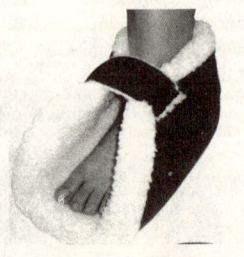

图 7-59　仿羊毛脚托

### 6. 围身安全带

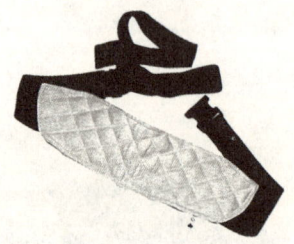

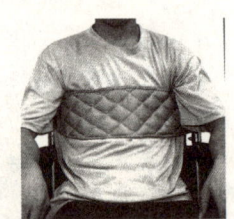

图 7-60　围身安全带

### 7. 丁字安全裤和分腿垫的使用

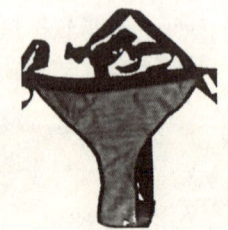

图 7-61　丁字安全裤

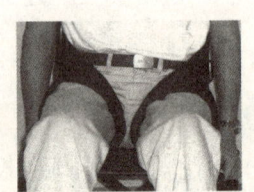

图 7-62　分腿垫

## 三、保护用具的安全使用

### （一）护栏

为了防止高热、谵妄、躁动、昏迷等重危老年人因意识不清而发生坠床事件，避免撞伤、抓伤和治疗护理上的意外，常采用保护用具，以确保

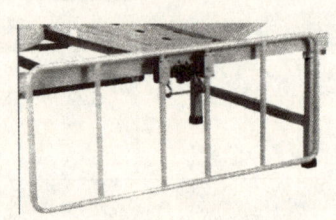

图 7-63　护栏

老年人的安全及治疗护理的顺利进行。必要时加用软垫护罩。

1. **多功能护栏**

(1)可插入两边床缘

(2)可自由伸缩

(3)使用方便

(4)安全性能好

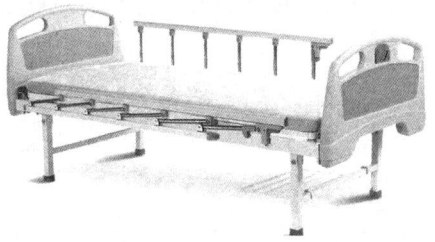

图 7-64　多功能护栏

2. **防止老年人坠床的照护须知**

(1)有意识障碍的老年人应加用床护栏。

(2)对于睡眠中翻身幅度较大或身材高大的老年人,应加用护栏。

(3)如果发现老年人睡向床的边缘时,要将老年人移向床的中间部位,并及时加用护栏,以防坠床。

(4)老年人使用床护栏时,必须是两侧同时使用,如果床的一边靠近墙壁,则只需加用一侧的床护栏。

(二)拐杖

老年人随着身体各器官的老化,步行时身体稳定性降低,因此非常容易跌倒。为保证安全,对行动不便的老年人要劝其使用手杖,它可增加身体的稳定性,减轻下肢承受的压力。

照护者应根据老年人的情况选择手杖种类,为安全起见,手杖下段必须要有防滑橡胶帽。

1. **拐杖的种类**

(1)支架式拐杖(穿手拐杖)

①支架式拐杖的特点是上端有支撑手腕的装置,可固定腕部和前臂。

②适用于腕部支撑力弱或腕关节强直的老年人。

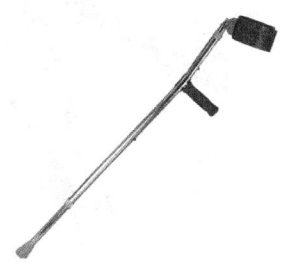

图 7-65　支架式拐杖

(2)"T"字形拐杖

①"T"字形拐杖的特点是上端呈"T"字形。

②加大了拐杖与手的接触面积,从而增加了行走时的稳定性。

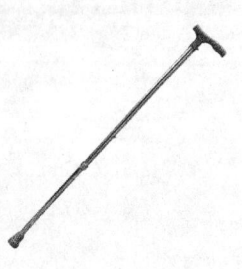
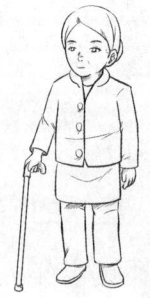

图7-66 "T"字形拐杖

(3)四脚式拐杖

①手杖下端有四个支点,进一步增加了稳定性。

②适用于稳定性和平衡能力较差的老年人。

③此种手杖携带不方便。

④在不平坦的道路上难以使用。

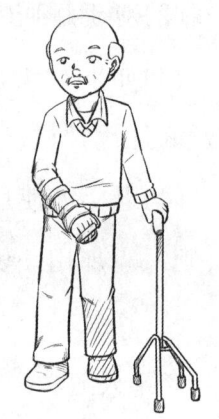

图7-67 四脚式拐杖

(4)可折式拐杖

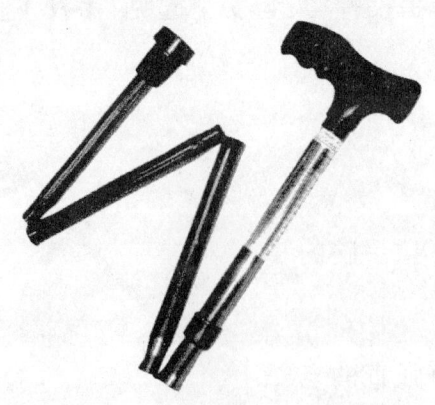

图7-68 可折式拐杖

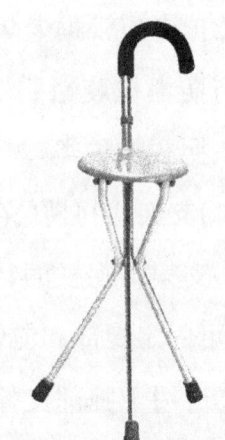

图7-69 可折式拐杖椅

## 2. 拐杖的适用对象

(1)下肢无力

(2)受伤

(3)平衡能力不足

(4)步行不够稳健

## 3. 拐杖的评估

(1)拐杖类型应适合老年人具体情况。

(2)拐杖的长度应是手臂下垂时从地面到手腕的高度。

(3)下端要有防滑橡胶帽。

(4)检查拐杖是否完好。

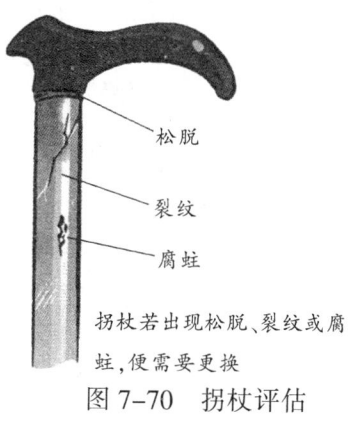

图 7-70　拐杖评估

## 4. 手杖的使用

(1)使用拐杖自行行走的方法

①选择质地柔软的服装和舒适防滑的鞋,便于老年人行走。

②两脚并拢,做好站立和行走的准备。

③向前先迈出健侧脚,再跟上患侧脚。

④拐杖的下端着力点在同侧脚旁 15 厘米处。

⑤拄拐杖时肘弯曲角度以 150°为宜。

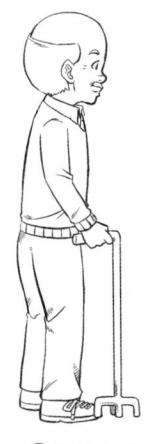
①拐杖向前

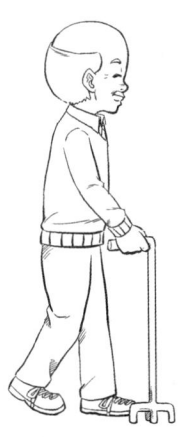
②健侧脚踏前

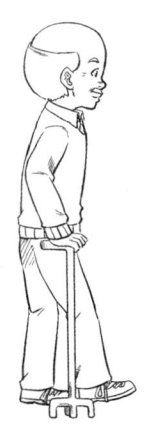
③患侧脚踏前

图 7-71　使用拐杖行走方法

(2)使用拐杖上、下台阶的方法

①上台阶时,先把手杖放在上一个台阶上,先上健侧脚,再跟上患侧脚。

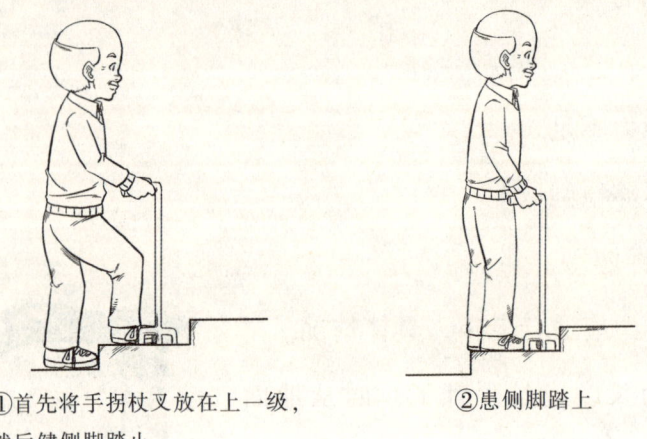

①首先将手拐杖叉放在上一级,然后健侧脚踏止　　②患侧脚踏上

图 7-72　使用拐杖上台阶

②下台阶时拐杖先放在下一个台阶,先下患侧脚,再跟健侧脚。

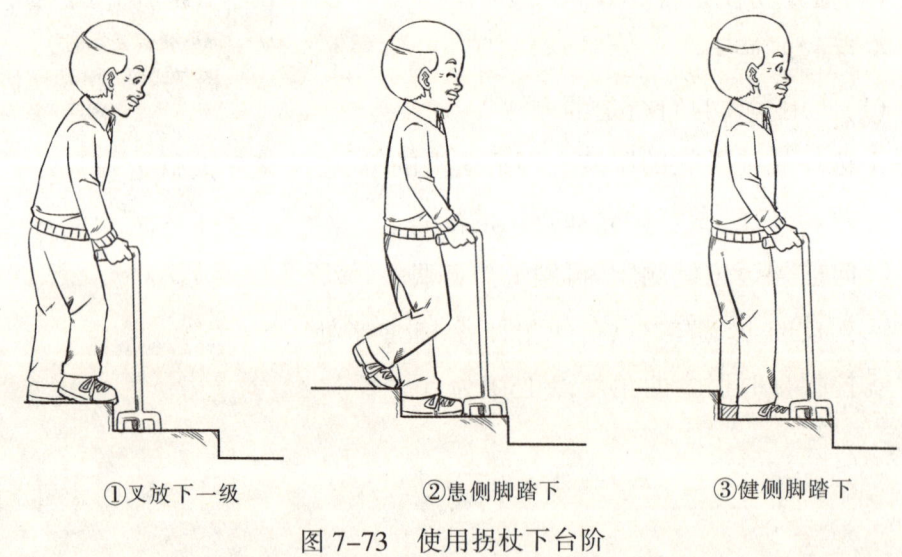

①叉放下一级　　②患侧脚踏下　　③健侧脚踏下

图 7-73　使用拐杖下台阶

### (三)步行器

步行器是使用较为广泛的一种助步行走工具,由金属杆围成三面,底下有四个脚支撑。它能提供前、左、右三个方向的稳定和保护,更能保持平衡,比拐杖和手杖更加稳固。腿脚受伤、下肢手术后早期及使用拐杖较为吃力的患者可以选用。另外,步态不稳、腿脚无力的老年人也适合使用步行器。

它可以帮助行走、帮助保持平衡、缓解疼痛；肌肉无力时帮助支撑身体，减少患腿负重；帮助恢复正常行走步态。

### 1. 步行器的种类

(1) 从适用环境上可分为室内步行器、室外步行器。

(2) 从材质上可分为轻质金属制的步行器、较重但带轮的步行器。

(3) 从结构上可分为无轮、两轮、四轮。

### 2. 常见步行器介绍

(1) 四轮式步行器

①适用于不需要完全依靠步行器来维持步态的老年人。

②四轮的步行器较适合负重行走。通常带有手刹，方便在坡面上行走。

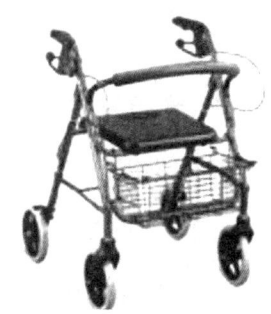

图 7-74　四轮式步行器

③因有轮子，可随时拉动到床旁，可让老年人自行缓慢移动到步行器。

④优点在于行走效率较高，速度快。适当借力保护，适合老年人步行外出。

⑥由于轮子容易滑动，用力方向不对时，有可能发生危险，需特别小心。

⑦不适合反应迟钝者及老年人术后早期使用。

(2) 无轮式步行器（助行架）

①与四轮式步行器相比，无轮式提抬时稳定性强。

②老年人要提抬起步行器放到自己正前方的适宜位置才可向前移动身体。

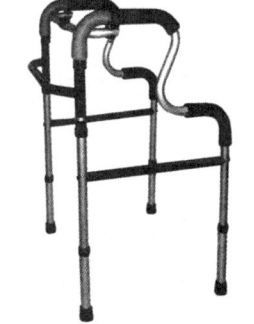

图 7-75　无轮式步行器

③患腿无法负重可以选择无轮的步行器。

④它的优点是支持牢固不易滑动，行走速度相对较慢但比较安全。

⑤适合术后早期训练。

(3) 两轮步行器（两轮式助行架）

①取以上两种步行器的优点，行走时先将步行器前移。

②身体移动时以步行器的支点着地,既具有稳定性,也方便推移。

③患腿部分负重,两轮步行器比较适合。

④没有轮子的两个脚可以防止步行器滚动滑走,带轮子的部分方便推行。

⑤使用前提是老人必须有一定的活动能力,能够维持正常行走步态。

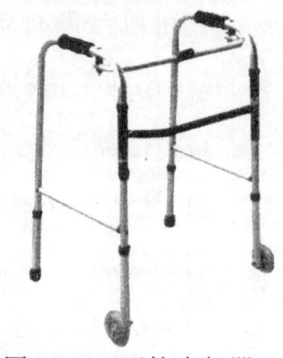

图 7-76　两轮步行器

### 3. 步行器扶手选择

(1)要以防滑为原则。

(2)保证扶手抓握松软舒适,防止手部磨损。

(3)宜选择宽厚适合手形的扶手。

### 4. 步行器附件选择

(1)步行器上面增加了一些附件,如托板可以放置物品。

(2)挂钩、挂袋可以方便携带物品,也有设置座位、篮子之类的。

(3)若扶手不够松软舒适,可自行裹以毛巾等织物增厚,增加舒适度。

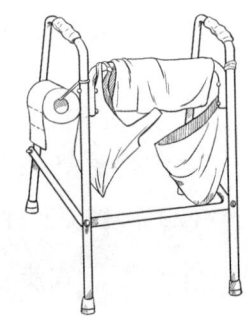

图 7-77　步行器附件

*切记*:挂置物品不宜过多、过重,否则影响步行器的平稳性,容易使老年人摔倒。

### 5. 步行器的使用

(1)步行器使用前的准备和步骤

①检查步行器是否完好,连接处有无松动。

②根据老年人的身高和需求调节步行器的高度,一般以上臂弯曲90°为宜。

③步行器应置于老年人的面前,老年人站立在框中。

④步行器四个脚放置在地上时一定要稳。

⑤双手握住扶手,向前移动步行器约一步距离。

⑥患腿向前移动重心。

⑦稳定后移动正常腿向前一步,适当落在患腿前方。

⑧重复这些步骤向前行走。

移动:步行器→正常腿→患腿

注意:步行器前移时,要保持背部挺直;不要站离步行器太远,要站在中间的框内。

(2)常见使用步行器的行为

坐下/起身站立

①移步到待坐椅子前,扶住步行器背对椅子;

②后移正常腿,使腿后方碰到椅;

③双手向后扶住椅子扶手重心后移;

④慢慢弯曲正常腿;

⑤身体坐到椅子上。

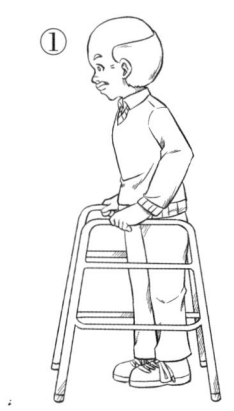

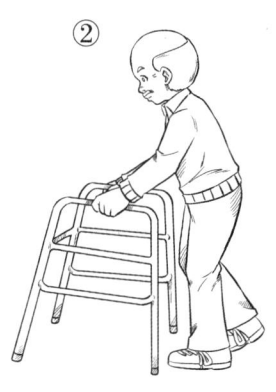

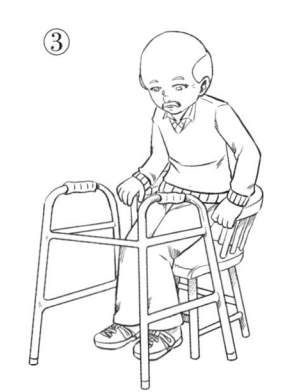

图 7-78 步行器的使用方法

注意:不要坐在不稳固或者过低的椅子上。

单人站起

①首先坐稳;

②然后上身略微前倾;

③前胸与足踝约成一直线;

④手按住膝关节或椅子的扶手或助行器，借力站起来。

注意：孱弱的老年人会感到站立起来是一个颇费力气的动作，要注意安全。

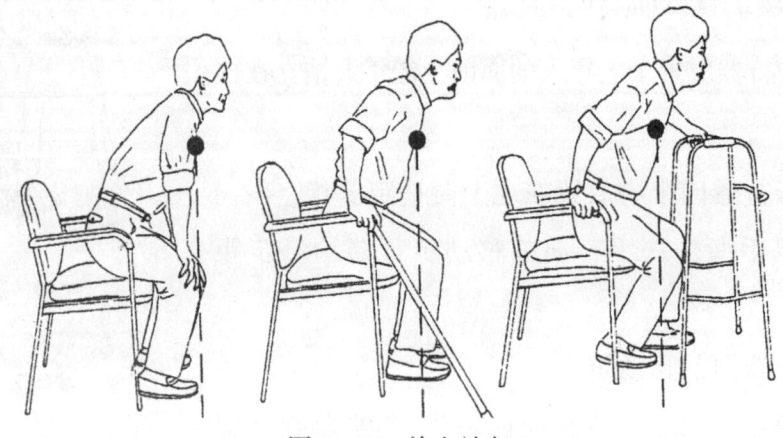

图 7-79　单人站起

6. 使用步行器的注意事项

(1)行走前检查步行器的脚底衬垫有否老化磨损，发现问题须及时更换。

(2)检查步行器的四个脚是否同样长短，能否放平稳。

(3)行走时不要穿拖鞋，尽量穿有牢固保护、防滑的鞋子。

(4)行走时不要把步行器放得太靠前，否则容易摔倒，一般是自己正常行走一步的距离。

(5)坐下或起身时不要倚靠在步行器上，否则容易使步行器翻倒，发生危险。

(6)避免在湿滑的路面上行走，如果不可避免，请放慢步伐。

(7)地面上如有地毯、电线之类的东西应小心移动，避免绊倒摔跤。

(8)在使用步行器前或使用中要循序渐进，逐步适应。

(四)轮椅

1. 轮椅的种类

(1)普通轮椅

(2)电动轮椅

**2. 轮椅的构造**

(1)普通轮椅由架、轮(大车轮、小车轮)、刹车装置、椅座、椅背五部分组成。

(2)电动轮椅有驱动器(装置),分手动和电动两种,可机械变速。

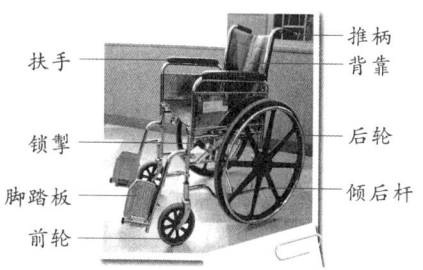

图 7-80 轮椅的构造

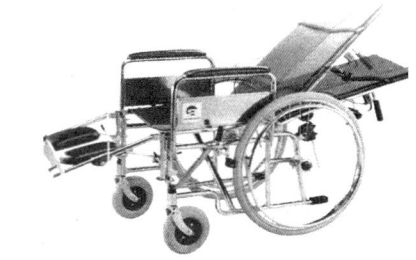

图 7-81 可调角度轮椅

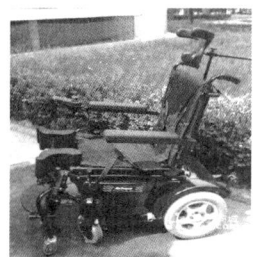

图 7-82 电动轮椅

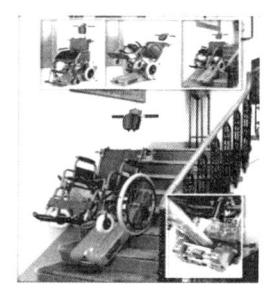

**3. 轮椅的选择**

(1)座位宽度

①目测坐下后两臀间或两股之间的距离,以两边各有 2.5 厘米的空隙为宜。

②座位太窄,上下轮椅比较困难,臀部及大腿组织易受压。

③座位太宽则不易坐稳,操纵轮椅不方便,双肢易疲劳,进出大门也有困难。

(2)座位长度

①测量坐下时后臀部至小腿腓肠肌之间的水平距离,将测量结果减去 6.5 厘米为宜。

②若座位太短,体重将主要落在坐骨上,易造成局部受压过多。

③若座位太长,会压迫腘窝部,影响局部的血液循环,并易刺激皮肤。

④对大腿较短或有髋、膝屈曲挛缩的患者,则使用短座位较好。

(3)座位高度

①测量坐下时足跟(或鞋跟)至腘窝的距离,将测量结果再加4厘米为宜。

②在放置脚踏板时,板面至少离地5厘米。

③座位太高,轮椅不能入桌旁;座位太低,则坐骨承受压力过大。

(4)坐垫

①为了坐姿舒服和防止产生褥疮,轮椅的椅座上应放坐垫。

②常见的坐垫有泡沫橡胶垫(5~10厘米厚)或凝胶垫。

③为防止座位下陷,可在坐垫下放一张0.6厘米厚的胶合板。

(5)椅背高度

①椅背:椅背越高越稳定;椅背越低,上身及上肢的活动范围就越大。

②低椅背:测量坐面至腋窝的距离(一臂或两臂向前平伸),将此结果减10厘米为宜。

③高椅背:以坐面至肩部或后枕部的实际高度为宜。

(6)扶手高度

①坐下时,上臂垂直,前臂平放于扶手上,测量椅面至前臂下缘的高度,将测量结果再加2.5厘米为宜。

②适当的扶手高度有助于保持正确的身体姿势和平衡,并可使上肢放置在舒适的位置上。

③扶手太高,上臂被迫上抬,易感疲劳。

④扶手太低,则需要上身前倾才能维持平衡,不仅容易疲劳,也会影响呼吸。

(7)轮椅的其他辅助件

为了满足特殊患者的需要而设计。如扶手上安装臂托,方便老年人吃饭及写字等。

### 4. 轮椅的清洁

轮椅是使病残者得以自理的一种重要康复工具,许多残障者虽然丧失了行走功能,但借助于轮椅可以自由活动。除了作为代步工具外,还可以通过轮椅锻炼身体,以增强大脑皮层压缩的协调关系,改善心血管系统的功能,减少并发症的发生,提高对生活的兴趣和信心。

(1)长期使用轮椅,或多人反复使用,难免有血液、呕吐物、排泄物等污染车辆。为了避免造成交叉感染,需指派专人管理。

(2)对受到血迹、呕吐物、排泄物污染的车辆应先用去污剂去污,再擦拭、消毒。

(3)每周对轮椅实施清洁、消毒,清洁虽不能完全杀灭病原微生物,但可大大减少其数量,减少引发感染的机会。

(4)可选用紫外线照射消毒,照射距离为25~60厘米,照射时间为20~30分钟。

(5)做好宣传教育,认真执行清洁卫生制度,强化消毒隔离知识,防止院内交叉感染的发生。

(6)加强自我保护意识,确保各项消毒隔离制度落实到位。

(7)切实做到控制感染源,切断传播途径,保护易感人群。避免因院内感染或交叉感染给老年人增加痛苦,从而造成经济损失和医疗纠纷。

### 5. 轮椅的保养

(1)轮椅使用前及一个月内,应检查各螺栓是否松动,若有松动,要及时紧固。

(2)正常使用中每三个月进行一次检查,确保所有部件使用良好,检查轮椅上各种紧固螺母(特别是后轮轴的固定螺母),如发现松动,需及时调整、紧固。

(3)轮椅在使用过程中如遇雨淋应及时擦干,正常使用的轮椅也应经常用细软干布擦拭,并涂上防锈蜡,使轮椅保持光亮、美观。

(4)经常检查活动、转动构件的灵活性,并涂润滑剂。

(5)轮椅座架的连接螺栓为松连接,严禁旋紧。

### 6. 扶老年人坐轮椅的方法

(1)向老年人解释,征得同意后将轮椅推到床旁。

(2)锁住刹闸。

(3)轮椅背和床尾平齐。

(4)照护者站在轮椅一侧,双手抱住老年人的腰部,让其转身坐下。

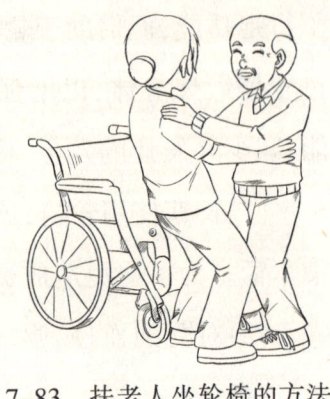

图 7-83 扶老人坐轮椅的方法

### 7. 坐轮椅的正确方法

(1)双手放在扶手内。

(2)双脚放在脚踏板上。

(3)背部贴近轮椅背。

(4)扣上安全带。

(5)保持坐姿平衡。

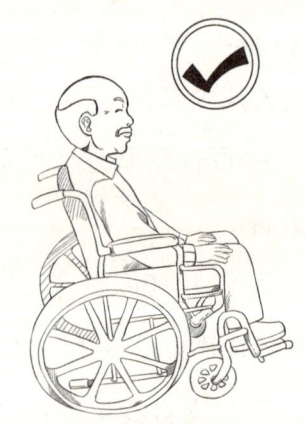

图 7-84 坐轮椅的正确方法

### 8. 坐轮椅的错误方法

(1)双手放在扶手外。

(2)双脚吊挂在脚踏板旁边。

(3)衣物过长易卷入轮椅转动的部位。

(4)坐得太靠前,安全带易松脱或佩戴失效。

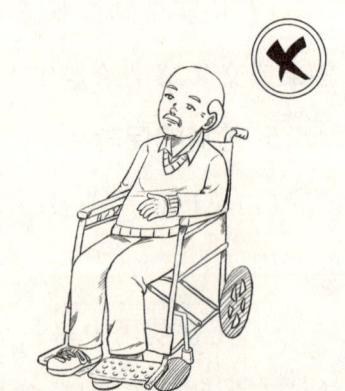

图 7-85 坐轮椅的错误方法

## 9. 轮椅附件

(1) 安全带

安全带的松紧度要适中。以手掌恰可穿过为宜。

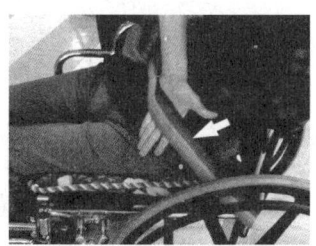

图 7-86　安全带的使用

(2) 轮椅垫

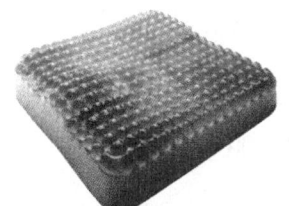 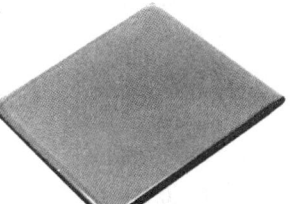 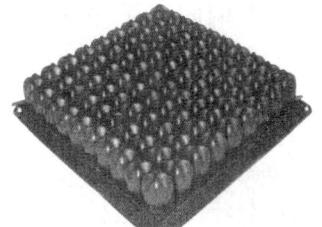

适体减压轮椅垫　　　减压啫喱轮椅垫　　　充气轮椅垫

图 7-87　轮椅垫

## 10. 轮椅的正确使用方法

(1) 四轮着地法

①在平地上推动轮椅时，轮椅保持水平推或四轮着地。

②老年人臀部坐稳，身躯保持平衡。

③照护者站在轮椅车的后面。

④两手扶住车把平稳向前推进。

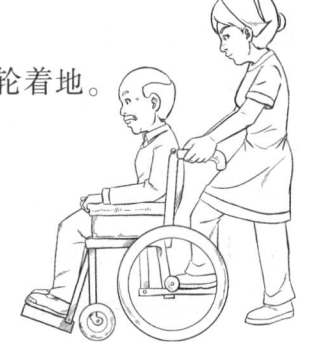

图 7-88　四轮着地

(2)二轮着地法

①前小轮上翘。

②大轮着地。

③轮椅后倾。

④使重心落在大轮上。

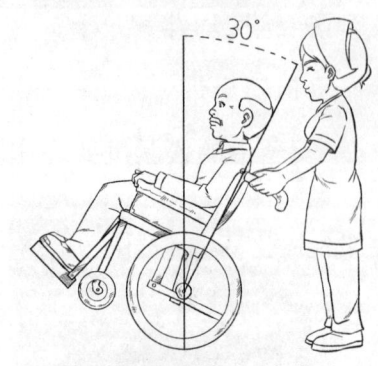

图 7-89 二轮着地

(3)上台阶

①照护者用一只脚踩后倾杆。

②二轮着地法,翘起前小轮推上台阶。

③手柄向后下方拉,再将大轮滚上台阶。

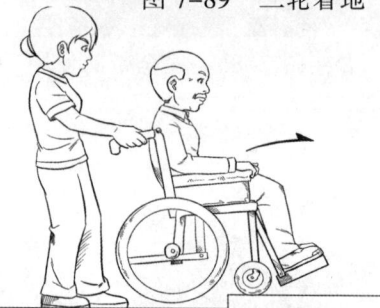

图 7-90 上台阶

(4)下台阶

①老年人和照护者都背向前进方向。

②照护者在前,轮椅在后。

③提起车把,先把后轮移到台阶下。

④以两后轮为支点缓慢抬起前轮,再把前轮移到台阶下。

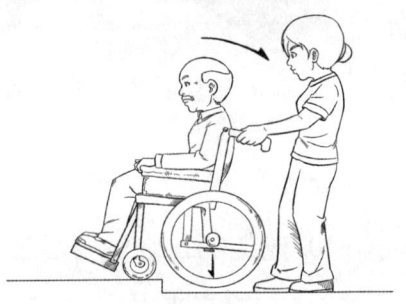

图 7-91 下台阶

(5)上坡

①通过转换车轮方向向前推进。

②轮椅与斜坡相交呈"S"形。

③使轮椅在斜坡上能够立足平稳。

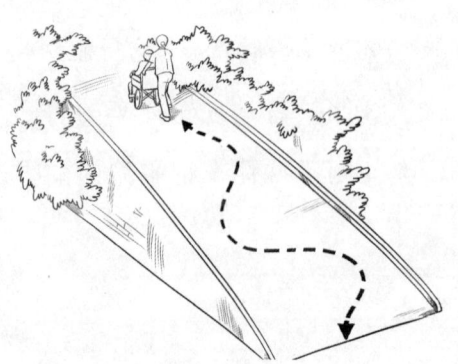

图 7-92 上坡

(6)下坡

①老年人和照护者都背向前进的方向。

②照护者在前,轮椅在后。

③调整行走的速度,缓慢下坡。

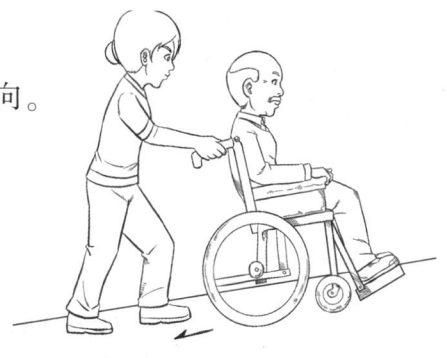

图7-93 下坡

### 11. 使用轮椅的注意事项

(1)确认老年人的身体状况是否可以使用轮椅。

(2)检查轮椅是否完好、刹车闸是否安全、车胎是否有气。

(3)周围空间尽量宽敞,清除障碍物,以免影响轮椅的使用。

(4)使用轮椅过程中要注意与老年人交流,事先向老年人说明前进方向、注意事项等。

(5)行走过程中观察道路前后情况,随时注意老年人面色,询问老年人有无不适。

(6)使用轮椅过程中,要求平稳移动轮椅,避免突然加速、减速和改变方向,避免车体大的震荡,防止老年人发生意外。

### (五)支被架的使用

支被架主要用于肢体瘫痪者,防止盖被压迫肢体,也可用于灼伤者暴露疗法。

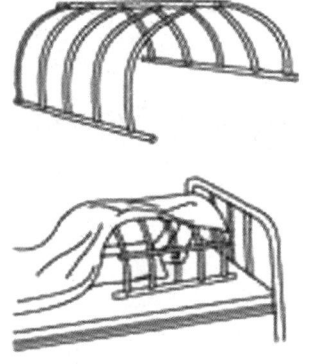 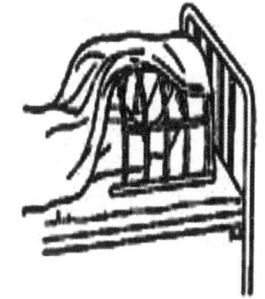

图7-94 支被架

1. 协助半身不遂的老年人穿脱衣的基本技巧是什么？
2. 请熟悉并掌握为卧床老年人更换床单的操作方法。
3. 熟悉掌握体重的评价指标。
4. 食物的八大要素是哪些？
5. 列举 5~6 种高热量食物，列举红、黄、绿、白、黑各种食物 1~2 种，列举 3~5 种高脂肪、高蛋白、高糖的食物。
6. 糊状餐的饮食特点及适用对象是什么？
7. 营养不良分为哪几度？
8. 老年人的睡眠特点是什么？
9. 影响睡眠的因素是什么？
10. 如何护理睡眠有障碍的老年人？
11. 你在日常工作中怎样帮助有睡眠障碍的老年人养成良好的生活习惯？
12. 熟悉并掌握人体的基本方位、人体的体位。
13. 熟悉并掌握扶抱转移的流程与技巧；熟悉单人徒手扶抱转移、如厕等的操作方法。
14. 掌握正确的抓握方法、肩胛抱法、穿臂握手法。
15. 正确掌握安全保护用具的使用。
16. 严格掌握适用约束物品的准则及各种表格的记录。

# 第八章

## 日常清洁卫生

# 第一节 老年人个人卫生护理

老年人保持良好的个人卫生习惯很重要,个人卫生护理包括:日常的、洗脸、刷牙、漱口、更衣、如厕、梳头、剃须等。

## 一、个人卫生护理的重要性

1. 通过清洁可清除体表微生物,避免细菌感染。

2. 清洁时按摩,可促进血液循环及新陈代谢。

3. 清洁时能观察老人皮肤状况及活动能力。

4. 清洁后可使人身体舒适,心情愉快,增加老人的自信心,满足老人自尊的需要。

5. 增进老人与照护者之间的关系。

## 二、不讲究个人卫生会引发的问题

1. 体臭

2. 压疮

3. 感染

4. 影响自尊心

### 三、个人卫生护理的重要守则

1. 根据老年人的状况和活动能力，照护者应鼓励老年人独立或尽可能自行完成，只有在需要时加以协助或代替完成。

2. 注意保暖，避免过多地暴露身体，保护老年人的隐私。

3. 进行个人卫生护理前，准备好所需物品，可选用老年人自己的用品。

4. 照护者必须在确保老年人安全的前提下进行操作，避免发生意外。

# 第二节　皮肤的清洁护理

由于老年人皮脂分泌减少，皮肤易干燥、瘙痒，且对冷、热等刺激的感觉功能减弱，抵抗力下降，易患老年性湿疹、老年皮肤瘙痒症等，所以做好皮肤的清洁护理工作尤其重要。

一、每日早、晚各清洗一次面部，除去面部皮肤表面的油脂与污垢。用指腹由下往上、由内往外轻揉，不宜用力搓洗。

二、外出回来后要洗脸、洗手，养成便后、餐前餐后洗手的好习惯。

三、沐浴时水温不宜过热，以免烫伤。

四、不宜使用碱性皂液，以免刺激皮肤，沐浴后适量涂抹润肤乳液。

五、出汗后应及时洗浴，以保持身体清爽，外出时可备遮阳物品或防晒用品。

除要做到以上几点外，老年人如能在饮食方面多加注意，对皮肤的保养也有一定的作用。如：均衡饮食，保证每日饮水量，多食富含维生素及矿物质的食物，少食含有咖啡因的饮品，少饮酒，严禁吸烟。

## 一、床上擦身护理

### 1. 准备工作

(1)准备擦浴用物：浴巾、毛巾、清洁衣服一套，另备便盆，必要时准备屏风；

(2)携用物至床边，向老年人解释，以取得配合；

(3) 关闭门窗，调节室温至24℃~26℃。

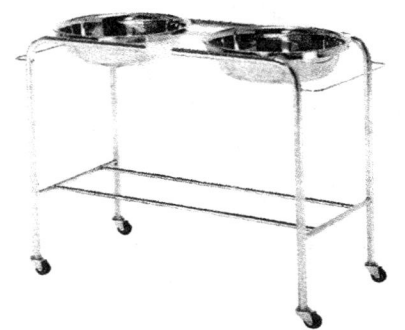

图 8-1　清洁车

### 2. 床上洗手法

(1)将浴巾铺在床沿；

(2)盆内放 40℃~45℃的水；

(3)照护者托起老年人的一只手浸于脸盆中；

(4)分别用洗手液及清水清洗；

(5)一侧清洗后再清洗另一侧；

(6)清洗后清理物品。

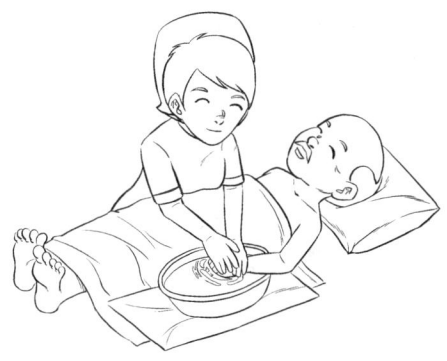

图 8-2　床上洗手法

### 3. 床上手臂清洁法

(1)浴巾铺于手臂下；

(2)脱去老年人的一侧衣袖暴露手臂；

(3)小毛巾浸湿后包裹在照护者的手上；

(4)由前臂至上臂擦拭；

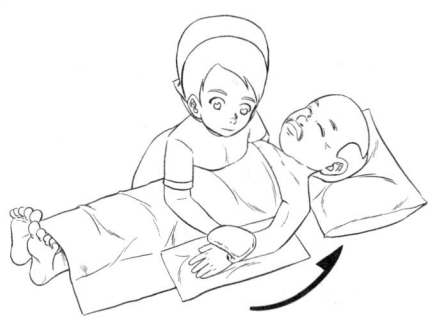

图 8-3　床上手臂清洁法

(5)一侧擦拭后再擦拭另一侧;

(6)擦拭后清理物品。

### 4. 床上胸部清洁法

(1)将老年人的盖被向下折叠;

(2)暴露胸部;

(3)用大浴巾遮盖胸部;

(4)小毛巾浸湿后包裹在照护者的手上;

(5)由颈部向下擦拭,先中间后两侧;

(6)擦拭后清理物品。

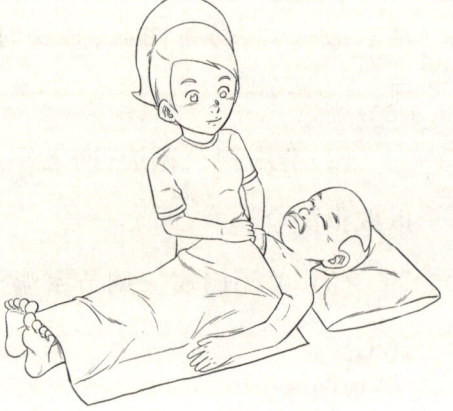

图 8-4　床上胸部清洁法

注意:皮肤褶皱处、腋窝、乳房下垂部位应仔细擦拭。

### 5. 床上腹部清洁法

(1)将老年人的盖被向下折叠;

(2)胸部用浴巾遮盖;

(3)小毛巾浸湿后包裹在照护者的手上;

(4)由上向下擦拭腹部,先中间后两侧;

(5)擦拭后清理物品。

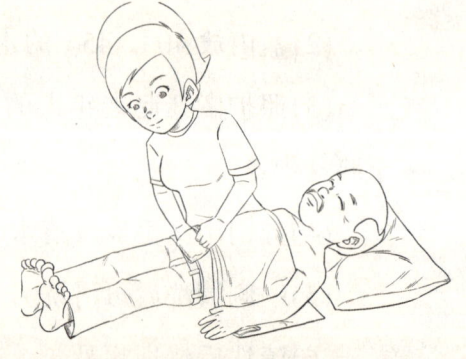

图 8-5　床上腹部清洁法

注意:皮肤褶皱处、肚脐等部位应重点擦拭。

### 6. 床上背部清洁法

(1)协助老年人取侧卧位;

(2)浴巾铺在背部下;

(3)暴露背部面向照护者;

(4)胸部用浴巾遮盖;

(5)小毛巾浸湿后包裹在照护者的手上;

(6)擦拭顺序为:腰骶部→背部→双肩部→后颈部;

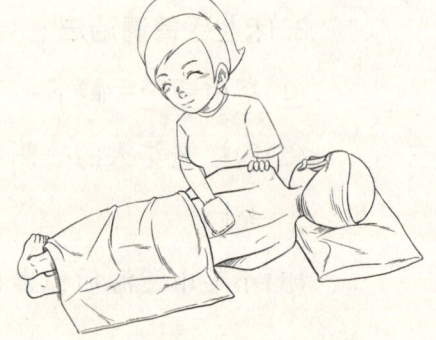

图 8-6　床上背部清洁法

(7)擦拭后清理物品。

### 7. 床上臀部清洁法

(1)协助老年人取侧卧位；

(2)浴巾铺在臀部下；

(3)暴露臀部面向照护者；

(4)胸部用浴巾遮盖；

(5)小毛巾浸湿后包裹在照护者的手上；

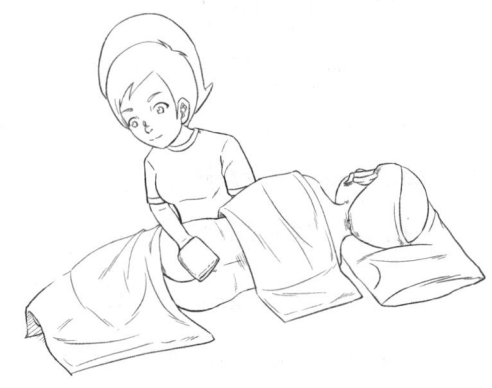

图 8-7　床上臀部清洁法

(6)一侧擦拭后再擦拭另一侧；

(7)擦拭后清理物品。

### 8. 床上下肢清洁法

(1)浴巾铺于脚下；

(2)脱去老年人的一侧裤腿，暴露下肢；

(3)取下肢屈膝位；

(4)照护者的一只手固定在老年人的踝部；

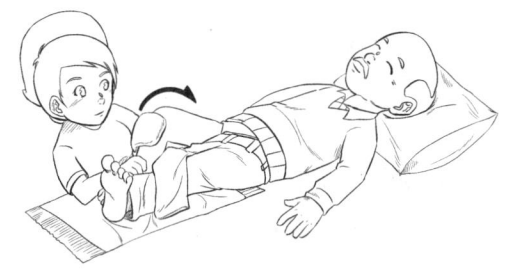

图 8-8　床上下肢清洁法

(5)小毛巾浸湿后包裹在照护者的手上；

(6)由小腿至大腿擦拭；

(7)一侧擦拭后再擦拭另一侧；

(8)擦拭后清理物品。

### 9. 床上擦身的注意事项

(1)在为擦洗上肢脱衣服时,注意先近侧,后对侧,如有患肢,先脱健侧,后脱患侧,先穿患侧,后穿健侧。

(2)擦洗时要注意腋窝、腹股沟等皮肤褶皱处,会阴部要单独清洗,需用专用毛巾和水盆,骨突处及身体受压点洗净后,可适当地给予按摩,防止因长期卧床而产生压疮。

(3)在清洁过程中,注意观察老年人皮肤有无异常,为老年人换清洁内衣前需擦干身体。

(4)在擦洗过程中,注意老人面色、精神状况,如出现寒战、面色苍白等情况,应立即停止擦洗,给予平卧,进行适当处理,必要时通知医生。

(5)整个擦洗过程中,照护者应动作轻柔、敏捷,减少翻动次数,避免长时间暴露老年人身体,注意给老年人保暖,防止受凉。

(6)注意保护老年人隐私。

## 二、床上会阴部清洁护理

### (一)女性清洁护理

**1. 清洁目的**

(1)保持身体清洁,去除身体异味。

(2)保持老年人身体清洁,能满足其自尊需要。

(3)防止感染,预防疾病。

**2. 准备工作**

(1)准备用物:清洗液、棉球、镊子、弯盘、便盆、橡胶单(或塑料布)、中单(或一次性尿垫)、冲洗壶、小毛巾、手套等。

(2)关闭门窗,用屏风或布帘遮挡老年人,将用物携至床边。

(3)向老年人解释,以便取得配合,协助老人脱下一侧裤腿,暴露会阴部,臀下垫橡胶单(或塑料布)、中单(或一次性尿垫)。

**3. 会阴部擦拭步骤**

(1)铺中单或尿垫在臀部下;

(2)盖被向上折叠;

(3)脱去老年人的裤子;

(4)取仰卧屈膝位；

(5)小毛巾浸湿后包裹在照护者的手上；

(6)先清洗外阴,原则上由会阴上部向下至肛门部位擦拭,然后清洗尿道口、前庭、两侧大小阴唇,最后会阴、肛门。

(7)顺序:由上至下,由内向外,先中间后两侧擦拭。

(8)清洁后,撤去中单或尿垫,穿好老年人裤子,为其安排舒适体位。

(9)清理物品,照护者清洗双手。

### 4. 会阴部冲洗步骤

(1)照护者一只手托起老年人臀部,另一只手将水盆放于老年人臀下。

(2)照护者戴好手套,将已调试好的温水用冲洗壶慢慢冲洗,由上至下,由内向外,先中间后两侧冲洗。

(3)冲洗毕,撤去便盆和橡胶单(塑料布)、中单(或一次性尿垫)。

(4)帮助老年人穿好裤子,整理好床铺,为老年人安排舒适体位。

(5)清理用物,照护者清洗双手。

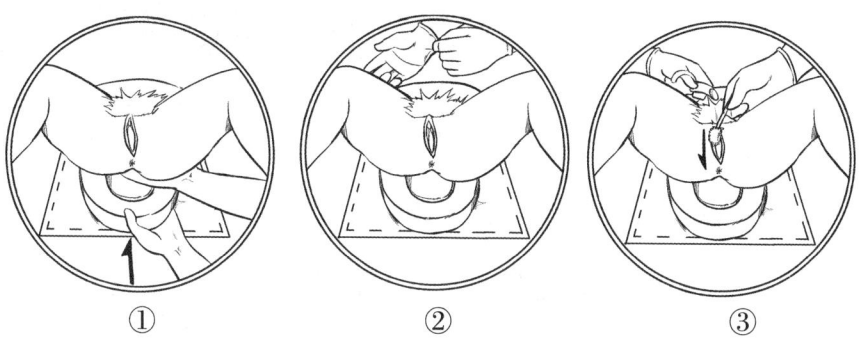

① ② ③

图 8-9 女性会阴部冲洗

### 5. 注意事项

(1)在操作时注意给老年人保暖,不可过多地暴露躯体,防止受凉。

(2)注意遮挡,尊重老年人隐私。

(3)注意水温,避免过热、过冷,以防烫伤老年人或引起不适。

(4)擦拭或冲洗时应以由上至下,由内向外,先中间后两侧为原则进行,注意外阴部的皮肤情况。冲洗时使用的棉球只能使用一次,不可重复使用。

(5)不可用水弄湿老年人的衣裤及被褥。

(6)对失禁或留置导尿管的老年人,要特别注意清洗时应使用无菌物品,并按无菌操作原则扩大清洗范围。同时,清洗时要注意导尿管是否通畅、有无扭曲。

(7)如皮肤黏膜有破损,先进行清洁破损处或无感染护理。

(8)清洗会阴部的毛巾和水盆要单独使用。

(9)照护者在给老年人清洗前、后均应洗手。

## (二)男性清洁护理

### 1. 准备用物

棉球、弯止血钳、弯盘、清洗液、便盆、橡胶单(或塑料布)、中单(或一次性尿垫)、冲洗壶、小毛巾、手套等。

### 2. 操作程序

(1)照护者戴手套,用无菌纱布包裹阴茎,捏住向上提起,自尿道口、龟头向外旋转擦拭清洗,翻开包皮,暴露冠状沟,由龟头向阴茎根部清洗,注意洗净包皮及冠状沟。

(2)清洗阴囊及周边皮肤,由上至下每侧擦拭 2~3 遍。

(3)清洗干净后,将包皮上推,覆盖龟头。

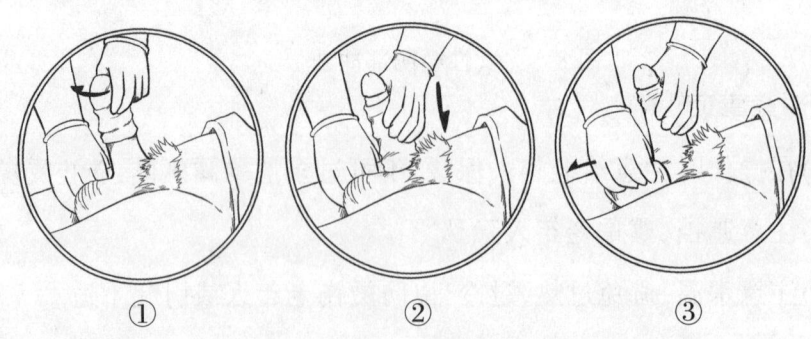

图 8-10 男性阴部清洁法

### 3. 注意事项

(1)注意保暖,不可过多地暴露躯体,防止受凉。

(2)注意遮挡,尊重老年人隐私。

(3)注意清洗方法,不可用水弄湿老年人的被褥。

(4)注意水温,切忌水温过高烫伤老年人。

(5)注意外阴部的皮肤情况。

(6)如发现老人有异常情况,应做好记录并及时报告医生。

## 第三节　面部的清洁护理

一、面部的清洁护理

(一)准备工作

1. 准备用物:浴巾、大毛巾、小毛巾、洗脸盆。

2. 为老年人取舒适的体位,可选择平卧或坐姿。

3. 照护者清洗双手后再进行操作。

(二)清洁程序

1. 将小毛巾折叠好;

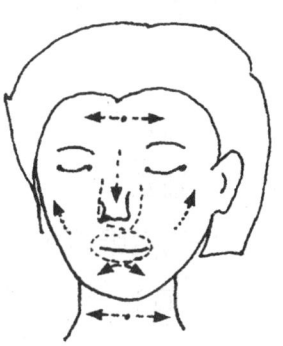

图 8-11　面部清洁

2. 大浴巾铺在枕头上,毛巾盖在胸前;

3. 将小毛巾浸湿后拧干对折成四层,包裹在手上;

4. 以额部→鼻部→两颊→耳后→颈部的顺序擦拭;

5. 每擦洗一个部位就要清洗小毛巾;

6. 清洁完毕后擦干脸上的水迹;

7. 擦洗脸部、颈部时,注意耳廓、耳后和颈部皮肤褶皱处。

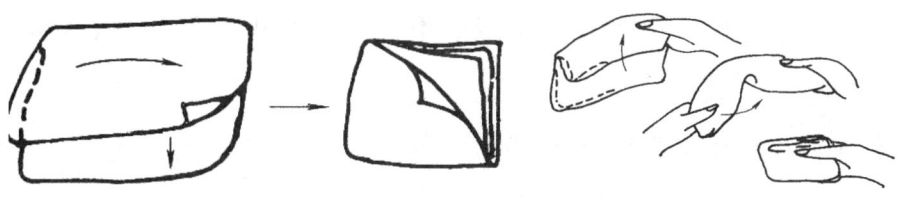

图 8-12　小毛巾折叠方法

## 二、眼部的清洁护理

### (一)准备工作

1. 准备用物:生理盐水、消毒棉球、纱布、毛巾、弯盘、容器、眼药水、眼药膏等。

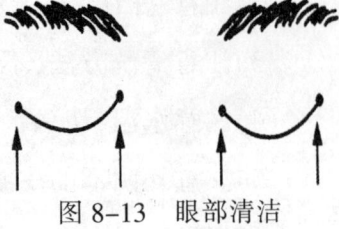

图 8-13　眼部清洁

2. 为老人取舒适的体位,可选择平卧或坐姿。

3. 照护者清洗双手后再进行操作。

### (二)清洁程序

1. 照护者站在老年人面前,解释操作程序,取得老年人的同意。

2. 置毛巾于老年人面颊,棉球蘸盐水由眼内角轻轻擦拭至眼外角,至双目清洁干净为止。

3. 若眼垢过多或变干,可先用温水弄湿纱布盖上眼睛,待眼垢软化后再进行清洁。

### (三)滴眼药水

1. 滴眼药水时,老年人取坐位或仰卧位,头稍后仰,眼注视上方。

2. 照护者左手拇指拉开老年人下眼睑,食指轻推上眼睑,手指分别固定于上下眶缘,暴露下穹隆。

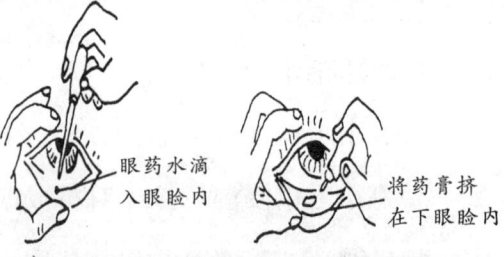

图 8-14　滴眼药水示意图

3. 右手滴入 1~2 滴药液在结膜囊内,然后轻提上眼睑,使药液均匀分布在结膜囊内。

4. 用消毒纱布签拭去外溢的药液并嘱老年人轻轻闭眼片刻。

### (四)注意事项

1. 每个消毒棉球只可以使用一次,不得重复使用,当清洁另一只眼睛时,重新取用消毒棉球。

2. 用后污物置于弯盘内,不得随意乱放。

3. 仔细观察眼部分泌物及颜色,如有异常报告医生。

4. 清洁后,为老年人安排舒适体位。

### 三、耳朵的清洁护理

#### (一)准备工作

1. 准备用物:生理盐水、棉签、纱布、面巾纸、甘油、弯盘等。

2. 为老年人取舒适的位置,可选择平卧或坐姿。

3. 照护者清洗双手后再进行操作。

#### (二)清洁程序

1. 照护者站在老年人面前,解释操作程序,取得老年人的同意。

2. 先用热毛巾清洁老年人的耳朵周围。

3. 如有耵聍积聚结块或外耳道瘙痒,可用棉签蘸少许甘油清洁外耳道之干硬的耳垢。

#### (三)滴耳液

1. 滴耳液时,老年人取坐位并侧偏头或侧卧于床上。

2. 抬高患耳侧,外耳道口朝上。

3. 照护者用手向后上方牵拉耳廓将外耳道拉直后再滴药,使药液沿外耳道缓缓流入耳内,否则药液不易到达病变部位。

4. 滴药前将脓性分泌物用消毒干棉签拭净或用无菌溶液冲洗,使药物发挥最佳治疗效果。

5. 滴液后保持原来体位 3~5 分钟,并用手指轻轻按压耳屏 3~5 次,通过外力作用使药液经过鼓膜穿孔处流入中耳。

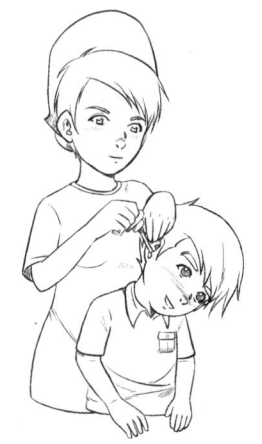

图 8-15 滴耳液示意图

6. 滴耳液一般每次滴 3~5 滴,每日 3 次。滴液过多不仅浪费药液,而且有引起眩晕等不适反应的可能。

#### (四)注意事项

1. 洗澡或洗头发时经常会不小心有水进入外耳道,遇到类似情况宜及时清除水渍,用消毒棉签拭干即可,保持外耳道清洁干燥。

2. 切忌用棉签深探耳道,以免弄伤外耳道或耳鼓膜,或将耳垢向内推进,引起感染。

3. 有中耳炎和鼓膜穿孔者,禁止游泳或潜水,以免耳内进水。如不慎进水,应及时选用抗生素滴耳药液,预防感染。

4. 耳毒性药物忌乱用,要高度重视耳毒性药物的危害性,一旦发生耳毒性耳聋,治疗较困难。有药物性耳聋家族史者,要告诉医生,慎用此类药物。常用的耳毒性药物有氨基糖苷类抗生素和某些抗肿瘤药物,如链霉素、卡那霉素、庆大霉素、新霉素等。

5. 用后将不洁物品置于弯盘,不得随意乱放。

6. 清洁后,为老年人安排舒适体位。

## 二、鼻子的清洁护理

### (一)准备工作

1. 准备用物:生理盐水、棉签、纱布、毛巾、弯盘、水、洗脸盆等。
2. 为老年人安排舒适的体位,可选择平卧或坐姿。
3. 照护者清洗双手后再进行操作。

### (二)清洁程序

1. 照护者站在老年人面前,解释操作程序,取得老年人的同意与配合。
2. 取棉签蘸少许甘油或温水清洁老人鼻腔,并将分泌物取出,深入鼻孔勿超过2厘米,切忌探入鼻腔太深。
3. 鼻腔内黏膜很脆弱,盲目清除易造成伤害,应轻轻地将鼻腔分泌物擦拭干净。
4. 在清洁鼻垢时,勿以尖锐用具挖鼻腔,以免弄伤老年人。

### (三)滴鼻液

1. 滴药前把鼻涕尽量擤干净。
2. 滴药时仰卧于床上,肩部可垫一个软枕,颈部尽量后仰,使鼻孔朝上后再滴药。

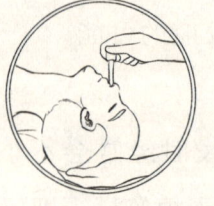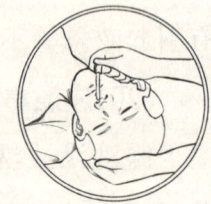

图 8-16 滴鼻液示意图

3. 滴药后应保持原来体位 3~5 分钟,轻按两侧鼻翼,让药液充分吸收。

4. 滴鼻液每次滴 2~3 滴即可。

**(四)注意事项**

1. 养成良好的个人卫生习惯,掌握正确擤鼻涕的方法。

2. 空气中有污染物时,要采取适当的保护措施,如戴口罩。

3. 如遇生病引起鼻腔分泌物增多时,要随时清洁,以清除鼻腔内的各种病毒和细菌。

# 第四节　口腔的清洁护理

**一、口腔清洁护理的目的**

1. 保持个人卫生,改善个人形象,有助于增强自信心。

2. 除去口腔内剩余食物,去除口臭、异味。

3. 防止口腔形成感染源头。

4. 保持口腔牙龈黏膜的完整性,预防溃疡的发生。

5. 增进食欲。

**二、缺乏口腔护理引起的症状**

1. 口腔黏膜干燥而导致破裂

2. 口腔发出异味

3. 牙齿表面出现污渍

4. 蛀牙、舌苔的形成

**三、缺乏口腔护理引起的并发症**

1. 食欲不振

2. 口腔不适

3. 细菌感染

4. 局部性疾病：牙周病、舌炎、口腔炎等

5. 播散性疾病：胃炎、咽喉炎、气管炎、肺炎等

### 四、需要进行口腔护理的老年人群

1. 失去知觉者

2. 无法进食者

3. 人工方法或胃管喂食者

4. 脱水者

5. 厌食者

6. 用口呼吸者

7. 长期卧床不能自理者

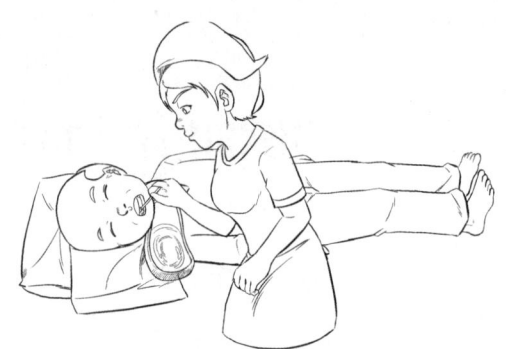

图 8-17 口腔清洁法

### 五、口腔清洁护理方法

1. 使用较软的牙刷，使用后牙刷应放置在干燥通风处，定期更换牙刷，如有损坏及时更换。

2. 清洁牙齿时，应上下地刷，动作要轻，避免损伤牙龈。

3. 回转式慢慢按摩牙龈。

4. 牙齿缝隙如有清洁不到之处，可用牙线剔除残留物后，再清洁；也可用清水多次漱口。

5. 假牙餐后取下，用清水清洗干净。睡前取下假牙清洗后，浸泡于清洁冷水中，不可放置于热水、酒精中。

### 六、卧床老年人口腔护理操作流程

1. 照护者洗净双手，安排老年人舒适的体位，将用物携至床旁。

2. 卧床老年人取侧卧位或将头偏向一侧（面向照护者）。

3. 小毛巾垫放在颌下及枕头上，弯盘放置于口角。

4. 观察口腔有无出血、溃疡等现象。

5. 如老年人有活动性假牙,帮助其先取出,用冷水冲刷干净,如果暂时不用,可先浸于清水中。

6. 擦净口唇,先用棉签沾上生理盐水清洁牙垢,上牙向下擦,下牙向上擦,按顺序由内向门齿清洁。

7. 擦洗硬颚部,横向擦,勿触及咽部,以免引起恶心,擦洗舌面应纵向擦,再清洁舌下等口腔黏膜。

8. 口腔护理顺序:牙齿表面由外侧、内侧、平面→齿龈、回转→面颊内侧由上至下→舌部→上颚→下颚。

9. 口腔黏膜有溃疡者,可选用冰硼散;口唇干燥者,可涂抹润唇膏。

10. 整理用物,清洁后消毒,给老年人安顿舒适体位。

### 七、注意事项

1. 擦洗时动作要轻,特别对凝血功能差的老年人,要避免碰伤口腔黏膜及牙龈。

2. 昏迷老年人忌漱口,需用张口器时,应从臼齿处放入(牙关紧闭者不可用力助其张口)。

3. 舌钳需要用纱布包裹妥当,勿漏出钳嘴,动作要轻巧,防止弄伤牙龈及口腔黏膜,引起出血、感染。纱布不可过湿,以免水分流入气管,引发窒息。

4. 擦洗时须用血管钳夹紧棉球,每次一个,防止棉球遗留在口腔内。棉球不可过湿,以防将溶液误吸入呼吸道,引起呛咳、窒息。

5. 发现痰多时要及时吸出。

6. 每块纱布或是棉球仅可使用一次,不可重复使用。

7. 对长期使用抗生素者,应观察口腔黏膜有无霉菌感染。

8. 观察口腔状况,做好记录,以便日后对照。

### 八、假牙护理

1. 假牙清洁不彻底，易产生口腔异味、滋生细菌、影响食欲、降低肠胃功能、引发口腔溃疡。

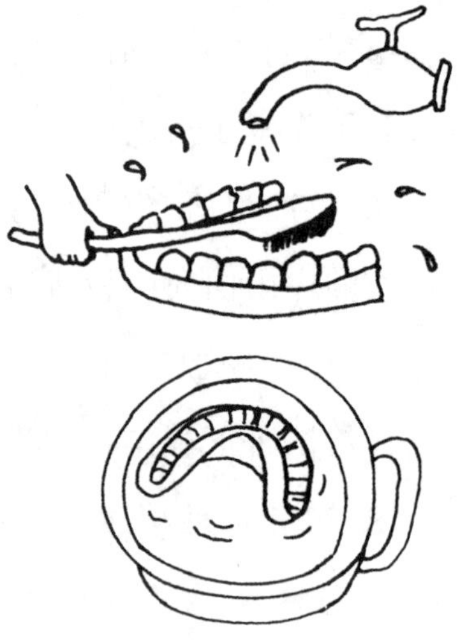

2. 假牙与口腔贴合不稳固，会产生摩擦肿痛、咀嚼疼痛，无法正常进食，形成溃疡，引发牙周病、义齿性口炎等疾病。

3. 清洁假牙时，用清洁片配合清水即可，切不可浸泡在酒精、热水中，导致损坏、变色、变形，降低使用寿命。

4. 饭后，将假牙取下，清洗干净，假牙浸泡在冷水中，加入消毒粉或消毒片除垢，清洁消毒。

图 8-18　假牙清洁法

5. 每晚睡前必须摘下假牙，放入适量的凉水中，再放入一片义齿清洁片浸泡即可。

## 第五节　指甲的清洁护理

### 一、准备工作

1. 准备用物：指甲钳、指甲锉刀、洗手盆、毛巾（若有灰指甲，应备用特殊的指甲钳）。

2. 为老年人安排舒适的体位，可选择平卧或坐姿。

3. 照护者清洗双手后再进行操作。

### 二、清洁程序

1. 照护者站在老人面前，解释操作程序，取得老人的同意与配合。

2. 修剪前，先用温水泡手，使指甲变软，

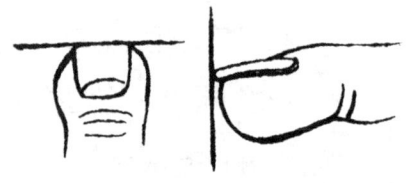

图 8-19　指甲修剪法

以利于修剪。

3. 指甲应剪圆,不可剪得过深,剪后再用指甲锉刀把整个边缘锉平滑。

### 三、注意事项

1. 修剪时动作要轻、慢。

2. 指甲最合适的长度是 1~1.5 毫米。留得太长,指甲内容易积聚污垢。剪得过短,起不到保护指尖的作用。

3. 切勿剪伤指甲与肉相连的间隙部位,以免损伤或感染引发甲沟炎。

## 第六节　足部的清洁护理

### 一、准备工作

1. 准备用物:甲钳、趾甲锉刀、洗脚盆、毛巾等。

2. 为老年人安排舒适的体位,可选择平卧或坐姿。

3. 照护者清洗双手后再进行操作。

### 二、清洁程序

1. 照护者站在老人面前,解释操作程序,取得老人的同意和配合。

2. 洗完脚后要擦拭干净,特别要注意趾间部位,保持脚趾干燥,从而有效预防真菌感染的发生。

### 三、注意事项

1. 足部清洁能去除堆积在脚趾缝间的污垢细菌,舒缓足部疲劳,促进健康。

2. 在去足部角质时动作要轻,避免用力过大而伤害趾甲旁边的皮肤。

3. 每日洗完脚后把脚擦干,在足跟及脚掌部位重点涂防护油,其余部位做辅助按摩。

4. 每天要换洗袜子并经常换鞋。当鞋子挤脚或不合适时,要更换鞋子,否则易使双脚出现老茧、鸡眼和无法消除的压迫疼痛点。

5. 沐足疗法是通过对人体的良性调节以达到治疗疾病、强身健体的作用。如有条件可选择适当沐足,每次沐足时间在20分钟到1小时为宜,可自己做脚底按摩,足部穴位很多,通过穴位按摩,延年益寿。不可过于用力,否则会适得其反。

6. 沐足或热水泡脚的水温以38℃~43℃为宜,忌水温过高,发生烫伤。

7. 对于患有糖尿病的老人,应该仔细观察双足,鞋子应合适,不能过小挤脚,如有异常,记录并报告医生。

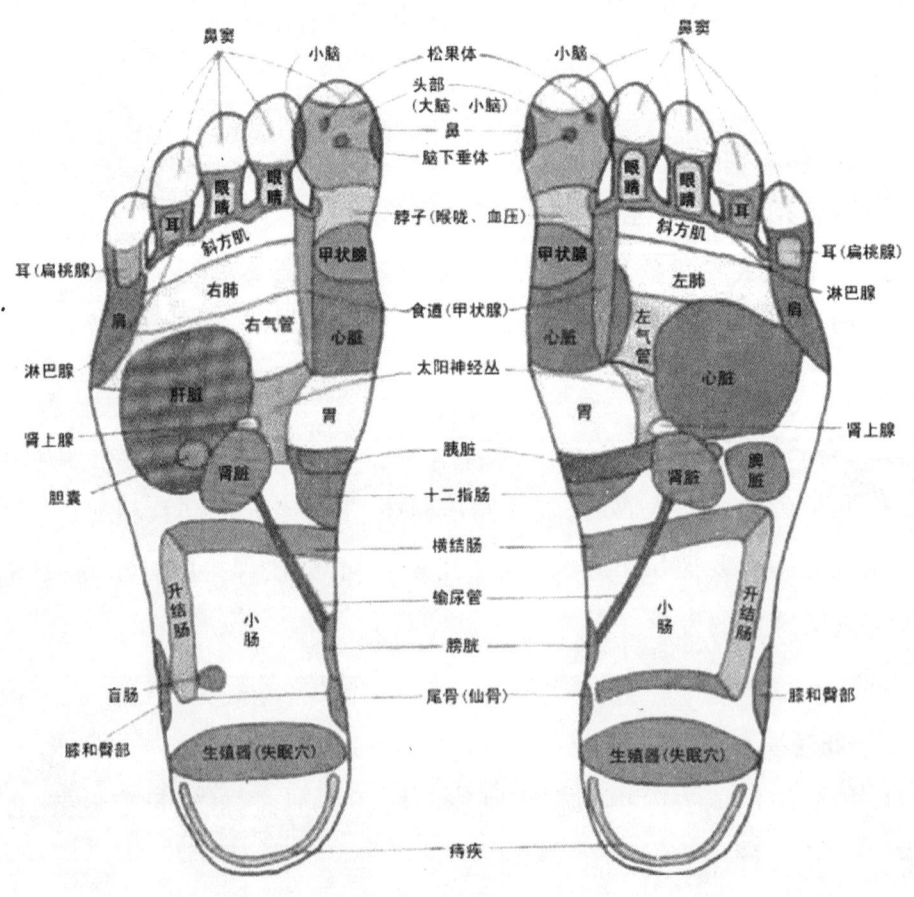

图 8-20　足底穴位

# 第七节　沐浴的清洁护理

## 一、沐浴的目的

1. 沐浴可以清洁皮肤,保持健康,让老年人感到舒适。
2. 沐浴时可做主动与被动的运动,使肌肉做有限度的伸展,促进血液循环。
3. 观察老人的身体是否有异常状况,如皮肤病、压疮等。

## 二、准备物品

1. 干净衣服
2. 毛巾、浴巾、沐浴露
3. 不需洗头发时准备浴帽
4. 沐浴椅

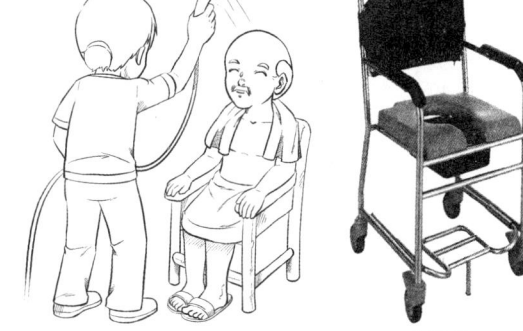

图 8-21　沐浴法　　沐浴椅

## 三、注意事项

1. 地面放置防滑垫。
2. 水温不宜过高,以 40℃~45℃为宜,避免烫伤老人。
3. 关闭门窗,冬季注意室温,可用暖风机,以防受凉感冒。
4. 尽量避开餐前、餐后 1 小时内,应在排泄之后进行沐浴,最好在餐后 1 小时进行。冬季每周沐浴 1~2 次、夏季沐浴 3~4 次为宜。
5. 注意保护老年人隐私。

# 第八节　床上洗发护理

老年人经常洗发不但可以除去污秽和脱落的头发以及头屑,使人清洁、舒适、美观,增加自信心,还可以按摩头皮,促进血液循环。

## 一、准备物品

洗发垫、浴巾 2 条、洗发液、梳子、水盆、水壶、污水桶、电吹风等。

## 二、洗发步骤

1. 操作前向老年人解释清楚，得到配合，并询问是否需要使用便器。

2. 协助老年人斜角平卧，头置于床边，枕头放置在老年人肩背部。

3. 橡胶单及毛巾铺于枕头上，松开衣领并将衣领向内折。

4. 马蹄形垫子垫于后颈部，使老年人颈部枕在凸起处，头在槽中，槽下置污水桶。

5. 棉球塞入双侧外耳道，用眼罩或纱布遮盖双眼，嘱老年人轻闭上双眼。

6. 确定水温是否合适，水温以 40℃~45℃为宜。

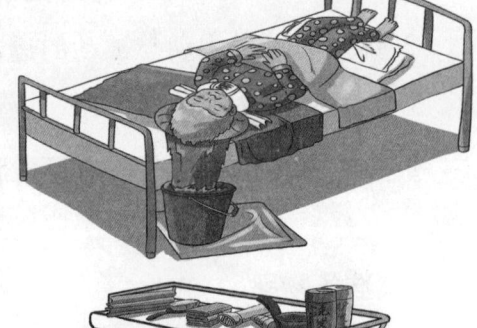
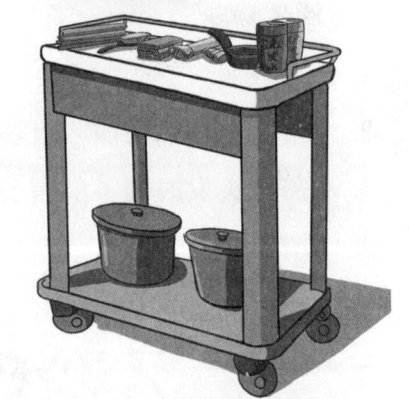

图 8-22　床上洗头法

7. 用水充分打湿头发，倒洗发液于掌心，涂抹头发，再用指腹由发际向头顶部揉搓头发和头皮，用力适中，再用梳子梳去落发，直到洗净为止。

8. 洗发结束，用毛巾包裹头发，一手托头，另一手撤去马蹄形垫，除去耳内棉球及眼罩，用毛巾擦净脸部水迹。

9. 帮助老年人选择舒适体位，用包头的毛巾揉搓头发，再用大浴巾擦干或用电吹风吹干，梳理成老年人习惯的发型。

## 三、注意事项

1. 关闭门窗，室内温度调节为 22℃~26℃。

2. 随时注意观察老年人的状况,如面色、脉搏、呼吸等,如有异常,应立即停止操作,报告医生。

3. 注意水温,防止水温过高烫伤,或水温过低导致老年人受凉。洗毕后,及时擦干头发。

4. 防止洗头水流入老年人双眼及双耳内,避免弄湿老年人的衣服及床单被褥。

# 第九节　胡须的清洁护理

我们鼓励男性老年人自行剃须。对于不能够自理的男性老年人,照护者应当帮助剃须。

## 一、准备工作

1. 使用剃须刀前先检查是否清洁。

2. 按老年人的生活习惯选用不同的剃须水或剃须洗剂,可用湿热毛巾敷三分钟,让水分吸收充分再开始剃须。

## 二、剃须步骤

1. 使用网膜式剃须刀时,保持剃须刀与脸部垂直,以90°直角方向握住剃须刀,动作应轻柔小心,避免剃须刀摩擦面颊。

2. 因为胡须是往下生长,逆向刮除才能让胡须挺立,便于刮净,所以剃须时要由下往上逆向刮除,最后再检查一下刮不到的地方,如:下腭、喉结等处。

3. 剃须后清洗脸部,有需要帮助者,应给予适当的协助。

4. 剃须后,清洁剃须刀和所有物品。

## 个案分享

王伯,82岁,生活可自理,入住一个多月后,护理员发现老人经常挠头皮,并说头皮瘙痒,有很多的头屑,有异味。

讨论:1.王伯的个人卫生存在着什么问题?应该如何改变?

2.照护者应如何为王伯检查及护理?

钟阿婆,92岁,不能行走需坐轮椅,长期需要他人照顾,洗澡时发现脚趾甲很长、很厚,已成钩状。

讨论:1.阿婆的趾甲应怎样处理?能否一次性修剪完成?为什么?

2.照护者应如何护理老年人的指(趾)甲?

徐伯,80岁,患老年痴呆症,与老伴同住养老院。护理员早上清洁卫生时,发现徐伯的假牙泡在水杯里,水比较浑浊并有小虫游动。

讨论:照护者应如何帮助老伯清洁假牙?应该注意什么?

1.熟悉并掌握老年人的皮肤清洁与护理要点。

2.熟悉并掌握卧床老人床上洗头法、口腔护理、假牙护理、指甲的修剪。

# 第九章 疾病的诊辨观察

## 第一节 从步态辨疾病

一、蹒跚步态：行走时挺腰凸肚，走路时身体、臀部左右摇摆如鸭行状，又称鸭行步态。常见于佝偻病、进行性肌肉营养不良、大骨节病、先天性髋关节脱位者。

二、剪刀步态：行步时双下肢伸直，双腿僵硬，因内收肌张力高而致双腿向内交叉，膝部靠近似剪刀样，行走时步态小而慢，常足尖踏地而行，似跳芭蕾舞，形如剪刀。常见于先天性痉挛性瘫痪、双侧大脑或脊髓的病变，如脑性瘫痪或家族性痉挛性截瘫者。

三、公鸡步态：站立时两大腿靠近，小腿略分开，双足似足尖站立，行走时像跳芭蕾舞样呈足尖步行。常见于脊髓病变，如炎症、截瘫者。

四、跳跃步态：表现为下蹲时两膝不能并拢，两腿必须分开，两侧髋关节呈外展、外旋姿势，犹如青蛙屈曲时的后肢，站立时，两下肢轻度外旋，不能完全并拢，呈"外八字"；行走时呈"八字"，快步行走时，由于屈髋受限，步态呈跳跃状，故称之为跳步。常见于患有注射性臀肌挛缩症的小儿，是由于患儿在 1~2 岁期间肌肉注射过多造成的。

五、醉汉样步态：步态不稳、摇摆不定如醉酒状，抬脚缓慢，落地重如跺脚。常见于小脑炎症等小脑病变者。

六、偏瘫步态：患侧上肢内收、旋前、屈曲、摆动消失，下肢僵直并外旋，下肢伸直，举步时将患侧骨盆抬高以提起患侧下肢，然后以髋关节为中心，脚向外甩，足趾擦地，向外画半个圆圈跨前一步，呈画圆弧状，故又称画圈样步态。常见于脑血栓、脑出血疾病的后遗症者。

七、慌张步态：全身肌张力增高，步行时躯干前倾，跨步小心，起步动作慢，但行走后越走越快，有难以止步之势，呈小碎步，步态显得慌慌张张，又称震颤麻痹步态。常见于震颤麻痹综合征者。

八、醉酒步态：行路时躯干重心不稳，步态紊乱不准如醉酒状。常见于小脑疾患、酒精中毒或巴比妥中毒者。

九、跨越步态：患足下垂，为使足尖离地，患肢抬得很高，如跨越门槛之势。常见于腓总神经麻痹导致的足下垂者。

# 第二节　从耳垂纹与外耳道毛辨疾病

耳垂上如见一条上下斜行皱纹，这在很大程度上反映了心脏冠状动脉硬化，供血已不良。男性患者还会表现为外耳道长出长毛。以上现象如在双侧出现或皱纹较深者，则提示病情已较严重。中年即出现者更应及时求医。

# 第三节　从口味异常辨疾病

口味异常，多是体内有某种疾病的可能。

一、口香：多为糖尿病重症。

二、口甜：多为脾胃湿热或年老气阴不足。

三、口苦：多为肝胆有热、胆气蒸腾。

四、口咸：多见于肾虚患者。

五、口酸：多为肝热或脾虚。

六、口淡：多见脾胃虚寒或病后脾虚。

七、口臭：多为消化不良、积食或胃热。

## 第四节　从面容辨疾病

一、结核面容：面色苍白，两颊潮红，午后明显。

二、甲状腺功能亢进面容：眼裂增宽，眼球突出，目光有神，面肌消瘦，皮肤多汗，表情惊愕，兴奋激动。

三、甲状腺功能低下面容：面色苍黄，面部浮肿，眼睑松弛，皮肤干燥少汗，眉发稀疏，表情淡漠。

四、贫血面容：眼睑结膜、口唇、面色苍白，神疲乏力。

五、二尖瓣面容：双颊暗红，口唇紫绀，舌色晦暗。

## 第五节　从眼睑辨疾病

一、上下眼睑水肿：常为肾脏病。

二、下眼睑水肿：多见于肝脏病、心脏病。

三、眼睑区发生水肿，眼睛睁不开仅留细缝：多见于由过敏性皮肤病引起的血管性水肿。

四、眼睑呈半透明状松弛性水肿：多见于甲状腺机能减退。

五、眼睑区呈血玉色实质性水肿：多见于皮肌炎。

六、眼睑松弛、双目外露：多见于面神经瘫痪。

# 第六节　从甲床辨疾病

健康人的指甲色泽粉红。把十个指甲放在阳光下观察，手指上下移动，如指甲表面有闪耀的反射，那就显示整体健康处于极佳状态，体内各器官的功能都完好正常。

## 一、手掌反射区

1. 拇指指甲——反映头、颈部病变。

2. 食指指甲——反映头部以下膈肌以上之间的病变（包括上焦、胸、心、肺等）。

3. 中指指甲——反映膈肌以下至脐之间的病变（中焦、肝、胆、脾、胃等）。

4. 无名指甲——反映脐以下至二阴之间的病变（下焦、肾、膀胱、肠道等）。

5. 小指指甲——反映二阴以下及下肢的病变（二阴、下肢等）。

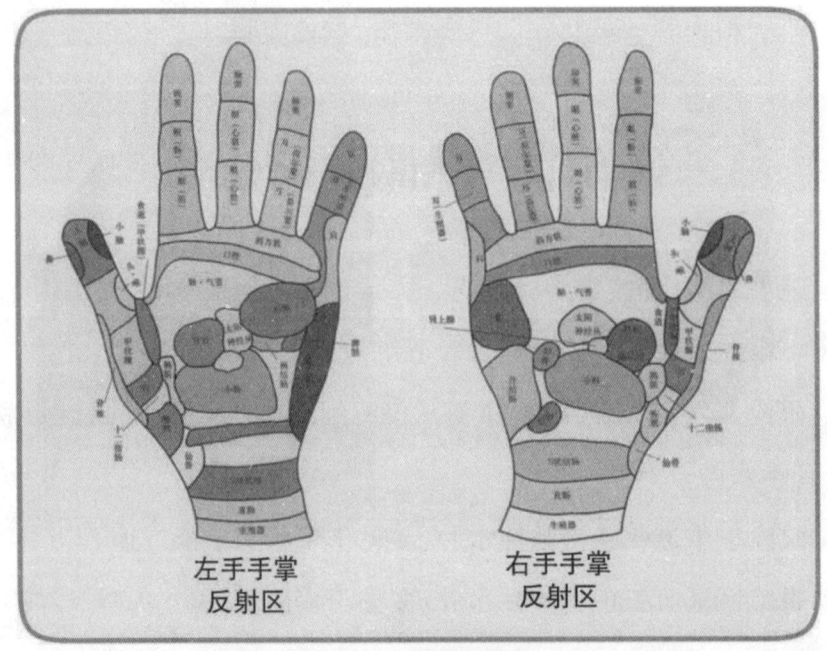

图 9-1　手掌反射区

手指甲代表身体整体的观点,有人称之为指甲胚("全息像")。握手时,五个手指指甲所代表的体部各部加在一起,恰如一个胚胎婴儿。

除了不同手指甲代表不同身体区域、器官外,人们还发现每个指甲的不同区域也同时反映着人体不同部位的情况。每个指甲分为五个区,分别代表身体的不同部位。

**二、甲床色泽辨疾病**

1. 白色——甲床苍白,提示气血虚衰。色白而润,病较轻;枯槁无华且粗糙者,病较重。常见于贫血、营养不良、肝硬化、慢性结肠炎、消化系统疾病、营养不良、锌缺乏等。

2. 红色——甲床红赤,提示气血热证,红赤而润者病轻浅,红赤枯槁者病重深。常见于凝血功能障碍、药物过敏、亚急性心内膜炎等。

3. 黄色——甲床色黄而鲜明,提示病轻,病程短。暗黄提示病重,病程长。常见于肝胆疾病、溶血、甲状腺功能减退、慢性肾上腺功能不全、肾病综合征等。

4. 青色——甲床发青,提示寒征、瘀血、痛证、惊厥。常见于缺氧或使用阿的平、酚酞。久病甲床青而枯槁,提示肝气将绝,预后不良。

5. 黑色——甲床发黑,主寒证、瘀血、痛证。久病出现甲床黑而枯槁无泽。常见于肾气将绝,其病凶险。

6. 深蓝色——肺部受阻所致。常见于气喘或肺气肿。

7. 红白对半——指甲远端为红褐色,近端为玻璃白色,界线分明。常见于肝硬化氮质血症。

**三、指甲纹辨疾病**

1. 指甲有竖条纹——缺乏维生素 A 的表现。

2. 指甲出现横纹——心肌梗塞病人发病前的一个征兆。

3. 指甲过于平坦,勺形指甲——缺铁性贫血、缺乏钙质、缺乏维生素$B_{12}$。

4. 指甲条纹紊乱——脱水和初期肾虚的表现。

5. 两条固定不变的白色条纹——低蛋白血症。

6. 甲床出现孤立的绿色条纹——皮肤癌的一个表现。

7. 指甲宽方——内分泌异常。

8. 指甲厚——血液循环不畅,甲状腺疾病。

9. 串珠状指甲(表面不平)——风湿性关节炎的征兆。

10. 指甲出现云絮状的白点——肠道有问题。

11. 指甲下端的半月形很大——血液循环快速。

12. 指甲下端的半月形很小——血液循环不好,到了极度贫血的时候,半月形就会完全消失。

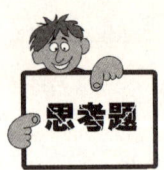

1. 如何从步态辨别疾病?

2. 如何从耳垂纹、外耳道毛辨别疾病?

3. 如何从口味异常辨别疾病?

4. 如何从面容、眼睑辨别疾病?

5. 如何从甲床辨别疾病?

# 第十章 感染控制管理

## 第一节 微生物滋生的条件

### 一、温度

最易于微生物滋生的温度为37℃,有些微生物可生存在低于4℃或高于40℃的环境。

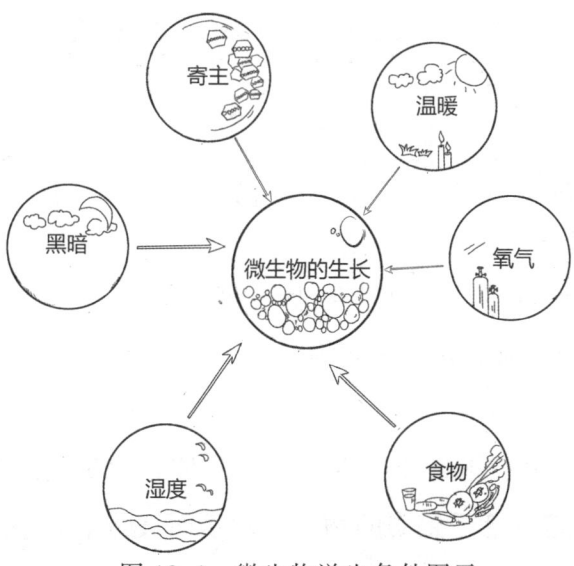

图10-1 微生物滋生条件图示

## 二、宿主

人、动物或食物,均可为微生物生活的环境。

## 三、养分

如糖分、蛋白质、脂肪等。

## 四、酸碱度

大多数微生物生长环境的 pH 值为 5~9,不同种类的微生物生长环境的 pH 值也不尽相同。

## 五、湿度

微生物易在潮湿的环境中生长。

## 六、氧气

不同种类微生物对氧气有不同需求。

1. 需要氧气才能滋生的细菌:喜氧菌。

2. 无需氧气就能滋生的细菌:厌氧菌。

# 第二节 病菌传播方式及途径

## 一、病菌传播方式

1. 直接接触

接近传染者,直接与病源接触,因受感染而致病。如:直接吸入肺结核患者咳出的飞沫而患上肺结核病等。

2. 间接接触

间接接触指病原体离开原本的宿主身体,而依附在物件或其他动物上,然后个体因接触已受感染的物件或动物而被传染或患病。如:使用乙型肝炎病患者使用过的注射器而染上疾病等。

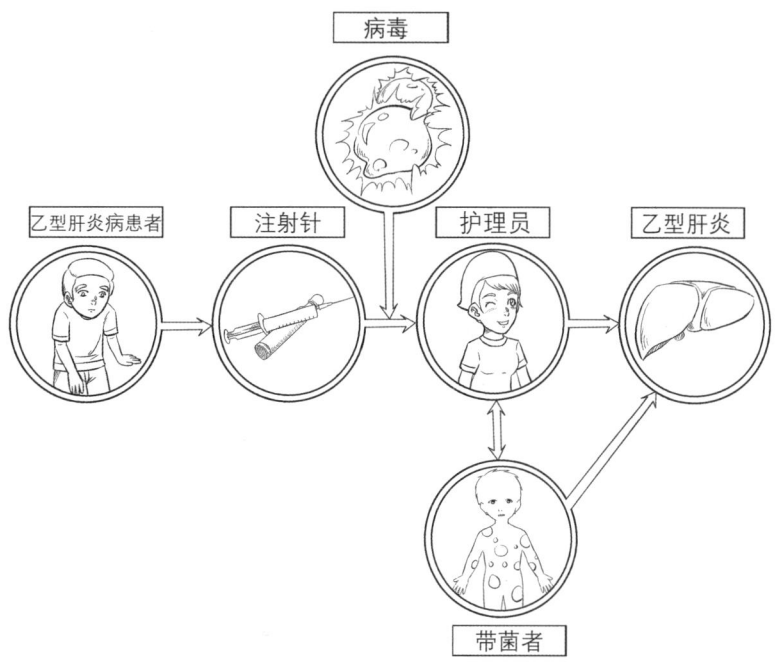

图 10-2　病菌传播方式图示

## 二、病菌传播途径

| 表 10-1　传播途径 | |
|---|---|
| 空气传染 | ·吸入带病原体的飞沫<br>·带病原体的痰液干涸,会令病菌散播于空气中,通过呼吸道进入人体,如感冒、肺结核 |
| 肠道感染 | ·饮用被污染的水或变质的牛奶<br>·进食污染的食物或未经烹调的肉类,如甲肝、霍乱、食物中毒 |
| 接触感染 | ·当皮肤接触到病原体,病原体即会进入人体内,如疥疮 |
| 经血液体液等间接传染 | ·接受带病原体的血液输入,如:乙型肝炎、艾滋病菌<br>·被受污染的带有病原体的针刺伤,或被带病原体的生物、昆虫咬伤,如疟疾 |

# 第三节　院舍内感染因素

## 一、感染分型

1. 交互感染:指在院舍期间受别人传染,或把自身疾病传染给别人,主要原因是没有严格遵守隔离消毒制度或未遵循无菌操作规程。

2. 条件性感染：当患某种疾病时，因抵抗力降低，一些通常不致病的细菌也可引起感染，加重了原来疾病的病情。

3. 人为感染：在接受检查治疗时，如打针、输液、导尿、器械检查等所造成的感染，主要是由于操作者无菌观念不强，违反操作规程，器械、敷料消毒不合格以及环境不洁而造成的感染。

## 二、交叉感染

交叉感染是指医疗单位内人与人之间发生的相互感染。

院舍内交叉感染途径主要有：空气、飞沫、接触、注射、输液等。

院舍内易发生交叉感染的疾病有：乙型肝炎、流行性感冒、急性胃肠炎、细菌性痢疾等。

## 三、按照病原体的来源分

1. 外源性感染，亦称交叉感染或可预防性感染。通常是指病原体来自病人体外，如其他病原体携带者，以及污染的医疗器械、血液制品、病房用物及环境等的院内感染。

2. 内源性感染，也称自身感染或不可预防性感染。引起这类感染的微生物来自病人体内或体表的正常菌群或条件致病菌，包括虽从其他病人或周围环境中来的，但已在该病人身上定植的微生物。例如，肠道、口腔、呼吸道、阴道、尿道及皮肤等部位。人的健康状况不佳，抵抗力下降或免疫功能受损，以及抗生素的应用等因素，可导致菌群失调或使原有生态平衡失调，菌群移位从而引发感染。

## 四、感染的主要途径

1. 空气污染。讲话、咳嗽、打喷嚏经空气、飞沫、尘埃传播，主要造成呼吸道的感染。

2. 通过水和食物传播。如：吃了腐烂不洁的食物，喝生水，餐具消毒不严格，炊事人员带有病原体，配餐人员和医护人员的手污染了食物，如生和熟食品的混放、已变质食品和正常食品的混放、生鲜海产品和熟食品的处理过程的污染等。

3. 接触被污染的衣服、被褥、餐具和便器等。如：导尿管留置导尿时间过长易引起尿路感染。

4. 静脉注射。通过静脉穿刺引起血内感染，轻则引起静脉炎，重则引起败血症。在静脉切开过程中，更易引发感染。

5. 直接接触。医疗器械的使用，如：吸痰器、呼吸器、麻醉器械、雾化吸入器、肺功能检查器械等。呼吸治疗器械的使用易造成革兰氏阴性杆菌的繁殖生长，污染后细菌进入人体造成肺部感染。

6. 布类物品：诊断床的床单、病床的被褥、换药敷料、各种治疗巾，通过病者的分泌物、排泄物、呕吐物污染而引起感染。橡胶制品：医用手套、输液橡皮条反复使用，消毒不严格等。痰杯和便器：排出物直接接触而传染。

## 第四节　感染的控制与预防

一、严格执行无菌操作技术。适当使用消毒剂（衣物、地板、空气）。注意环境卫生的清洁。

二、使用的进入人体组织或无菌器官的医疗用品应达到灭菌要求。各种注射、穿刺、采血器具应一人一用一灭菌。凡接触皮肤粘膜的器具应达到消毒要求。

三、医疗物品使用后按规定进行特殊处理，不可随意乱放。接触老年人的造瘘口、尿袋的更换、吸痰等须戴手套、口罩，以免引起交叉感染。

四、保持个人卫生，养成良好的卫生习惯，餐前便后需洗手。咳嗽、打喷嚏时用纸巾掩住口鼻，揩抹鼻涕后应洗手。切勿使用他人的个人饮食器具、牙刷、剃须刀、抹布或毛巾等。

五、保持整洁的居室环境，消灭虫害，具有充足光线，良好的通风，保持空气流通。

六、食用新鲜水果或蔬菜前要清洗干净,烹调食物时一定要煮熟,防止食入腐烂霉变的食物。正确掌握餐具的消毒方法。

# 第五节　分泌物处理

分泌物又称排泄物,其包括尿液、粪便、痰液、汗液、呕吐物等。

## 一、尿液

### 1. 正常尿液量

(1)白天排尿 4~6 次。夜间排尿 0~2 次。

(2)每次尿量 200~400mL。一昼夜尿量 1000~2000mL。

(3)饮水量、运动、出汗,均可影响尿量。

### 2. 正常尿液色

正常尿液呈淡黄、澄清、透明状。

### 3. 异常尿液

表 10-2　尿液量

| | 时间 | 尿量 | 疾病名称 |
| --- | --- | --- | --- |
| 多尿 | 24小时 | 超过 2500mL | 糖尿病,尿崩症 |
| 少尿 | 24小时 | 少于 400mL 或平均每小时少于 17mL | 心、肾疾病,休克 |
| 无尿 | 24小时 | 少于 100mL 或 12 小时全无尿 | 心、肾疾病,休克 |

表 10-3　尿液色

| 尿色 | 疾病 |
| --- | --- |
| 血尿 | 急性肾炎,泌尿道感染 |
| 茶色尿 | 肝炎 |
| 乳白色混浊尿 | 丝虫病,泌尿系统感染 |

表 10-4　尿液味

| 尿液气味 | 疾病 |
|---|---|
| 氨臭味 | 泌尿道感染 |
| 烂苹果味 | 糖尿病,酮症酸中毒 |

**4. 老年人异常排尿症状**

(1)尿频:排尿次数超过正常范围。

(2)尿急:有尿意时,即刻要排尿。

(3)尿痛:排尿时感到疼痛。

(4)排尿困难:多由膀胱出口以下梗阻而发生排尿延迟、费力、尿线变细、尿流中断等现象。

(5)排尿淋沥:指排尿时尿液淋沥,点滴而出,或在排尿之后还有少量尿液滴出。

(6)尿潴留:指膀胱内尿液不能排出体外。

(7)尿失禁:由于某些原因使膀胱内压超过尿道内压时,尿液不受控制地经尿道流出。

**5. 照护须知**

(1)大多数老年人因小便异常而感到自卑,照护者应给予充分理解,并安慰老人,消除其焦虑和紧张情绪。注意保护其隐私,以增加老年人对治疗的信心。同时与家属进行沟通,取得家庭的支持和帮助。

(2)给予生活指导,睡前 1 小时尽量少饮或不饮水,以免夜尿增加而影响睡眠。适当运动,避免摄入过多的刺激性食物,保证充足的睡眠。

(3)卧床老年人排尿时注意体位的改变,对于卧床者应训练其床上排尿,酌情抬高上身,尽量以习惯的姿势排尿。

(4)卧床排尿不习惯者,嘱尽量放松,可给予小腹部按摩、热敷,利用条件反射,诱导排尿,如听流水声或用温水冲洗会阴部,促进排尿。

(5)经上述处理无效时,可采用导尿术。

## 二、粪便

### 1. 正常粪便及排便次数

形状颜色：正常粪便柔软成形，呈黄褐色。

排便次数：每天 1~2 次，偶尔两天 1 次。

### 2. 异常粪便类型

(1)糊状或水样粪便，常见于消化不良或急性肠炎。

(2)粪便干结坚硬有时呈栗子样，常见于便秘。

(3)扁条状或带状粪便，常见于直肠、肛门狭窄或部分肠梗阻。

(4)柏油样粪便，常见于上消化道出血。

(5)陶土色粪便，常见于胆道完全阻塞。

(6)果酱样粪便，常见于阿米巴痢疾或肠套叠。

(7)暗红色粪便，常见于下消化道出血。

(8)鲜红色粪便或排便后有鲜血滴出，常见于肛裂或痔疮出血。

## 三、痰液

### 1. 异常痰液

**表 10-5　痰液色**

| 痰液色 | 疾病 |
| --- | --- |
| 粉红色痰液 | 大叶性肺炎或肺梗阻 |
| 铁锈色痰液 | 肺结核支气管扩张，肺部肿瘤 |
| 红色痰液 | 肺部绿脓杆菌感染 |
| 绿色痰液 | 慢性支气管炎 |

**表 10-6　痰液味**

| 痰液味 | 疾病 |
| --- | --- |
| 特殊臭味 | 支气管扩张伴化脓性感染 |
| 腥臭味 | 肺脓肿，肺癌晚期 |

表 10-7　痰液形状

| 痰液性状 | 疾病 |
|---|---|
| 脓性痰 | 肺部化脓性感染 |
| 泡沫样痰 | 慢性支气管炎,支气管哮喘等 |
| 黏液性痰 | 支气管炎,哮喘等 |
| 血性痰 | 血液来自口、鼻、咽、气管、支气管、肺泡等 |

**2. 照护须知**

(1)对于长期卧床的老年人,由于体质衰弱、咳嗽无力、痰液黏稠,且不易咳出,应安排合理体位,剧烈咳嗽时采取半卧位或端坐位。在老年人阵咳前,鼓励做深呼吸,定时变换体位,拍背或雾化吸入,每次15~30分钟,可湿润呼吸道,稀释痰液,有利于排痰,降低引起呼吸道感染和肺炎的概率。

(2)老年人突然黏痰堵塞影响呼吸时,要分秒必争,立即用手绢或纱布包住食指,伸向老年人咽部,掏出痰液。必要时使用吸痰器抽吸痰液。

(3)保持室内空气新鲜,温度、湿度适宜,严禁在室内吸烟。令老年人适当多饮水,也可起到稀释痰液的作用。饮食以清淡为主,注意保暖,避免受凉。

(4)遵医嘱给予适量镇咳祛痰药。

**四、呕吐物**

呕吐一般由胃部周围的肌肉突然收缩引起,胃内容物不由自主地经口呕吐出来。

**1. 呕吐的原因**

(1)中枢性:某些药物(如吗啡镇痛药)或中枢性疾病,直接作用于呕吐中枢,引起呕吐。

(2)反射性:来自脑神经的强烈刺激传入延髓呕吐中枢,反射性引起呕吐。

(3)条件反射性:当看到或闻到某些厌恶的食物或气味时,引起胃肠道逆蠕动,发生恶心、呕吐。

(4)疾病:如胃潴留、肠梗阻、便秘、尿毒症、放疗、化疗、高钙血症等引起呕吐。

(5)饮食不当:由于胃发炎、酗酒、饮食不洁、过量食用辛辣食物、暴饮暴食等引起呕吐。

(6)平衡功能失调:由于内耳机能失调,如美尼尔氏综合征等引发呕吐。

(7)外界因素的影响:精神紧张、恐惧、焦虑、多疑、失眠等,均可引起大脑皮层的功能失调,从而影响延髓的呕吐中枢,出现恶心、呕吐。

(8)脑出血:脑外伤造成颅内压增高,呕吐多为喷射状。

### 2. 呕吐的观察

应仔细观察呕吐情况,包括呕吐物的性质、数量、颜色、气味及呕吐次数,及时做好记录。

表 10-8　呕吐物色

| 呕吐物色 | 疾病症状 |
| --- | --- |
| 咖啡色 | 表示胃内出血时间较长 |
| 鲜红色 | 短时间内胃出血 |
| 黄绿色 | 胃液或胆汁 |

表 10-9　呕吐物味

| 呕吐物味 | 疾病症状 |
| --- | --- |
| 腐臭味 | 滞留胃内时间较长的食物 |
| 酸味 | 一般情况下呕吐物 |
| 苦味 | 含胆汁 |
| 粪臭味 | 低位性肠梗阻 |
| 其他 | 颅内压增高时,呕吐呈喷射状,胃幽门梗阻多于饭后呕吐 |

### 3. 照护须知

(1)对于呕吐的老年人应加强心理护理与精神慰藉,照护者要态度和蔼、耐心,不可嫌脏、臭,多关心、安慰老年人,以缓解其精神压力及紧张情绪。

(2)对于昏迷老年人采取去枕侧卧位姿势,或将头偏向一侧,以免呕吐时误吸而导致窒息或发生吸入性肺炎。有假牙者,迅速取出假牙。

(3)注意观察呕吐物的颜色、数量及呕吐的形式。照护者需戴口罩及手套进行操作。

(4)呕吐物尽量吐在容器中。如果呕吐物吐在地面上,必须及时清理呕吐物及周围环境。需先用废纸或废布将呕吐物擦拭干净,丢弃到有盖黄色的垃圾桶内,然后用 1:49 的漂白水浸泡清洗地面。

(5)增加饮水量,防止脱水,呕吐后及时给予清水漱口、洗脸、擦干汗液、更换衣物、保持身体清洁。对昏迷老年人要注意口腔卫生护理,如有假牙者,应做好假牙的清洗与护理。

(6)老年人呕吐后,应安顿至安静环境,多卧床休息,可听听轻音乐,尽量放松紧张的情绪,分散对疾病的注意力。

(7)若在两餐之间出现恶心,可少量多餐,进食少许的饼干或面包等。嘱老年人尽量少吃刺激性的食物,如咖喱、烟酒以及过甜、过咸、油腻、油炸、辛辣的食品。

(8)尽可能进行食疗,多喝热粥、糊类食品、麦片、热牛奶等。尽量少喝冷饮,以及进食难以消化的食物。对胃酸过多的老年人,鼓励多吃一些含有碱的面食,如馒头、烤面包片等,可以中和过多的胃酸。

以上分泌物、排泄物除作为治疗留取标本送医院病检外,其余都应按卫生部要求,明示分类,非正常痰液、粪便均放入处理特殊物品的黄色垃圾袋中,交由专门机构处理。

# 第六节　应对传染性疾病的措施

## 一、传染病疫情报告时限

凡执行职务的医疗保健人员、卫生防疫人员皆为责任疫情报告人。

1. 感染甲类传染病或乙类传染病中的传染性非典型性肺炎、肺炭疽或高致病性禽流感的患者,病原携带者,疑似患者,在城镇应于6小时内、在农村应于12小时内,以最快的通讯方法报告给发病地区所属的卫生防疫机构,同时报出疫情报告卡。省级政府卫生行政部门接到发现甲类传染病和发生传染病爆发、流行的报告后,应于6小时内报告国务院卫生行政部门。

2. 乙类传染病患者、病原携带者、疑似患者,在城镇应于12小时内,在农村应于24小时内向发病地的卫生防疫机构报出传染病报告卡。

3. 丙类传染病病人,应当在24小时内向发病地的卫生防疫机构报出传染病报告卡。

## 二、通报与记录

1. 必须及时通报,对疑似病例及时跟进,严密观察。

2. 记录必须清楚,包括传染病名称,发病者的姓名、症状、体格检查、辅助检查、跟进情况、总结等。

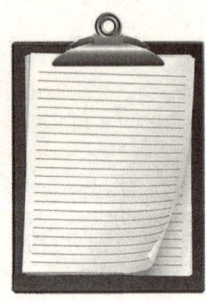

● 了解及掌握传染病爆发的成因和特性

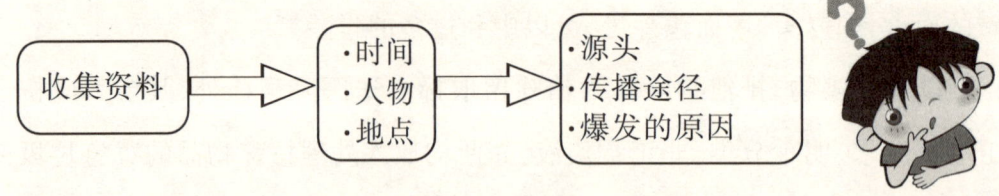

图 10-3　传染病爆发的成因

## 三、疑似传染病例的判断及相应处理

1. 住在同一房间的老年人在短期内相继出现类似或相同的症状。

2. 老年人与工作人员在短期内相继出现类同的症状,应考虑是否形成了交叉感染。

3. 当两位及以上老年人在进食共同的食物后,出现相类似的症状如恶心、呕吐、腹泻、发热等,要考虑是否是食物中毒。

4. 单一个体发生症状,有时也要按照爆发流行病的处理程序处理,如禽流感、"非典"(即非典型肺炎、SARS)等。

5. 做好传染病防治的知识宣教工作,一旦发现情况应做好安顿、隔离工作,或劝其尽早转院接受治疗。

6. 如是传染病爆发,按照疫情报告时限上报有关部门。

7. 做好通报与记录,通知老年人的亲属或监护人。

8. 停止集体活动。

9. 加强疾病的监察(对象为住在养老院的全体老年人和员工),如:每日测量体温,做好记录。

10. 尽量减少不同楼层、不同房间老年人的接触,避免交叉感染。

11. 在传染病流行或爆发期间,限制外来人员探视、参观。

12. 每日呈报新发病例。

**四、传染病爆发期间环境消毒的方法**

1. 用1:49的漂白水清洁家具、地面及厕所,待15~30分钟后,再用清水冲洗并抹干。

2. 染有呕吐物或排泄物的地面,需先用废纸或废布将呕吐物擦拭干净,丢弃到黄色的垃圾桶内(黄色垃圾桶为卫生部所指定的特殊垃圾处理桶),然后用1:49的漂白水浸泡清洗,遵循先清洁后消毒的制度。

3. 仪器表面或金属表面可用吸水力强的抹布蘸取1:4的漂白水抹拭,10分钟后,用清水清洁。

**五、传染病爆发期间被服消毒的方法**

在传染病爆发期间,将被血液或分泌物污染的被服先浸泡在1:49的稀释家用漂白水内30分钟,然后再用清水洗涤、晾晒。

**干预传染病爆发、流行的途径**

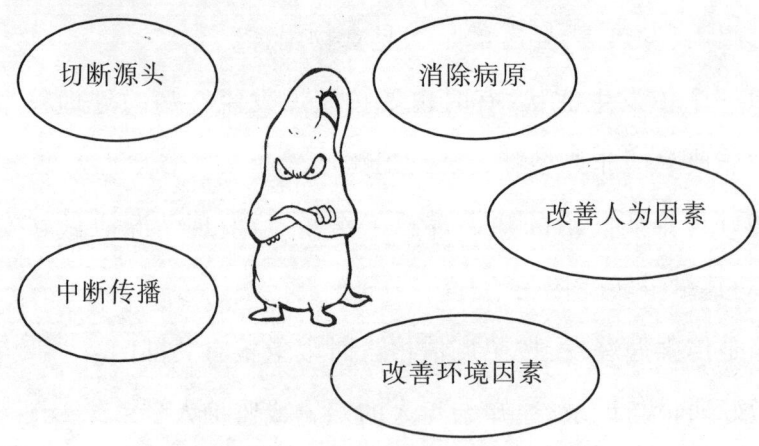

图 10-3　传染病的流行途径

## 六、照护者的防范意识

1. 了解与掌握传染病流行的严重性。

2. 严格执行消毒、隔离制度。

3. 处理血液、排泄物、分泌物及任何污染废物时应穿工作服,佩戴橡胶手套。

4. 懂得佩戴防护口罩、防护眼罩,保护口、鼻、眼,避免在护理过程中沾染带菌者的喷嚏、咳嗽产生的飞沫,飞溅的血液、体液、尿液等而感染。

5. 照护者处理排泄物之后要认真洗手。

**预防传染病的基本原则**

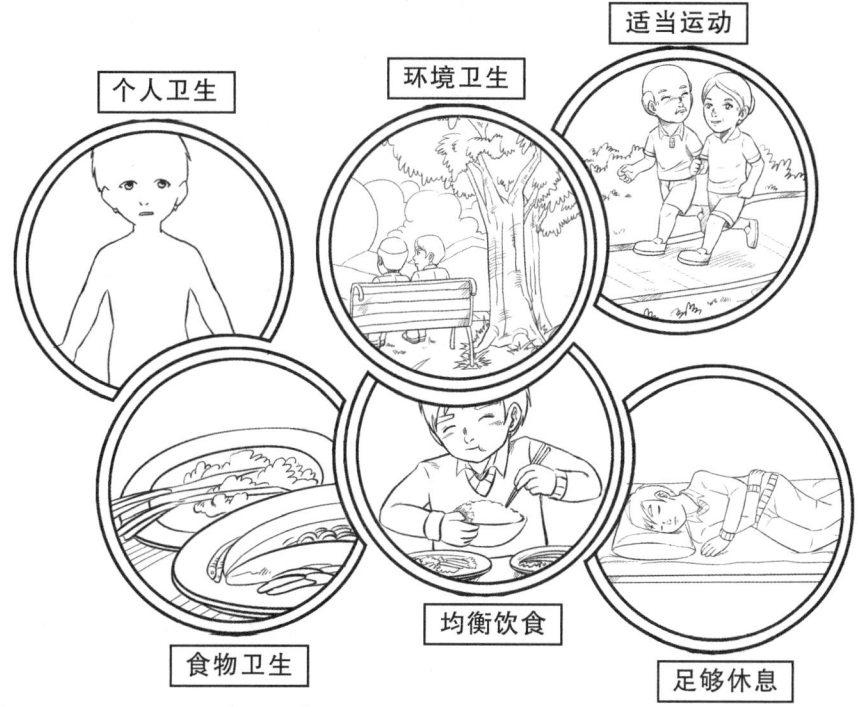

图 10-4  传染病的预防

### 七、防止传染病爆发及流行的措施

- 详细了解与掌握传染病爆发的原因和特性。
- 日常工作中应建立健全各项规章制度,并督导制度的执行情况。
- 制定相应的对策,预防传染病的爆发与流行。

| 表 10-10  传染病流行的措施 ||
|---|---|
| 老年人 | ·注重个人卫生,常洗手,定时更换衣服、被服,做好消毒、洗涤<br>·打喷嚏时用纸巾掩鼻,咳嗽时用纸巾掩嘴<br>·用过的纸巾丢弃于有盖垃圾桶内<br>·如有流感症状,需留在房间内休息,避免出入公共场地,直至症状消失<br>·根据老人症状,重新评估护理级别,并制定患病期间在院舍的照顾护理计划<br>·在医师的指导下合理使用药物治疗 |

续上表

| | |
|---|---|
| 亲友/访客 | ·贯彻执行传染病监察制度<br>·来访者必须登记签到时间,离院时签出时间<br>·遵行院规,如有症状者,勿接受探访 |
| 工作人员 | ·详细了解并且掌握传染病爆发的成因和特性<br>·日常工作建立健全各项规章制度,定期督导制度的执行情况<br>·制定相应的对策,应变计划的处理,预防传染病的爆发与流行<br>·严格遵守传染病控制守则,疑似病例及时上报<br>·积极采用个人防护设施,掌握"七步"洗手法,及五个必须洗手的环节<br>·维持院舍环境卫生,杜绝随地吐痰,保持房间空气清新,定期更换制服 |

# 第七节　传染性疾病的介绍及预防措施

## 一、传染病的分类

1. 甲类传染病:鼠疫、霍乱。

2. 乙类传染病:病毒性肝炎、细菌性和阿米巴性痢疾、伤寒、艾滋病、淋病、梅毒、脊髓灰质炎、白喉、百日咳、流行性脑脊髓膜炎、猩红热、肾综合征出血热、钩端螺旋体、布鲁杆菌病、炭疽、流行性和地方性斑疹伤寒、流行性乙型脑炎、黑热病、疟疾、登革热、肺结核、新生儿破伤风。

3. 丙类传染病:血吸虫病、绦虫病、包虫病、麻风病、流行性感冒、流行性腮腺炎、风疹、急性出血性结膜炎,除霍乱、痢疾、伤寒和副伤寒以外的感染性腹泻。

## 二、常见传染病

### (一)肺结核

即结核杆菌感染肺部所引起的一种对健康危害较大的慢性传染病。

1. 传播途径

主要是由空气传播。带菌者在咳嗽或打喷嚏时所产生的带菌颗粒会在空气中散播。

2. 临床表现

持续性咳嗽、痰中带血、体重减轻、持续性低热、盗汗等。

3. 肺结核分型

(1)原发性肺结核(Ⅰ型)

(2)血行播散型肺结核(Ⅱ型)

(3)浸润型肺结核(Ⅲ型)

(4)慢纤维空洞型肺结核(Ⅳ型)

(5)结核性胸膜炎(Ⅴ型)

4. 预防措施

(1)肺结核病人在急性传染期间,需要住在传染病医院,隔离接受抗结核治疗。

(2)肺结核病人不可随地吐痰,应把痰吐于纸中或痰盂里,然后焚烧或消毒后倒去。

(3)不要对着他人大声说话、咳嗽或打喷嚏。

(4)最好戴口罩,口罩要每天煮沸后清洗,如是一次性口罩,应丢弃至指定的地点。

(5)最好给病人单独的卧室,光线要充足,通风良好,房间要经常消毒,消毒可采用自然通风法、食醋熏蒸法。

(6)对于肺结核病人用过的器皿、用具等耐热物,最简便的方法是煮沸消毒,如食具、衣物等。煮沸时间为 10~15 分钟。

(7)结核病人用过的衣被要经常清洗并在太阳下曝晒,以达到杀死结核杆菌的目的。

### (二)流行性感冒

流行性感冒是由流感病毒引起的急性呼吸道传染病,其中甲型流感病毒容易产生变异。

1. 流感的爆发季节

通常,每年一月、二月、三月、七月、八月为高峰期,但平日也会有个案发生。

2. 流行特征

突然发生,迅速蔓延,2~3周后达到高峰,发病率高,流行期短,大约持续6~8周。

3. 传播途径

主要通过空气飞沫传播,经呼吸道侵入人体,具有极强的传染性。

4. 流感病毒分型

甲、乙、丙三型。

5. 临床表现

流感症状会表现在全身,包括打喷嚏、流鼻涕、发冷、发热、出汗、头痛、骨痛、全身酸痛、肌肉痛、疲倦乏力、咳嗽、鼻塞、食欲不振等。病毒向下沿气管至肺部蔓延,可引发持续高烧、剧烈咳嗽、吐黏液状痰,痰中可带血丝,甚至出现呼吸困难、口唇及手指发绀。严重时会引起肺炎及其他并发症,甚至致命。胃肠型流感,由于大量流感病毒随痰咽入胃肠,出现恶心、呕吐、腹痛、腹泻等症状,大便一日数次,呈液态且带有黏液,但一般无脓。胃肠症状会随体温下降而好转或消失。

6. 预防措施

(1)保持良好的个人卫生,勤洗手,使用肥皂或洗手液并用流动水洗手,不用污浊的毛巾擦手。打喷嚏或咳嗽时应用手帕或纸巾掩住口鼻,避免飞沫污染他人。双手接触呼吸道分泌物后(如打喷嚏后)应立即洗手。

(2)患流感者外出时需佩戴口罩,以免传染他人。在流感高发期,少去人群密集的公共场所,避免感染流感病毒。

(3)室内每天开窗通风,保持室内空气新鲜。按季节气候变化,注意增减衣服。

(4)加强户外体育锻炼,如散步、快走、慢跑、骑自行车、打乒乓球、游泳、做广播体操等,提高身体的抗病能力。

(5)均衡饮食,多吃清淡食物,多吃水果、蔬菜,多饮水,保证充足睡眠,避免过度疲劳。

(6)注射流感疫苗,对于适宜人群,在流感流行季节前接种流感疫苗也可减少感染的机会或减轻流感症状。

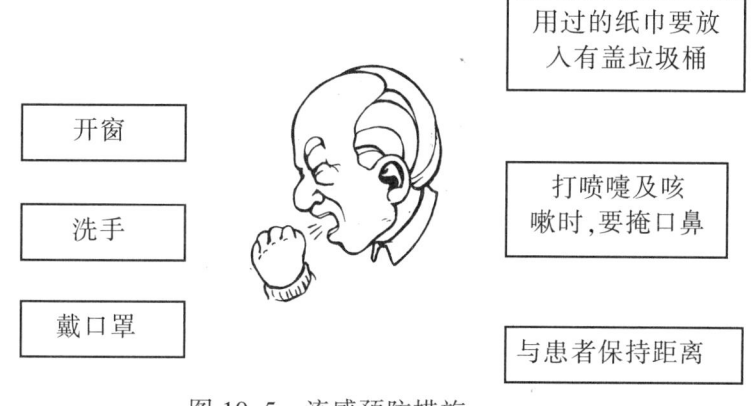

图10-5 流感预防措施

### (三)传染性肝炎

病毒性肝炎有五型:甲型、乙型、丙型、丁型、戊型,分别由相应的肝炎病毒所引起。又分为黄疸性和无黄疸性肝炎。

1. 传播途径

(1)甲型和戊型:主要是"粪—口"途径传播,病从口入,肝炎病毒由带菌者的大便排出,通过手、水、苍蝇污染食物而传染,其中手的传染作用特别大,多表现为急性肝炎。

(2)乙型、丙型、丁型:主要是经血液传播,如误输入带病毒的血液,使用未经消毒的注射器或被污染的针头、注射器、穿刺器械会引起医源性的病毒感染。通过皮肤伤口、破损的黏膜亦可导致病毒感染。乙肝病毒可通过感染者的各种体液,如血液、精液、阴道分泌物、唾液、乳汁、月经、泪液、尿液、汗液等排至体外。

2. 临床表现

出现各类肝炎的症状,具体表现为全身乏力、食欲下降、恶心、腹胀、肝区痛、肝大等。

3. 预防措施

(1)急性传染期间,需要住院接受治疗。

(2)切断传播途径,加强饮食卫生管理、水源保护、环境卫生管理以及粪便无害化处理,提高个人卫生水平。

(3)加强各种医疗器械的消毒处理,注射实行一人一管,或使用一次性注射器,医疗器械实行一人一用一消毒。

(4)加强对血液及血液制品的管理。

(5)接触带菌者后用肥皂和流动水洗手。

(6)注射乙型肝炎疫苗。

### (四)病毒性肠胃炎(诺沃克类病毒感染)

诺沃克类病毒感染由诺沃克类病毒(亦称为小圆结构病毒)所引起的急性肠胃炎。诺沃克类病毒感染会引发个别案例发生,亦可于养老院及学校等处造成大规模食物中毒或急性肠胃炎爆发。所有年龄组的人都有可能受感染。于冬天感染较为常见。

1. 传播途径

主要为病从口入,如食用或饮用被病毒污染的食物或水,接触带菌者的呕吐物、粪便、受污染的物品等。

2. 潜伏期

24~48小时。

3. 临床表现

恶心、呕吐、腹泻、腹痛、发热及其他不适,症状常常维持 12~60 小时。

4. 预防措施

(1)补充足够的水分,接受治疗后,一般可在 1~3 天内自行痊愈。抗生素对该病的治疗无效。

(2)维持良好的个人卫生习惯,特别是餐前便后要洗手。

(3)所有食物,特别是贝壳类海产品,应该彻底煮熟后方可食用。

(4)照护者在清理呕吐物及粪便时须戴手套、口罩,处理后必须清洗双手。

(5)被服及物件表面被污染,应立即用家庭使用的稀释漂白水彻底清洗和消毒。被污染的地方及距离呕吐物两米范围内必须消毒处理。需先用废纸或废布将呕吐物由外至内擦拭干净,丢弃到黄色有盖的垃圾桶内(黄色垃圾桶为卫生部所指定的特殊垃圾处理桶),然后用 1:49 的漂白水浸泡消毒。受污染地面应用漂白水消毒 30 分钟,降低病毒活性,然后再用清水清洗,让地面自然干透。切勿用拖把清理呕吐物,以免拖把消毒处理不彻底,再拖擦其他房间时引起交叉感染。在现场处理过程中,勿让其他人靠近污染区。

**(五)细菌性痢疾**

细菌性痢疾简称菌痢,是痢疾杆菌引起的消化道传染病。菌痢本身和带菌者都是传染源。

1. 传播途径

痢疾杆菌随带菌者的粪便排出,通过被污染的手、食品、水源或生活接触,由苍蝇、蟑螂等媒介间接传播,最终经口进入消化道。

2. 临床表现

主要有发冷、发热、腹痛、腹泻、里急后重、排黏液脓血样大便。中毒型菌痢起病急骤、突然高热、反复惊厥、嗜睡、昏迷,迅速发生循环衰竭和呼吸衰竭,病情凶险。

3. 预防措施

(1)切断传播途径,做好传染源管理工作和保护容易感染人群的宣传工作。

(2)在日常生活中要做好三管一灭:管水、管厕、管理饮食及消灭苍蝇。

(3)要搞好食品卫生,保证饮水卫生,做好疫情报告,出现疫情后,立即找出并控制传染源。

(4)喝开水不喝生水,瓜果蔬菜必须清洗干净,做好碗筷清洗与消毒。不吃不卫生的生冷饮食、不洁的瓜果、腐败变质食物。多吃熟食,少吃凉拌菜,剩饭、剩菜要加热后再吃,做到生熟分开,防止苍蝇叮爬食物,老年人最好不参加大型聚餐活动。

(5)饭前便后要洗手,不要随地大、小便。对病人的排泄物和生活用品应该立即消毒处理。对疫源地,无论是病房还是家庭,都应该及时进行消毒处理。

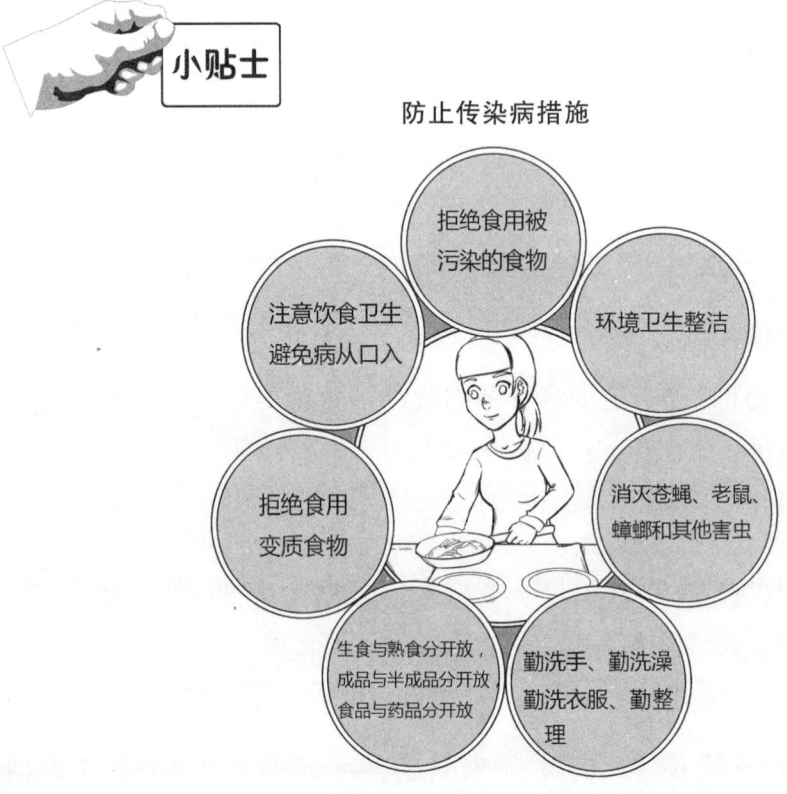

图 10-6　防止传染病措施示意图

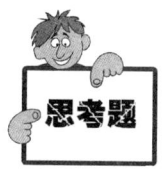

1. 微生物滋生需要什么条件？
2. 病菌是通过哪几个途径进行传播的？
3. 衣物洗涤使用漂白水浸泡的比例及时间如何掌握？
4. 院舍常见的传染病有哪些？
5. 交叉感染的概念是什么？
6. 分泌物包括哪些？
7. 正常人每日的尿量应该是多少？多尿、少尿、无尿的概念是什么？
8. 粉红色痰液与铁锈色痰液多见于什么疾病？
9. 喷射性呕吐多见于什么情况？
10. 昏迷老年人发生呕吐，应该采取什么样的体位更加合适？
11. 何谓尿频、尿急、尿痛、尿失禁、尿潴留？

# 第十一章 老年人的常见问题及护理

## 第一节 尿潴留

### 一、概念

尿潴留是指膀胱内潴留大量尿液而不能自主排出。

1. 完全性尿潴留——尿液完全潴留膀胱。

2. 不完全性尿潴留——排尿后仍有尿液残留。

3. 急性尿潴留(急性发作者)——急性尿潴留时膀胱胀痛,尿液不能排出。

4. 慢性尿潴留(缓慢发生者)——常无疼痛,经常有少量持续排尿,又称假性尿失禁。

### 二、病因

1. 尿潴留是由于尿道口变窄或尿路梗阻导致排尿不畅所致,如尿道水肿、结石、尿道狭窄、外伤、前列腺增生、肿瘤、急性前列腺炎、脓肿、膀胱肿瘤、膀胱颈肥厚等。

2. 神经因素：各种原因所致的中枢神经疾患以及糖尿病等所致的自主神经损害。

### 三、照护须知

1. 加强心理护理。针对老年人的心态，给予耐心细致的解释和安慰，消除其不安心理，缓解其窘迫及焦虑不安的心情。消除其因尿潴留而产生的紧张心理，增强其自行排尿的信心，鼓励其尽可能慢慢自行排尿。

2. 尿潴留时，膀胱容量增大，老年人常感下腹胀痛、排尿困难，照护者应及时报告医生，及时采取有效措施，以减轻痛苦。

3. 下腹部热敷或轻轻按摩以刺激膀胱肌收缩，引起排尿反射，试行排尿。

4. 提供舒适的环境。当老年人在床上排尿时，用屏风遮挡，以达到视觉隐蔽的效果，使其安心排尿。

5. 经以上处理仍不能自行排尿者，可在严格执行无菌操作前提下，行导尿术。

## 第二节　尿失禁

### 一、概念

尿失禁是指由于膀胱括约肌损伤或神经功能障碍而失去排尿控制能力，尿液不自主地由尿道流出。失禁既是社会问题也是个人卫生问题。老年人的失禁是很令人难堪的问题，既有社会影响也有心理影响。失禁使老年人尴尬且不敢出门，给生活带来诸多不便与困扰。

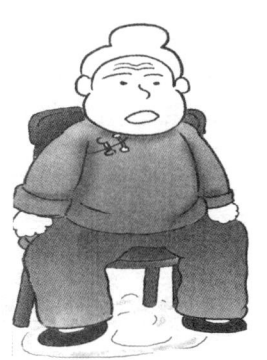

图 11-1　尿失禁

尿失禁是一种比较常见的临床表现，多发生在女性、老年人身上，特别是患神经系统疾病者及长期卧床的老年人身上。

## 二、病因

1. 老年人的活动能力有限,行动缓慢、环境因素等使得老年人来不及如厕,如距离厕所太远、睡床太高、上下床不便等,造成尿失禁。

2. 神经系统疾病造成尿失禁,如脑中风、老年痴呆症、帕金森症、脊髓神经损伤、糖尿病等。

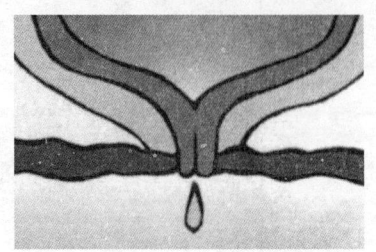

图 11-2　盆骨底肌肉松弛

3. 盆骨底肌肉松弛,如妇女因生育过多及缺乏产后锻炼或子宫脱垂,当咳嗽、打喷嚏、大笑、跑步等时,使腹部及膀胱压力增加,会造成小便失禁。

4. 其他原因,如骨盆外伤、尿道括约肌损伤、前列腺炎、前列腺肥大、膀胱炎、膀胱结石泌尿道感染、药物反应等。膀胱阴道瘘管多是手术放射治疗后(癌症)造成的。

## 三、尿失禁产生的问题

1. 尿失禁后老年人的衣裤湿透,不舒适,会产生异味,影响自身及环境卫生。

2. 不及时更换,尿液对皮肤产生刺激,会出现红疹,造成皮炎。

3. 让老年人感到羞耻,失去自尊、自信。

4. 由于担心外出时会发生尿失禁,因而老年人的外出及社交活动的参与会受到影响。

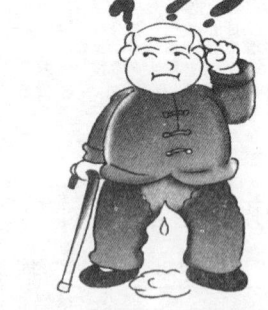

图 11-3　尿失禁的问题

## 四、尿失禁的主要类型及其护理

尿失禁类型主要有:暂时性尿失禁、压力性尿失禁、急迫性尿失禁、满溢性尿失禁、功能性尿失禁、夜溢性尿失禁。

1. 暂时性尿失禁

(1)引起原因:暂时性尿失禁是心理问题的一种表现,急性精神错乱、心理性忧郁症、泌尿系统感染等导致老年人膀胱排空能力减退,排便后清洁不当,或导尿管放置不当均会造成老年人暂时性尿失禁。

(2)护理:心理辅导。

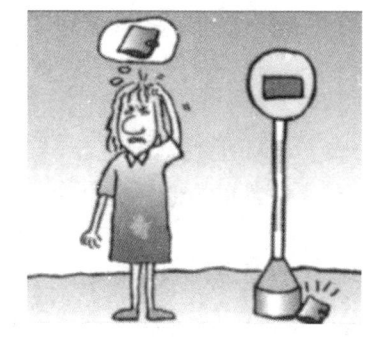

图11-4　暂时性尿失禁

2. 压力性尿失禁

(1)引起原因:咳嗽、大笑、打喷嚏等导致腹压突然增加造成尿失禁,也可见于肥胖或多次生育后妇女,因为尿道括约肌松弛导致尿失禁。

(2)护理:减肥、骨盆肌肉运动、外科手术。

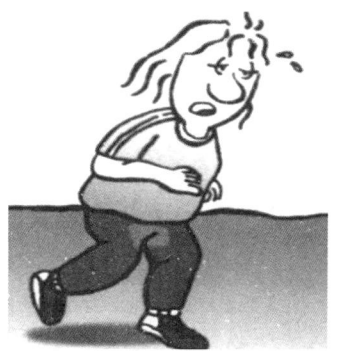

图11-5　压力性尿失禁

3. 急迫性尿失禁

(1)引起原因:老年人有便意时急需上洗手间,若短时间内不能够到达厕所,则会溢出尿液。

(2)护理:膀胱训练,药物治疗。

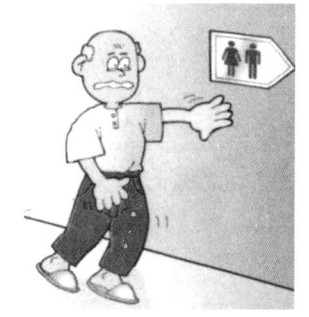

图11-6　急迫性尿失禁

4. 满溢性尿失禁

(1)引起原因:由于膀胱松弛,收缩困难,导致过度膨胀,或尿道口阻塞致尿液不易排出,尿液贮留在膀胱内,过度充盈时溢出。多见于男性前列腺增生、肥大等。

(2)护理:前列腺肥大增生者可选择手术或药物治疗消除尿道梗阻;膀胱神经出

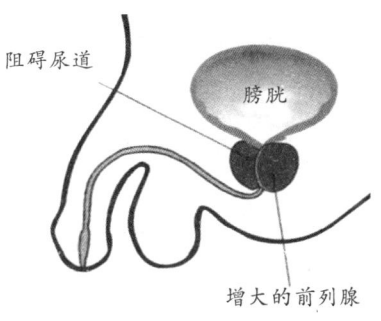

图11-7　满溢性尿失禁

现问题者需接受导尿法治疗。

### 5. 功能性尿失禁

（1）引起原因：老年人由于行动不便，前往厕所的能力不足而导致尿失禁。常发生于伤残人士，老者，患中风、帕金森氏症、骨折、关节病变等的人士。

（2）护理：根据老年人的需要提供辅助器具（如便椅、便盆、尿壶）及康复治疗。

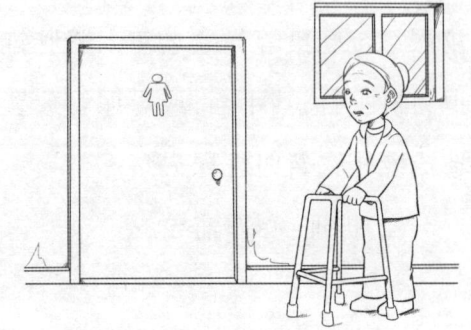

图 11-8　功能性尿失禁

### 6. 夜溢性尿失禁

（1）多于熟睡时不察觉便意而遗尿。失禁只发生在睡觉时。

（2）护理：在入睡前尽量少饮水，减少夜间排尿次数。

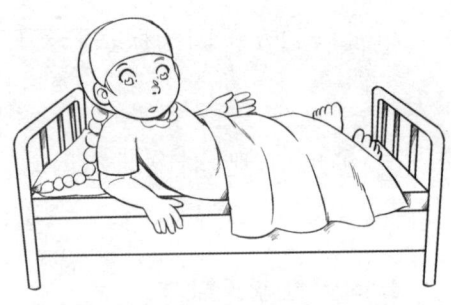

图 11-9　夜溢性尿失禁

## 五、照护须知

1. 给予心理疏导，让老年人保持乐观、豁达的心情，照护者应尊重老年人的人格，多给予安慰和鼓励，帮助老年人克服害怕、焦虑、紧张、内疚、尴尬等情绪，使其树立信心，学会自己调节心境和情绪。保持良好的如厕习惯。以平和的心态，积极配合治疗和护理。

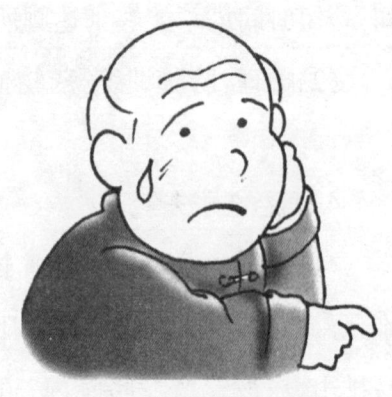

图 11-10

2. 如进入新的环境，让老年人尽快熟悉厕所位置，以便能及时如厕。提供适合老年人使用的卫生间。

3. 对行动不便者,根据其需求,选择适当助失禁物品,如便椅、便盆、尿壶、尿垫、尿裤、尿套等。

4. 养成良好的生活习惯,摄取足够的水分,保持正常的排尿习惯,入睡前限制饮水,以减少夜间尿量。

5. 如患有泌尿系统感染、阴道炎、尿道炎等,应积极参加治疗,控制感染。糖尿病者应积极控制血糖水平。

6. 养成大小便后由前往后擦拭的习惯,避免尿道口感染。做到每日清洗外阴部,无异味,勤换内裤。

7. 对于卧床老年人,做到勤洗、勤换,保持床铺干净整洁,室内空气清新。对神志不清、长期卧床的老年人,可选用尿垫或尿裤,床上加用中单,随时检查并及时更换。

8. 男性老人可用尿壶接尿或使用尿套。在使用尿套时要选择合适的尿套尺寸,操作时尽量将尿套完全包住阴茎部,尿套口的上端用纸胶布缠绕粘贴,松紧度要适合。切记胶纸不要粘贴住阴毛。

9. 对长期患尿失禁的老年人,采用留置导尿管时,需定时放尿,避免尿液浸渍皮肤,发生压疮。

10. 为减轻压力性尿失禁,需要加强膀胱训练,多做骨盆肌肉运动。鼓励老年人独立如厕。

11. 每次小便时应尽量排空膀胱内的尿液。养成按时排尿的习惯,不要憋尿。外出时尽量提前排空膀胱。

### 六、骨盆底部肌肉运动训练

为加强控制尿道括约肌,预防咳嗽、大笑、打喷嚏时出现遗尿,可做骨盆底部肌肉运动。

每日最少练习4~6次,每次做10遍。此练习可以随时随地进行,不受场地的限制。做此运动时不要憋气,不应使用腹部、大腿、臀部的肌肉。

1. 仰卧训练

(1)老年人双腿分开约 45°。

(2)集中注意力收紧会阴部肌肉(犹如忍小便)5~10 秒。

(3)然后放松 10 秒。

(4)重复 10 遍。

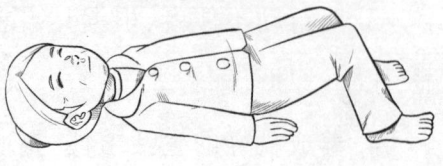

图 11-11　仰卧训练

2. 坐位时训练

(1)老年人坐稳在椅子上。

(2)两腿分开、双脚着地。

(3)身体略向前倾。

(4)紧缩尿道及肛门括约肌周围的肌肉(像阻止尿液流出一般)。

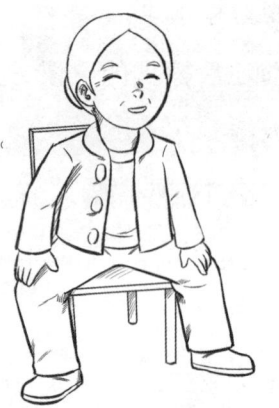
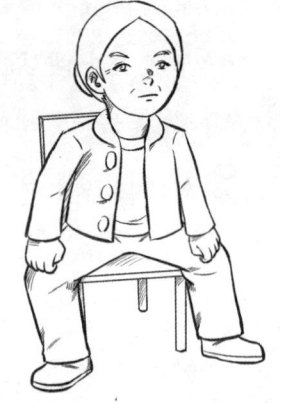

图 11-12　坐位训练

(5)休息 5 秒后再重复。

(6)重复 10 遍。

3. 站立训练

(1)老年人双腿略分开,与双肩平行。

(2)集中注意力收紧会阴部肌肉,维持 5~10 秒。

(3)然后放松 10 秒。

(4)重复 10 遍。

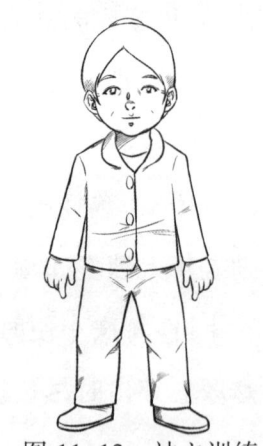

图 11-13　站立训练

## 七、注意事项

1. 在对男性留置导尿管时,给男性老年人尽量使用尿套做假性留置导尿,在引流尿液时,需注意阴茎及会阴周边的皮肤情况,必须保持皮肤清洁、干爽,定时清洗会阴部。

2. 皮肤出现红疹、水疱,或因感染出现异味时,不可再使用尿套。

3. 尿袋放置应低于老年人膀胱,避免尿液回流,引起尿道炎,每天必须清洁尿袋并倒掉尿液。

4. 定时更换导尿管,且必须严格进行无菌操作,防止泌尿道感染。

5. 切勿拉扯、扭曲、剪断导尿管,应保持引流管的通畅。

6. 注意导尿管有否渗漏或潴留现象。

7. 记录使用导尿管的期限,记录每日尿量、尿色及其他性状,发现异常情况应及时报告医生。

## 八、改善方法

1. 照护者不应责怪或谩骂老年人,应表现出对老年人的关怀,多给予鼓励和指导,定时检查及督促老年人如厕。

2. 对于行动不便的老年人,如有需要者,及时给予使用助失禁物品,如便盆、便壶、便椅等。

3. 对于易失禁的老年人,在夜晚可将消毒干净的便壶、便盆放置在老年人的旁边,以备需要时急用。

4. 尽量少用尿裤或尿套,减低老年人的依赖性,降低感染率。

5. 加强骨盆底部肌肉运动训练,养成良好的如厕习惯。

# 第三节　大便失禁

## 一、概念

由于肛门或周围神经损伤,肛门括约肌失去控制能力,导致粪便不自主地排出,出现粪便遗漏,又称排便失禁或肛门失禁。

1. 完全失禁——对干便和稀便都不能控制。

2. 不完全失禁——能够控制干便,不能控制稀便和气体。

## 二、病因

1. 神经肌肉系统的病变或损伤,如中风、老年痴呆症等;直肠、会阴手术后。

2. 肠道疾病,如炎症性肠病、感染性腹泻、直肠肿瘤、憩室等。直肠感觉异常、肛门括约肌压力降低、神经肌肉功能紊乱等。

3. 精神障碍,如情绪失调等引起粪便堵塞,若除去诱因可恢复排便功能。

4. 滥用泻剂。

## 三、常见因素

1. 满溢性大便失禁——因长期便秘引起。

2. 直肠大便失禁——因大脑损伤或脊髓损伤引起。

3. 症状性大便失禁——因各种腹泻引起。

## 四、照护须知

1. 加强心理护理。大便失禁的老年人心理压力比较大,常感到自卑和忧郁,期望得到理解和帮助。应尊重老年人的人格,给予安慰和鼓励,使其树立信心,积极配合治疗和护理。

2. 进行健康宣教,鼓励多饮水、多运动,养成固定时间排便的习惯,帮助老年人重建排便的控制能力。

3. 在排便训练计划未完成前,可适当地使用尿裤或尿垫。

4. 对排便无规律者,应酌情定时给老年人使用便盆以试行排便,逐渐重建排便的控制能力。

5. 观察排便反应,应了解老年人排便时间的规律,观察排便前表现,如多数老年人因进食刺激肠蠕动加快而引起排便,则应在饭后及时给老年人使用便盆。观察大便颜色、质地、量有无异常,做好记录。

6. 减少粪便污染,每次便后用温水洗净肛门周围及臀部皮肤,保持清洁干燥,以防褥疮产生。做好皮肤护理,使用柔软透气的尿垫或尿裤,床上使用透气性能好的中单。

7. 保持肛门周围皮肤清洁,使肛门周围皮肤完整,可涂油膏,切忌涂爽身粉。

### 五、注意事项

1. 严密观察皮肤,防止压疮产生,注意保护会阴部和肛门周围皮肤,以防破溃。

2. 肛周皮肤因频繁排便刺激而发红者,可用氧化锌软膏涂搽,严重者可局部理疗,每次 20~30 分钟。

## 第四节　腹泻

### 一、概念

肠蠕动增快,排便次数增多,粪便稀薄或成水样,称腹泻。

### 二、病因

1. 非传染性

(1)饮食不当:如吃得太多、太杂,过于油腻,过冷,或食物放置过久而发生腐败变质,从而产生细菌、毒素污染。

(2)过敏性腹泻:因吃了容易引起过敏的食物而致腹泻。

(3)外界不良因素:受凉、过热、精神情绪不佳,或过分紧张、受惊吓,也会引起腹泻。

(4)其他:非特异性溃疡性结肠炎、糖原性腹泻病等。

(5)药物引起的腹泻:泻药、高渗性药、拟胆碱能药、抗菌药和某些降压药或抗心律失常药等。

2. 传染性

(1)病毒感染:轮状病毒、Norwalk 病毒、肠腺病毒感染。

(2)细菌感染:主要是大肠杆菌和痢疾杆菌感染。

(3)寄生虫感染:梨形鞭毛虫、隐孢子虫感染可致小肠非炎症性水泻。溶组织阿米巴侵犯结肠时引起炎症、溃疡和脓血腹泻。

(4)食物中毒:食用被金黄色葡萄球菌、蜡样芽孢杆菌、产气夹膜梭状芽孢杆菌、肉毒杆菌等毒素污染的食物而致,多表现为非炎症性水泻。若是食物中毒,一定要保留大便标本。

(5)旅行者腹泻:多是在旅途中或旅行后发生的腹泻。多数为感染所致,病原体常为产毒性大肠杆菌、沙门氏菌、梨形鞭毛虫、溶组织阿米巴等。

### 三、临床表现

1. 炎症性腹泻:表现有发热或低烧、脓血便、左下腹部疼痛,伴有排便里急后重感等。

炎症性腹泻会传染,因老年人免疫力低,更易被传染。老年人一旦出现发热、脓血便等症状就应及时转送医院接受治疗。

2. 非炎症性腹泻:表现为水样便,伴有脐周绞痛等症状,老年人易发生脱水、低血糖及电解质紊乱现象。

确诊为非炎症性腹泻的老年人切忌滥用抗生素,以免使肠道菌群失调。

### 四、照护须知

1. 适当地卧床休息,减少老年人体力消耗,注意腹部保暖,减少肠道机械性刺激,避免腹部按压或按摩。

2. 鼓励老年人多饮水,尽量减少食物对肠道的刺激,食用流质饮食或少渣半流质食物,适当补充一些营养丰富且易消化的食物,如藕粉、豆浆、细面条、豆腐脑、小米粥等,并做到少食多餐、细嚼慢咽,以利于营养素被机体消化吸收。

3. 注意复合维生素 B 和维生素 C 的补充,如多饮鲜橘汁、番茄汁、菜汤等。

4. 肛周护理:每次便后用软纸轻擦,温水洗净,并涂润肤油保护肛门周围皮肤。切忌涂爽身粉。

7. 观察排便情况,包括粪便的性质、颜色及腹泻次数,并报告医生。需要时保留标本送验。

8. 疑似传染病者,按隔离要求给予隔离治疗与护理。

9. 腹泻基本停止后,可供给低脂少渣半流质饮食或软饭,少食多餐,以利于消化,如面条、粥、馒头、软米饭、瘦肉泥等。仍应适当限制含粗纤维多的蔬菜水果等的摄入,并由此逐渐过渡到正常普通餐饮。

### 五、注意事项

1. 加强健康教育,向老年人宣教有关腹泻知识,注意饮食卫生,养成良好的个人卫生习惯。

2. 了解老年人是否使用过缓泻剂或症状与饮食有无关系。

3. 注意老年人腹泻时的日排便次数、量、性状,有无脱水现象。

4. 老年人腹泻时切勿禁食,以免发生不可逆转的低血糖反应、心脑血管意外而危及生命。

5. 腹泻时避免给老年人进食纤维多、易发酵、过冷、过热、刺激性的食物,腹部要注意保暖。

6. 腹泻易导致机体丢失大量的盐类及钾、钠、钙、镁等阳离子,出现电解质紊乱,发生心律失常,甚至猝死。由于水分丢失,人体处于脱水状态,血容量减少,血液黏稠度增加,血流缓慢,容易形成血栓。

### 六、改善方法

1. 腹泻期间告知老年人应卧床休息,不必恐慌,配合治疗,早日康复。

2. 按时按量服用医生给予的药物,不可随意加减剂量。

3. 腹泻期间注意腹部保暖,保持舒适的体位,减少体能的消耗。

4. 饮食宜清淡、易消化,不吃油腻、生冷食物,牛奶、豆浆暂时少饮或不饮,以免引起腹胀。

### 七、收集粪便标本的指引

1. 避免粪便样本与尿液或冲厕所的水混杂。

2. 抹在卫生纸上的粪便不可作为样本。

3. 收取的样本约2粒花生米大小即可。

## 第五节 便秘

### 一、概念

排便习惯因人而异,若排便次数减少且间隔延长,易造成粪质干硬。排便时有刺痛,甚至有出血,并伴有明显排便困难的情况,称便秘。

### 二、诱因

1. 心理因素,如抑郁、恐惧、紧张、情绪激动等,都会使大脑功能紊乱,影响正常排便。

2. 长期卧床、身体虚弱、某些疾病引致消化及消化道活动减慢,吸收功能减弱,肠蠕动较慢等。

3. 肥胖者或缺少运动者,特别是久病卧床或乘坐轮椅的老年人,缺乏运动性刺激而导致便秘。

4. 环境突然变化,没有养成定时排便的习惯,忽视正常的便意,日久引起便秘。

5. 日常缺乏饮食中的水分和纤维素的摄入,如蔬菜、水果等。

6. 老年人患有痔疮会降低肛门的敏感性,抑制大便的神经反射,令大便排出困难。

7. 由于肛裂或肛门附近损伤,引起大便时的痛楚,会令老年人抑制及减少排便的次数,久而久之,亦会引起便秘。

8. 药物副作用,某些药物会引起便秘。依赖缓泻剂者,会使便秘更为严重。

### 三、便秘的并发症

1. 肛肠疾患:便秘时粪便干燥,会直接引起肛门直肠疾患,如直肠炎、肛裂、痔疮等。

2. 胃肠神经功能紊乱:便秘时,粪便潴留,有害物质被吸收会引起胃肠神经功能紊乱而致食欲不振、腹部胀满、嗳气、口苦、肛门排气多等情况。

3. 形成粪便溃疡:较硬的粪块压迫肠腔,使肠腔狭窄,阻碍了结肠扩张,使直肠或结肠受压,从而形成粪便溃疡,严重者可引起肠穿孔。

4. 结肠癌:因便秘而使肠内致癌物长时间不能排除,易患结肠癌。

5. 诱发心脑血管疾病发作:因便秘而用力增加腹压,屏气用力排便,造成心脑血管疾病发作,如诱发心绞痛、心肌梗塞、脑中风、猝死等。

### 四、照护须知

1. 了解老年人的排便习惯,给予耐心解释及指导,以消除老年人的紧张情绪。

2. 养成良好的排便习惯,不要人为地控制排便感。容易发生便秘者一定要注意把排便安排在合理时间,定时如厕。

3. 排便时,避免用力屏气,以免引起心脑血管意外及心脏病突发。

4. 如病情允许,老年人取坐位排便,床旁可置便椅,卧床老年人可酌情抬高上身,以利排便。

5. 如老年人排便后感到疲劳,或患有心脏病者因排便用力出现不适反应时,及时通报医生。

6. 多饮水,多食含纤维素高的蔬菜与水果。蔬菜中以茭白、韭菜、菠菜、芹菜、丝瓜、藕等含纤维素多,水果中以柿子、葡萄、杏子、鸭梨、苹果、香蕉、西红柿等含纤维素多。

7. 锻炼身体,多做运动,如散步、慢跑、打太极拳等。

8. 腹部按摩:双手交叠,以逆时针或顺时针方向做环状按摩,以刺激肠蠕动帮助排便。

9. 使用泻剂的原则是交替使用各种泻药,对老年人避免使用强性泻药。肛门口有硬结大便不能排出时,可用手轻轻抠出大便,照护者操作时需戴一次性手套或指套,先在指套上涂抹润滑油,操作时动作要轻,不可损伤肛周皮肤。

### 五、便秘的防治

1. 作息定时,适量地运动,如散步、打太极拳等,保持心情舒畅。

2. 饮用适量的液体,如温开水、清汤、果汁、奶制品等。

3. 多食用粗粮,如全麦面包、燕麦片、糙米等含膳食纤维较多的食品,做到粗细粮合理搭配,注意饮食均衡。

4. 多吃季节性水果。

5. 养成定时排便的习惯。

6. 缓泻剂只可在短时期内使用,不可长期依赖。

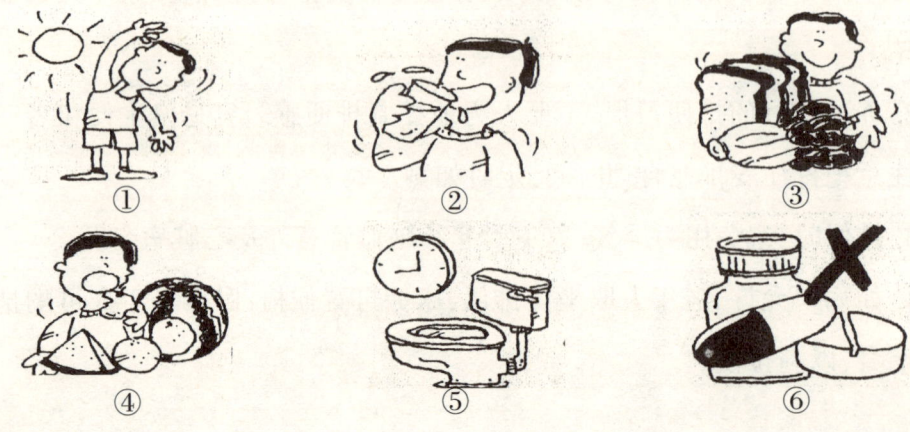

# 第六节 疥疮

## 一、概念

疥疮是由接触名为疥螨的病原体引起的一种皮肤病。

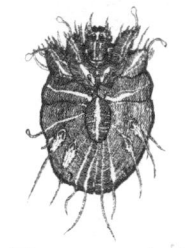

图 11-14 疥螨

## 二、传播途径

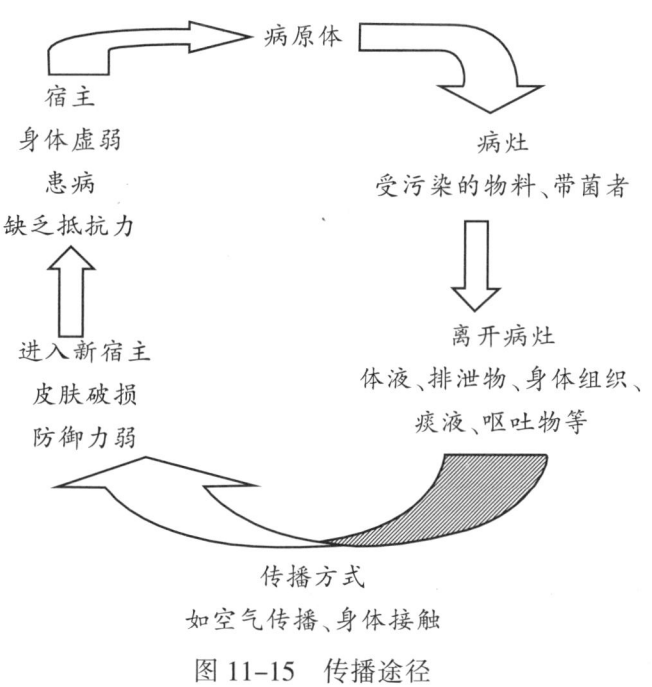

图 11-15 传播途径

1. 直接接触或因衣服被褥带螨虫而传播。

2. 潜伏期 2~6 周。

3. 可能反复感染,再度患上疥疮后,1~4 天症状便会出现。

4. 多发生在颈部以下的部位。

## 三、临床表现

疥疮主要表现为受感染者皮肤出现刺痒,夜间甚重。范围多为手指尖的皮肤、手腕、腋窝、臂部、腹股沟、肘部、乳头、下腹皮肤褶皱处等。面部及头皮通常不受影响。

由于皮肤有疥螨寄生，雌性疥虫会钻入皮肤表皮，出现线状皮下隧道，并在其内产卵繁殖，分泌物和排泄物引起的过敏反应，形成皮肤瘙痒、丘疹、水疱、脓疱等皮肤病症状。

### 四、疥螨的检查方法

1. 寻找隧道的方法

用蓝墨水滴在可疑隧道皮肤受损处，使用棉签揉擦 30 秒至 1 分钟后，再用酒精棉球清除表面黑迹，此时，可见染成淡蓝色的隧道痕迹。

2. 针挑方法

在指侧、掌腕皱纹及水疱、脓疱等处找到疥虫隧道，并仔细找到隧道的末端，当发现白色虫点时，选用 6 号注射针头，持针与皮肤平面成 10°~20° 角，针口斜面向上。在皮肤表面线状皮下隧道末端处，距离虫咬点约 1 毫米处垂直于隧道，长轴进针，直接插入虫点底部并绕过虫体，然后放平针成 5°~10° 角并稍加转动，疥虫即落入针口孔槽内，缓慢挑破皮肤，退针或直接将针头退出。

### 五、疥疮的危害

1. 严重影响生活质量。由于疥疮，每天晚上瘙痒难忍，严重影响老年人的睡眠，使其无法入睡，烦躁不安。

2. 具有传染性，可在人与人之间互相传染，严重影响人的正常交往。

3. 疥疮如果得不到及时有效的治疗，往往会继发顽固的皮炎类皮肤病，并加重疥疮者的心理负担。

### 六、治疗

1. 坚持每日沐浴、更衣，浴后使用疥疮乳剂从颈部以下至脚趾处全身涂抹。次日早上再重复涂抹乳剂一次，但无须进行沐浴。晚上沐浴后更换清洁衣物。

2. 涂抹时应均匀地涂上薄薄的一层,并用手指轻轻揉擦。不管有没有症状,各个部位都要抹到,症状严重部位加大用量,5天为一个疗程,治疗期间不可中途停药或间隔给药。

3. 注意腹股沟、腋下等皮肤褶皱处。若皮肤有痂,在涂药前可做温水浴。抹药后,待乳剂干后再穿好衣服。

### 七、照护须知

1. 向老年人解释病因,告知涂药时药物刺激皮肤会产生微痛,用药后可能会加重瘙痒的程度。

2. 当发现老年人不停地挠抓皮肤时,照护者应劝其早检查,早发现,早治疗。

3. 给老年人选用清水清洗皮肤,以去除鳞屑和痂皮。

4. 老年人用过的床单、毛巾、衣物均用煮沸法先消毒再清洗。

5. 涂药治疗后,如仍有瘙痒不适,千万不可私自乱涂药膏或自己购买药物,需在医生的指导下用药。

6. 若老年人皮肤瘙痒症状严重,照护者及时报告医生,可酌情给药。

### 八、预防措施

1. 保持良好的个人卫生,勤洗澡、勤换内衣裤,经常洗晒被褥。

2. 对疥疮的预防首先是保持清洁,对可能被污染的衣服、被褥、生活用品要彻底消毒。可将这些物件放置于烈日下曝晒6~8小时,同样能够达到杀死疥虫及其虫卵的目的。

3. 疥疮能够通过人与人之间、人与受感染衣物接触而传染,老年人之间不能互换衣服穿。不要与他人共用毛巾等个人卫生用品。

4. 不可洗涤的物品用隔氧处理的方法。用胶袋密封包扎,在袋面上写清楚隔氧日期,待 2 周后解封方可再用。切记密封前挤除袋内的空气!

5. 如果发现接触者有疥疮受染症状,应同时一并接受治疗,以减少相互传染机会。

6. 要避免过度的搔抓,要及时修剪指甲,避免通过搔抓而引致皮肤感染。

7. 接触疥疮者后,要用硫黄皂洗手,以免交叉感染。

# 第七节　老年性皮肤瘙痒症

## 一、病因

老年性皮肤瘙痒症是老年人常见的皮肤疾病。其发生与老年人的生理变化有着密切的关系。老年期由于皮脂腺体功能退行性改变而使皮肤含水量减少,易引起皮肤变脆、抵抗力下降、体内激素分泌水平降低、糖尿病、动脉粥样硬化、习惯性便秘等,都可造成老年人皮肤瘙痒。

## 二、引起瘙痒的诱因

1. 疾病所致,如糖尿病、肝病晚期、肾病晚期、肿瘤、白血病等,都可出现很顽固的皮肤瘙痒。这类瘙痒往往由原发病的代谢物所致。

2. 老年人的皮脂腺功能退行性改变,皮脂分泌减少,皮肤干燥。

3. 在冬季,由于气温较低,空气干燥,皮肤也会因干燥而缺水,致使老年人皮肤瘙痒。

4. 过勤洗澡会使皮肤愈显干燥,如洗澡水过热或使用碱性大的肥皂或用力搓澡,都会加重皮肤干燥、瘙痒的症状。

## 三、照护须知

1. 皮肤瘙痒严重者,可影响日常生活与睡眠,影响老年人的心情,令其心烦意乱。治疗皮肤瘙痒症,要积极寻找病因,多安抚老年人,给予精神慰藉。去除诱发因素,治疗原发病。同时辅以止痒药物,可选择使用一些清凉止痒、滋润皮肤的外用药以减轻皮肤瘙痒。

2. 患有糖尿病的老年人应避免用力搔抓皮肤,以防并发感染。糖尿病患者一旦皮肤破损,创面很难修复愈合。

3. 冬季沐浴的次数要比夏季少,夏季每日 1 次或每周 3~4 次,冬季每周 1~2 次即可。洗澡的方式以淋浴为佳,避免水温过高过烫,不要用力搓澡,避免使用碱性过大的皮肤清洁剂,有条件者可选用浴缸浸泡身体。浴后在全身或常瘙痒的部位涂抹含油脂较多的润肤液,以保持皮肤的滋润度。

4. 若皮肤瘙痒,切不可过分刺激皮肤。切不可用花椒、盐水洗烫,这些方法不能解除皮肤瘙痒,相反,可能会加剧对皮肤的损害。

5. 生活要有规律,饮食宜清淡,限制烟酒、浓茶、咖啡及一切辛辣刺激食物。忌食易致过敏的食物。刺激性食物会令皮肤产生瘙痒感。多选择牛奶、蛋类、瘦肉、豆制品及新鲜蔬菜和水果,适量补充维生素 C、维生素 B、维生素 E 等。适量饮水,以补充体内水分。

6. 适当体育锻炼,及时增减衣服,避免冷热刺激。

7. 老年人选择毛巾、袜子、内衣时,应尽量选择纯棉制品,内衣需宽松舒适,尽量避免摩擦。尽量避免选择含化纤成分多的内衣,因化纤成分多的内衣穿在人身体上容易产生静电,这些静电在人体周围可产生大量阳离子,使人体皮肤的水分减少,皮屑增多。尤其是质量低劣的衣物中还会含有过多的甲醛,甲醛也会导致人产生一些皮肤病,引起皮肤瘙痒。

# 第八节 骨质疏松症

一、概念

骨质疏松症是指骨结构变得稀疏,骨重量减轻,骨脆性增加,容易发生骨折。

骨是由钙盐沉积在骨基质而形成的,有一定的强度和弹性。由于某种原因,如增龄衰老、绝经期、药物的副作用等,会导致骨组织丢失,骨的脆性增加。

骨质疏松症是一种由多种因素所致的慢性疾病,在骨折发生之前,通常无特殊临床表现。

骨质疏松症还与蛋白质、脂肪、维生素 D 等多种营养素以及内分泌、年龄和性别、运动等因素有关。

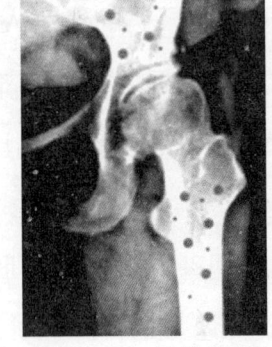

图 11-16　骨结构的改变

主要症状:骨疼痛、骨骼变形、易发生骨折。

患该病的女性多于男性,常见于绝经后妇女和老年人。

## 二、病因

### 1. 内分泌因素

(1)雌激素减少是发生骨质疏松的重要因素。

(2)绝经后 5 年内,会有显著的骨量丢失,女性老年人在绝经后雌激素缺乏,卵巢早衰使骨质疏松提前出现。

(3)绝经后妇女容易出现骨质疏松症,易发生骨折,因脂肪组织中有雄激素可转换为雌激素。

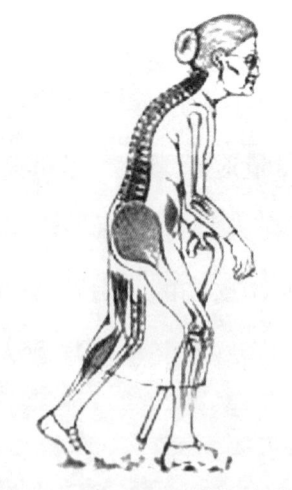

图 11-17　绝经后妇女的改变

### 2. 营养因素

(1)老年人进食量减少,吸收功能减弱。

(2)蛋白质和钙摄入不足及吸收不明显,导致骨基质蛋白合成减少和血钙的降低,骨钙外流,骨量丢失。

(3) 维生素 D 的缺失和钙的缺失,均可对骨骼产生不良影响。

**3. 运动因素**

1. 运动是刺激成骨细胞活动的重要因素。户外运动减少,长期缺乏运动,将抑制成骨细胞的活性,影响骨骼的重建。

2. 接受紫外线的机会减少,使维生素 D 的合成量降低,影响肠道对钙的吸收,使骨质变得疏松。

**4. 免疫因素**

免疫活性因子激活破骨细胞,促进骨吸收,抑制骨形成,导致骨量丢失。

**5. 遗传因素**

(1) 骨质疏松有明显的家族性,遗传因素决定个人的峰值骨量和骨骼大小。

(2) 峰值骨量越高,骨骼越重,到老年发生骨质疏松的危险就越小。

**6. 其他因素**

(1) 患有肾病、肝病、甲亢、风湿性关节炎。

(2) 器官移植。

(3) 性腺功能减退。

(4) 长期服用类固醇、利尿剂、抗凝血剂等。

### 三、临床表现

1. 原发性骨质疏松症最常见的症状为腰背痛,占疼痛患者中的 70%~80%。

2. 疼痛可沿脊柱向两侧扩散,仰卧或坐位时疼痛减轻,直立时后伸、久立、久坐时疼痛加重;日间疼痛轻,夜间和清晨醒

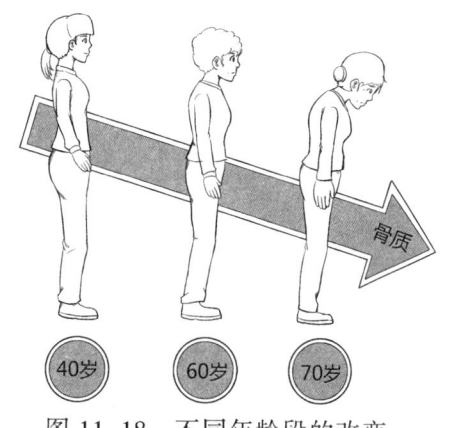

图 11-18 不同年龄段的改变

来时加重；弯腰、肌肉运动、咳嗽、大便用力时加重。

3. 其次是膝关节、肩背部、前臂、上臂疼痛。

4. 身高缩短、驼背，多在疼痛后出现。

5. 正常人有24节椎体，每一椎体的高度为2厘米左右，老年人骨质疏松时椎体压缩，每节椎体缩短2毫米左右，身长也就会平均缩短3~6厘米。

6. 脊椎椎体前部几乎多由松质骨组成，而且此部位是身体的支柱，负重量大，第11、12节胸椎及第3节腰椎，负荷量更大，容易压缩变形，使脊椎前倾，背曲加剧，形成驼背。

7. 骨质疏松症病程缓慢，早期无明显症状，随后会表现为身高变矮、脊椎侧弯、驼背、关节变形。

8. 易发生骨折，这是退行性骨质疏松症最常见和最严重的并发症，如手腕处的桡、尺骨骨折，大腿处的股骨颈骨折，胸、腰椎压缩性骨折。

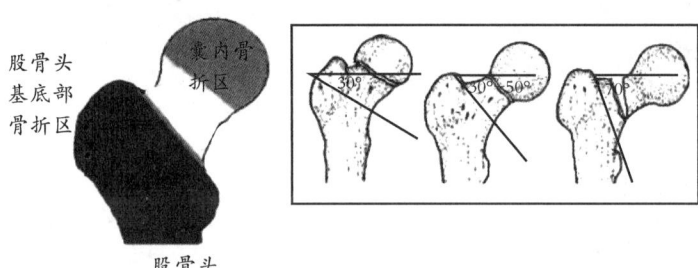

图 11-19　股骨颈骨折示意图

9. 呼吸功能下降，脊椎后弯，胸廓变形，导致肺活量和最大换气量显著减少。

### 四、骨折照护须知

1. 定期做骨质密度的测试，如患病则尽早用药。

2. 摄入足量的钙：对于65岁以下的人群，建议每天补充钙800毫克；65岁以上的人群每天补钙1200毫克。

3. 摄入足量的维生素D：对于65岁以下的人群，建议每天补充维生素D 400单位；65岁以上的人群每天补充维生素D 800单位。

4. 在饮食中尽量多摄取含钙的食物，多食高纤维食物。

5. 鼓励多进行户外活动,多晒太阳。坚持每日户外散步20~30分钟、快步行走、慢跑、打太极、骑自行车等。一周至少运动5次,每次至少30分钟。

6. 保持心情愉快,避免更年期提前到来。减少生活中的不良嗜好,如吸烟、嗜酒。

7. 糖尿病等患者注意预防服药带来的副作用,注意合理的饮食搭配。

8. 骨折老年人还应根据骨折愈合的早、中、晚三个阶段,配以不同的食物,以促进血肿吸收或骨痂生成。

(1) 骨折早期(1~2周)

受伤部位瘀血肿胀,经络不通,气血阻滞。

治疗以活血化瘀,行气消散为主。

饮食上以清淡为主,如蔬菜、蛋类、豆制品、水果、鱼汤、瘦肉等,忌食酸辣、燥热、油腻食物。尤其不可过早食用肥腻滋补之物,如骨头汤、肥鸡汤等,否则瘀血积滞,难以消散,使骨痂生长迟缓,影响日后关节功能的恢复。

(2) 骨折中期(2~4周)

瘀肿大部分已被吸收。

治疗以和营止痛、祛瘀生新、接骨续筋为主。

饮食上由清淡转为适当的高营养补充,以满足骨痂生长的需要,可在初期的食谱上加以骨头汤之类,以补给更多的维生素D、钙、蛋白质。

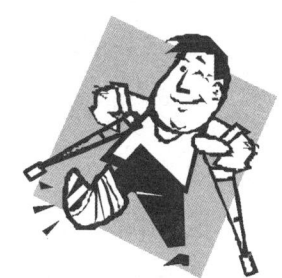

图11-20

(3) 骨折后期(5周以上)

骨折部位的瘀肿基本吸收完毕,已经开始有骨痂生长,为骨折后期。

舒筋活络,促进更牢固的骨痂生成,使骨折部位的邻近关节能自由灵活运动,从而恢复日常功能。

# 第九节 疼痛

## 一、概念

世界卫生组织和国际疼痛研究会对疼痛所下的定义是:组织损伤或潜

在组织损伤所引起的不愉快感觉和情感体验。疼痛是一种复杂的生理及心理活动,是人类最原始的一种痛苦,是临床上最常见的症状之一,普遍存在于人群中。它包括伤害性刺激作用于机体所引起的痛感觉,以及机体对伤害性刺激的痛反应。痛觉可作为机体受到伤害的一种警告,引起机体的一系列防御性保护反应。但另一方面,疼痛作为报警也有其局限性(如癌症等出现疼痛时,已为时太晚)。而某些长期的剧烈疼痛,对机体而言已成为一种难以忍受的折磨。

## 二、疼痛的生物学意义

1. 对人体有利的一面——报警作用

(1)根据疼痛避免危险,做出防御性保护反应。

(2)疼痛者→求医→医生检测→做出疾病的诊断→治疗。

2. 对人体不利的一面——病因

(1)慢性疼痛常可使疼痛者烦躁不安、痛不欲生,如癌症等。

(2)剧烈的疼痛可引发休克等一系列机体功能的变化。

(3)致病、致残、致死。

## 三、引起疼痛的原因和疼痛的分类

1. 疼痛的原因

表 11-1　疼痛的原因

| 痛源类别 | 常见痛源 |
| --- | --- |
| 机械性 | 外伤,如跌打损伤、车祸等 |
| 医源刺激 | 手术、注射、检查等 |
| 压力变化 | 组织器官、腔隙间隔的内外压改变等 |
| 肌张力异常 | 消化道痉挛等 |
| 牵引移位 | 骨折复位等 |
| 物理性 | 冷、热、光、电等 |
| 化学性 | 酸碱、有毒气体、药物等 |
| 生物性 | 毒蛇、蜂、蚊、蝇等昆虫的生物毒素等 |

续上表

| 痛源类别 | 常见痛源 |
|---|---|
| 炎症 | 感染性炎症：当人体受到病原微生物细菌、病毒、原虫等感染并引起人体产生渗出、坏死和增生等炎症反应等<br>无菌性炎症：由物理、化学等因素引起的炎症反应等 |
| 缺血 | 心绞痛、心肌梗塞、动静脉栓塞、脉管炎、雷诺氏综合征等 |
| 出血 | 一些组织器官如腔隙内的出血等 |
| 代谢性原因 | 糖尿病性末梢神经炎、痛风等 |
| 生理功能障碍 | 植物神经功能紊乱、神经血管性头痛等 |
| 免疫功能障碍 | 强直性脊柱炎、风湿及类风湿、皮肌炎等 |

表 11-2　疼痛程度的分类

| 痛觉 | 表现 |
|---|---|
| 微痛 | 似痛非痛,常与其他感觉复合出现,如痒、酸麻、沉重等不适感 |
| 轻痛 | 疼痛较轻,痛反应出现 |
| 甚痛 | 疼痛较重,痛反应强烈 |
| 剧痛 | 疼痛难忍,痛反应强烈 |

表 11-3　疼痛的分级

| 分级 | 痛觉 | 表现 |
|---|---|---|
| 0级 | 无痛 | |
| 1级 | 轻度疼痛 | 虽有疼感但仍可忍受,能正常生活,睡眠不受干扰 |
| 2级 | 中度疼痛 | 疼痛明显,不能忍受,要求服用镇痛药物,睡眠受干扰 |
| 3级 | 重度疼痛 | 疼痛剧烈不能忍受,需要镇痛药物,睡眠严重受到干扰,可能伴有植物神经功能紊乱表现等 |

表 11-4　疾病所致疼痛的分类

| 疼痛 | 具体疾病 |
|---|---|
| 短暂性疼痛 | 一过性疼痛,由轻微损伤刺激引起,持续时间短暂 |
| 急性疼痛 | 软组织及关节急性损伤疼痛,手术后疼痛,急性带状疱疹疼痛,痛风 |
| 慢性疼痛 | 软组织及关节劳损性或退变疼痛,椎间盘源性疼痛,神经源性疼痛 |

续上表

| 疼痛 | 具体疾病 |
|---|---|
| 顽固性疼痛 | 三叉神经痛,疱疹后遗神经痛,椎间盘突出症 |
| 癌性疼痛 | 晚期肿瘤痛,肿瘤转移痛 |
| 特殊疼痛类 | 血栓性脉管炎,顽固性心绞痛,特发性胸腹痛 |
| 相关学科疾病 | 早期视网膜血管栓塞,突发性耳聋,血管痉挛性疾病等 |

**2. 疼痛的分类**

(1)疼痛性质的分类:钝痛、酸痛、胀痛、闷痛、锐痛、刺痛、切割痛、灼痛、绞痛。

(2)疼痛形式的分类:钻顶样痛、火暴裂样痛、跳动样痛、撕裂样痛、牵拉样痛、压扎样痛。

### 四、疼痛的临床表现

**1. 生理变化**

(1)严重疼痛:恶心、呕吐、心慌、头昏、四肢逆冷、冷汗、血压下降甚至休克。

(2)慢性疼痛:失眠、便秘、食欲不振。

(3)顽固性疼痛:肢体活动受限,严重时可形成痛性残疾。

**2. 心理变化**

顽固性及恶性疼痛常伴有:

(1)忧郁

(2)恐惧

(3)焦躁不安

(4)易怒

(5)绝望

**3. 行为变化**

(1)慢性疼痛的老年人不停地述说疼痛对其的影响。

(2)不断抚摸疼痛部位甚或暴力捶打。

(3)坐卧不安,尖叫呻吟或伤人毁物。

### 五、疼痛的治疗

轻微的疼痛可使患者精神痛苦,影响其正常的生活起居,导致生活质量下降;严重的疼痛将引起人体各个系统功能失调、免疫力下降从而诱发各种并发症。疼痛需要以专业的态度去对待,以专业的手段给予治疗。

表11-5 疼痛的治疗

| 疼痛部位 | 治疗方法 |
| --- | --- |
| ·头面部疼痛<br>·颈椎病痛<br>·肩周炎痛<br>·椎间盘病变疼痛<br>·腰背部及下肢疼痛<br>·带状疱疹疼痛<br>·三叉神经痛<br>·坐骨神经痛<br>·烧灼样痛<br>·难治性神经元性疼痛 | 神经阻滞、神经刺激、药物等综合疗法<br>·有效地改善疼痛局部的血液循环障碍<br>·清除炎性代谢产物<br>·阻断疼痛的恶性循环<br>特异性神经阻滞技术及神经变频(热)电调制刺激等方法<br>·阻断痛觉传导通路<br>·改善神经营养状态<br>·调整神经传导功能 |
| ·癌性疼痛 | 高度选择性阻断或毁损传导疼痛的神经<br>·一次治疗多可取得较为完善的中长期镇痛效果<br>·最大限度地减少传统癌痛治疗中的常见副作用 |

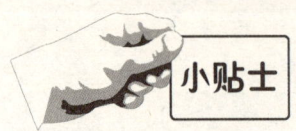

**镇痛药物的应用技巧**

1. 急性疼痛——要求迅速镇痛,应选速释剂或非胃肠道用药途径。

2. 慢性疼痛——应选长效镇痛药。必须充分了解其药理作用、副作用、使用方法。重视伴随症状的治疗。适时进行药物的切换。

### 个案分享

刘伯向照护者述说,近日晚上睡眠不好,腋下、腹股沟等处出现瘙痒。

讨论:1. 刘伯是否染上疥疮?

2. 如确定是染上疥疮,请举出护理方法。

1. 尿潴留的成因有哪些?如何护理?

2. 如何掌握骨盆底部肌肉训练?

3. 大便失禁的护理技巧有哪些?

4. 便秘的并发症有哪些?

5. 骨质疏松症的临床表现有哪些?怎样预防?

# 第十二章 生活护理操作常规

## 第一节 正确的洁手程序

### 一、洗手的一般方法

1. 摘去手表、戒指、饰物。

2. 打开水龙头清洗双手,使用洗手液,搓出泡沫,最少用 20 秒时间洗擦手指、指甲四周、大拇指、指尖、指缝、手掌、手背、手腕。

3. 搓擦时切勿冲水。

4. 搓擦后,用清水将双手彻底冲洗干净,将双手烘干。

### 二、七步洗手法

步骤一:掌心对掌心;

步骤二:右掌心在左手背,手指交替清洁;

步骤三:掌心对掌心,手指交错搓洗;

步骤四:旋转按擦右手指于左手掌,两手交替清洁;

步骤五:用左手掌心旋转搓洗右手拇指,交替清洁;

步骤六:手指对掌心交替清洁;

步骤七:右手握左手腕部旋转搓洗,两手交替清洁。

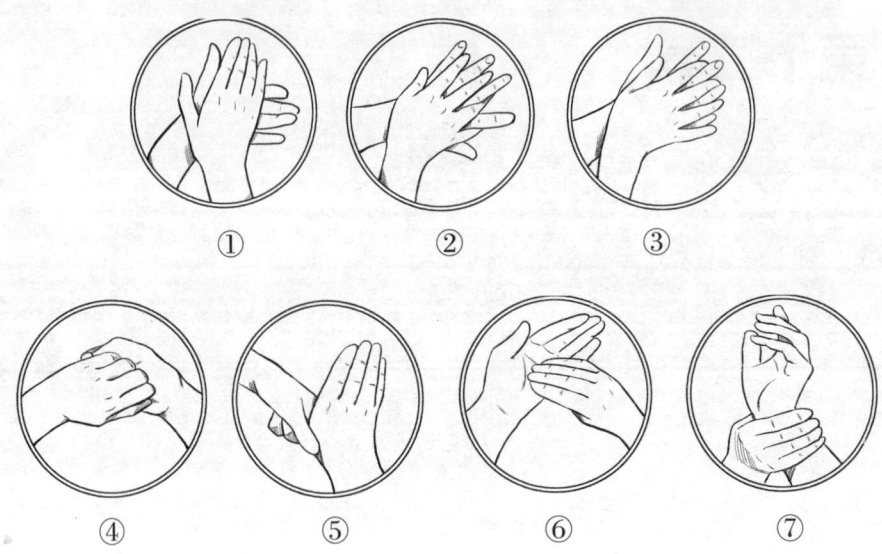

图12-1 七步洗手法

### 三、五个必须洗手的环节

每一程序需要来回洗擦五次,每次洗手需10~15秒。

(1)操作之前:接触老年人的伤口,护理感染创面之前,护理抵抗力较弱的老年人。

(2)操作之中:护理不同的老年人,护理身体的不同部位。

(3)操作之后:接触污染物、分泌物、血液或带菌者。

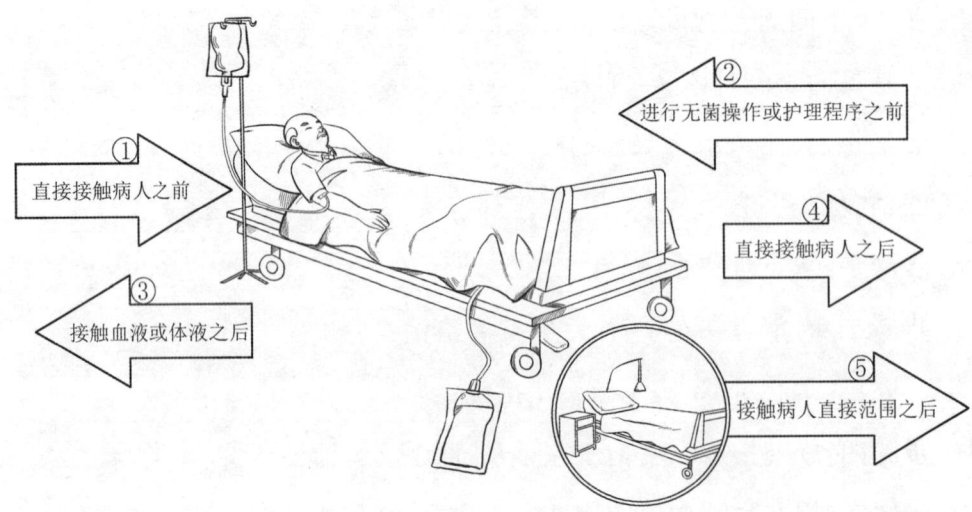

图12-2 五个必须洗手环节图示

# 第二节　老年人的喂饭、饮水护理

## 一、进食评估

1. 评估老年人的营养状况

评估内容:体重、面部肤色、毛发状况。

2. 评估老年人的皮肤状况

如皮肤出现褶皱、干燥、面色苍白、眼结膜苍白、毛发干枯等,均说明有营养不良。皮肤弹性减低,皮肤黏膜干燥,体重、血压下降等,均表示有脱水的情况。

3. 评估老年人的健康状况

对老年人的心、肝、肾功能,血脂、血压、尿酸、血糖等进行综合判断,从而选择合理的饮食餐。

4. 评估老年人的咀嚼功能

了解老年人有无缺齿,咀嚼功能如何,有无便秘,选择易消化的食物。

5. 评估老年人的吞咽功能

了解老年人的吞咽情况,有无吞咽障碍、吞咽时间延长、食物及水返流现象,进食后有无堵塞,饮流质食物有无呛咳。

## 二、进餐方式

1. 有自理能力的老年人,鼓励其自己进食,注意进餐的速度,防止噎呛。

2. 进食有困难的老年人,协助其进餐。

3. 咀嚼、吞咽有障碍者,应给予鼻饲或胃肠外营养。

4. 完全不能自理的老年人,应给予喂食,喂食的速度根据老年人的个体差异而定。

### 三、进食注意事项

1. 先清除积存于喉头的涎痰才可进食。

2. 保持较慢的进食速度。

3. 进食后维持坐姿30~60分钟。

4. 餐后注意口腔卫生护理。

5. 避免进食球形、有黏性、滑溜、坚硬的食物。

6. 对于喂食老年人,要正确使用匙羹,做到**正中入口**,掌握匙羹进入口腔的深度。

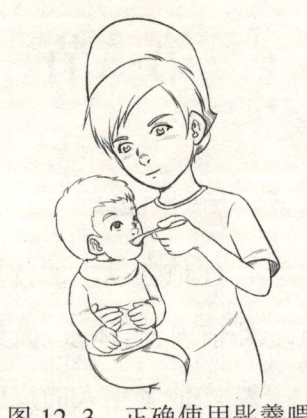

图12-3　正确使用匙羹喂食

### 四、进餐体位的选择

1. 坐位进食——让老年人选择坐位,下巴略微低一些,以利流汁食物的吞咽,不易误入气管,必要时为老年人穿上餐兜,以防弄脏衣服。对于偏瘫的老年人,在进食时应该选择有扶手的轮椅或椅子,以防不慎跌倒。

2. 半坐位进食——对于卧床的老年人应选择半卧位。将餐盘放在床边的移动餐桌上,可将床头摇起成45°角,餐桌的高度以不妨碍老年人的肘部活动为宜。

### 五、餐前的准备

1. 给老年人营造一个干净、舒适、通风、无异味的良好用餐环境,以促进老年人的食欲。

2. 根据老年人的身体状况尽量取坐位或半坐位,安置就餐的舒适体位,注意安全。

3. 餐前协助或督促老年人洗净双手。

4. 餐具应该配有盘、碗、筷、勺,餐后必须洗涤干净,定时消毒,防止"病从口入"。

5. 对于肢体行动不便的老年人可选择合适的餐具。

6.餐桌、椅的配备,应根据老年人的不同身高来选择。

7.咀嚼能力相对较差的老年人,照护者可协助将食物去骨或切碎,捣碎成糊状食用。

8.进餐前让老年人先如厕。对于一些有必要的老年人,在餐前助其做好尿垫的更换,对卧床的老年人便后应及时撤走便器。

9.主动征求老年人对食物的种类、烹调方法、进食环境等方面的建议和意见,以便及时改进。

图12-4  左、右手用餐具

## 六、进食的护理

1.生活能自理的老年人,鼓励其自行进食,进食时要注意力集中。

2.喂食时可根据老年人的进食习惯、进食速度,适当配合老人,不可催促老人。

3.对于进食缓慢的老年人,尽量维持其自己进食的能力,照护者适当予以协助。

4.不能自己进食的老年人,照护者应给予喂食。

5.在征得老年人同意后,进食前可将餐巾或餐兜围于胸前,以保持衣服的清洁。

6.喂汤时测试温度,以免烫伤老年人,**从唇边送入**,不可从口正中直入,以免呛咳。

7.卧床的老年人应将其头部转向一侧,对面瘫的老年人,食勺应从健侧放入,尽量送到舌根部。

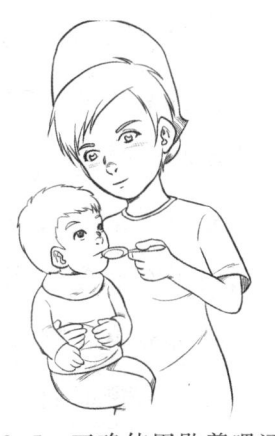

图12-5  正确使用匙羹喂汤

8. 每勺的食物量以小勺 1/2 或 1/3 的量给予小口喂食,不要太多,方便老年人咀嚼和吞咽。

9. 吃较干的食物时可以配给一些汤汁或温开水,进食较稀的食物容易发生呛咳者,应把食物加工成糊状。

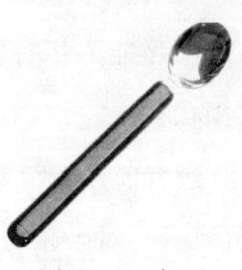

图 12-6　勺子

10. 吞咽困难或不能经口进食的老人,可采用鼻饲法或肠道营养法为老人输送食物和营养。

## 七、进食后护理

1. 老年人进餐后,照护者应及时撤走餐具,整理环境,开窗通风。

2. 协助老年人洗手,帮助其漱口或做口腔护理保持口腔清洁,清洗假牙。

3. 进食后指导老年人保持舒适姿势坐 30 分钟以上。

4. 卧床老年人进食后不宜即刻翻身、拍背和吸痰,以防食物的返流。

5. 注意观察老年人的进食情况,评估老年人能否达到营养需求,并做好记录。

## 八、进食过程中的特殊护理

1. 如出现呕吐,立即停止进食,将老人头偏向一侧,防止呕吐物吸入气管,并尽快清除呕吐物。照护者及时给予帮助。

2. 注意老年人呕吐物的色、量、性状、气味并做好记录,如有异常及时报告医生。

3. 征求老年人意见,如想继续进食,帮助喂食,不愿进食者,帮助老年人暂时保存好食物,待稍作休息后再给予喂食。

4. 如有呕吐物污染衣服或被褥,及时给予更换,开窗通风。

5. 餐后督促老年人清洁口腔,不能自理者,照护者帮助做口腔护理。

### 九、饮水护理

1. 水是维持生命最基本的营养素,约占体重的70%;成人日需要量为1200毫升左右。可调节体温,起润滑作用方式,能促使代谢废物排出体外。老年人每日饮水,可采用少量多次的饮用方式,以保证老年人体内水分所需。

2. 指导老年人每日定时饮水,照护者给老年人喂水时要耐心,不可催促老年人,以减轻其紧张情绪。卧床老年人可选择吸管吸吮或选用特殊的长嘴杯。嘱老年人小口吸吮,慢慢吞咽,也可用小勺喂水。

3. 吞咽困难的老年人饮水时易引起误吸,应给予正确的体位,以选择坐位或半坐卧位为宜。注意观察老年人的吞咽状态、吞咽所需的时间、有无呛咳。

4. 对于偏瘫卧床老年人,尽量采取健侧侧卧位。对于卧床老年人,应在老年人侧旁给予喂食。

5. 老年人在饮水、进食时,照护者一定要守在老年人身旁,如有需要时给予帮助,防止意外的发生并及时采取措施。

6. 如老年人突然出现剧烈咳嗽、呼吸困难等现象,应立即停止饮水,及时采取措施,轻拍背部,并及时报告医生。

## 第三节　用药及喂药护理

### 一、药物的分类

1. 口服药:片剂、散剂、胶囊、溶液等。

2. 外用药:溶液、洗剂、粉剂、栓剂、乳膏等。

3. 注射液:溶液、粉剂、混悬剂等。

### 二、药物作用区分

1. 麻醉性止痛剂——缓和或减少疼痛。

2. 解热剂——降体温,散热除表。

3. 抗生素类——抑制或消除细菌生长。

4. 轻泻剂——刺激肠蠕动和减轻便秘症状。

5. 抗痉挛——解除或抑制痉挛。

6. 利尿剂——诱发排尿。

7. 安眠类——具有镇静、帮助睡眠作用。

8. 糖尿病药——降血糖。

9. 降压药——降血压。

### 三、服药时间的安排

#### 1. 常规服法

多数药物是每日给予 3~4 次，以维持药物在体内的有效浓度，保证药物效果。

#### 2. 饭前服法

(1) 饭前 30 分钟服用。最好在饭前 30~60 分钟服用。

(2) 药物类别：止吐药、利胆药等药物，如乳酶生、多潘立酮、甲氧氯普胺、西沙必利等促进胃动力药。

#### 3. 饭后服法

(1) 饭后 1 小时服用。

(2) 药物类别：碱性药物，如复方氢氧化铝、氢氧化铝、氧化镁、三硅酸镁等等。

#### 4. 两餐之间服法

(1) 两餐之间服用。

(2) 药物类别：硫糖铝、米索前列醇、麦滋林-S 等药物。如：慢性胃炎与幽门螺旋杆菌有很大的渊源，而幽门螺旋杆菌通常是隐藏在胃黏膜下的，为了使药物与胃黏膜直接接触，发挥最好作用，在两餐之间服用较为适宜。

#### 5. 睡前服法

(1) 通常是指睡前 15~30 分钟服用。

(2)药物类别:催眠药。消化系统药如西咪替丁、雷尼替丁、法莫替丁及奥美拉唑等抗酸药,病情缓解后的维持用药,适宜在每晚睡前服用。

### 6. 空腹服法

(1)清晨空腹服用。

(2)药物类别:泻药硫酸镁等。如:氨苄西林、诺氟沙星等宜在饭前或饭后2小时左右半空腹状态下服用,疗效较好,因食物会影响其生物利用度。

### 7. 必要时服法

(1)一般情况下不用,而在症状发作时或有特殊用途时服用。

(2)药物类别:解热药、镇痛药、止喘药和防晕药等。这些药品在使用时应注意使用间隔时间,不宜在短时间内反复使用,以免引起严重不良反应。

### 8. 定时服法

(1)每周固定的一天。

(2)药物类别:治疗绝经后妇女骨质疏松症的药物,如福善美(阿仑膦酸钠)。

福善美服用须知:

①本药需在每周固定的一天早晨起床后用200毫升温开水吞服,请勿以矿泉水、咖啡、茶或果汁代替。推荐剂量每次10毫克。

②服用福善美后,须坐直或站立至少30分钟才能进食。进食之前避免躺卧,可降低对食道的刺激。

③就寝前或清晨起床前不要服用本药。

④请勿咀嚼福善美药片或把药片含服。

## 四、药物保管

1. 避光:药物应放置在干燥、通风处,不宜阳光直射,并保持整洁。

2. 标签:药瓶(盒)上必须有完整明显的标签,注意使用日期、批号。

3. 分类放:药物应按内服、外用、注射等分类放置。

4. 定期检查：药品应指定专人管理，凡出现无标签、标签模糊、药物过期、变色、混浊、发霉、沉淀等现象，均不可继续使用。

5. 易氧化和遇光变质的药物，如维生素 C、氨茶碱等，应分别装在有色的密封瓶中，放于阴凉、通风处。

6. 潮解风化的药物，如乙醇、过氧乙酸、糖衣片和酵母片，须将瓶盖拧紧。

7. 受热药性易挥发的药物，如疫苗、胎盘球蛋白、抗毒血清和青霉素皮试液等，须放在冰箱内保存。

8. 容易燃烧的药物，如乙醚、环氧乙烷和乙醇等，应放在远离明火处，以防发生意外。

**五、严格掌握给药的原则**

认真做好"三查七对一注意"。

1. 三查：服药、处置、操作前查；服药、处置、操作中查；服药、处置、操作后查。

2. 七对：床号、姓名、药名、浓度、时间、剂量、用法、批号（加批号为"八对"）。

3. 一注意：注意观察用药后的反应，特别是老年人更加要注意用药后的不良反应。

**六、认真执行药品的"慎用""忌用"和"禁用"**

1. 慎用——提示服药的人服用本药时要警惕审慎。就是在服用后，要细心观察有无药物不良反应，若有就必须当即停止服用。

2. 忌用——说明其不良反应比较明确，发生不良后果的可能性很大，但人有个体差异，因而不能一概而论，故以"忌用"一词以示警告。

3. 禁用——这是对用药的最严厉警告。禁用就是禁止使用。如对青霉素过敏的人，就要禁止使用青霉素类药物，以防药物过敏发生休克，甚至导致死亡。如青光眼病人绝对不能使用阿托品等。

### 七、严格掌握"剂量""无效量""治疗量""极量""中毒量"和"致死量"

1. 剂量——就是药物用量,即用药的分量。

2. 无效量——剂量过小,达不到体内的有效液体浓度,起不到治疗作用,这种小剂量就称为"无效量"。

3. 治疗量——当剂量达到最佳效果时,这个剂量称为"治疗量",即"经常使用量",也就是治病所需剂量。

4. 极量——在治疗量的基础上再增加剂量,呈现中毒反应,这个剂量称为"极量"。

5. 中毒量——用药超过极量时,会引起中毒,这个剂量称为"中毒量"。

6. 致死量——在中毒量的基础上,又加大极量,引起死亡,这个剂量称为"致死量"。

### 八、严禁使用的药物

1. 药片变色——如白色药片变黄、变黑,有霉点、斑点,糖衣片呈现暴裂、自溶、变黑,均说明药片已变质失效。

2. 冲剂变味——冲剂失效会有异味,如发酵味,有的会霉变。

3. 外用药膏——出现药膏水化现象,变稀、变色、变味、管体膨胀。

4. 粉剂药品——变色或结块、有霉味。

5. 注射剂——注射液混浊,或有絮状物。

6. 过期——超过使用的有效日期。

### 九、喂药照护须知

1. 给老年人喂药时需小心谨慎,专心细致,以免发生差错。

2. 剂量严格执行医嘱,不可擅自加减,溶液类要严格用量杯测量,不可随意目测给予。

3. 溶液类药用前摇匀，混浊溶液不可给予服用。

4. 对于有必要的老年人，应看着老年人将药放入口腔并已经吞下后，方可离开，必要时检查口腔内舌下和舌上。

5. 根据老年人情况，对吞咽有困难的老年人，可先将药片碾成碎末，然后放入等量的白开水溶化，需搅拌均匀沉淀的药粉，鼓励老年人全部吞下，以免遗留杯(勺)中而致药量不足。

6. 不给老年人服用无标签、过期、霉变的药物。

7. 老年人服药后的杯、勺、吸管等洗净抹干，放置干净盘中备用。

### 十、喂药注意事项

1. 给老年人喂药时，照护者应洗净双手，严格按医嘱剂量给予服用药物。

2. 老年人服药的姿势要正确，一般可采取站立位、坐位，或半坐位。平卧易发生呛咳，对于卧床的老年人，尽量帮助其坐起后再服药，服药后 10~15 分钟再躺下。

3. 按规定时间给药，同时注意剂量、药名、服法。对无标签或标签不清、过期、变色、粘连、有异味药物禁止使用。

4. 严格执行药物的使用说明，如忘记服用，可推后时间，但应将下次服药的时间也向后推。

5. 不可干吞药片，以免药片黏附在食管壁上或滞留食管狭窄处，可刺激食道黏膜造成损伤。

### 十一、特殊药品注意事项

1. 铁剂、酸类药对牙齿有损害。最好用吸管服用，服药后漱口。

2. 治疗心脏病药：如洋地黄类，若需服用地高辛者，在发药前需测量脉搏，如脉率低于 60 次/分或节律不齐，应停止发药并立即通报医生。

3. 难以吞咽的片剂、丸剂可研细后加水调成糊状服用，不可将大的药片掰成两半就给老年人服用，易造成食道黏膜损伤。

4. 不可将粉状药直接倒入口中，应用水冲服，以免粉剂附在食道黏膜，发生堵塞，或误吸入气管，引起呛咳。

5. 止咳糖浆对呼吸道有安抚作用，服后不需要饮水。

6. 老年人在心衰时，心、肾功能调节能力差，食欲差，会影响正常食物的摄入。此时使用利尿剂，易导致酸碱失衡，造成电解质紊乱，注意监测血电解质的数值，及时补充调整。

7. 服用降压药、降糖药时，均需监测血压、尿糖或血糖值，过快降压和降血糖，易造成不良后果。

# 第四节　协助行动不便的老年人如厕

**一、如厕的注意要点**

1. 若身体状况许可，鼓励老年人尽量自行如厕。但应预留足够的时间，避免太急，导致老年人步伐不稳跌倒。

2. 为了老年人的安全，防止其摔倒，卫生间的墙壁必须安装扶手。老年人可利用扶手，在照护者的协助下安全如厕。

3. 为避免老年人发生意外，厕所应设置足够的照明，地面保持干燥，减少杂物的堆放。

4. 对于个别因手术或风湿病导致关节不能弯曲的老年人，坐厕可放置加高垫，以便于使用。

5. 对于行动不便的老年人，可选择坐便椅。便椅可分为移动及固定两种。使用时，注意便椅的稳固性，以免发生意外。

6. 除了便椅外，便盆及尿壶也是常用的排便器具，尤其夜间使用较方便。

## 二、如厕

步骤一：进入厕所后，让老年人抓握扶手后站稳。当确认老年人站稳安全后，照护者解开老年人的裤子。

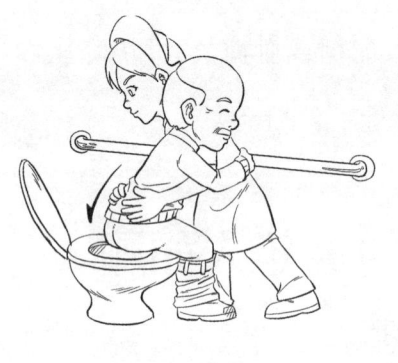

①

步骤二：照护者与老年人面对面站立，老人的双手环抱照护者的背部，照护者一只脚插在老年人的双脚之间，用双手环抱住老年人的腰部，移近坐便器时，让老年人慢慢地坐在坐便器的中央。

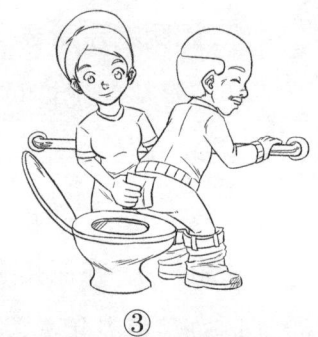

②

步骤三：排泄后，让老年人双手抓住扶手，取半蹲位，臀部翘起，照护者由前往后擦拭臀部。

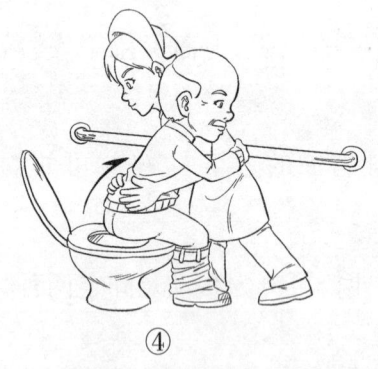

③

步骤四：擦拭后，照护者与老年人取面对面的位置，照护者的一只脚伸在老年人的两脚之间，双手环抱老年人的腰部，同时老年人的双手环抱照护者的背部，照护者将老年人扶起。起身后，照护者帮助老年人穿好裤子。

④

图 12-7　如厕方法

## 三、便器具的使用

### 1. 坐便椅的使用

使用对象：年老体弱、多病、不能自理、行走不便的老年人。

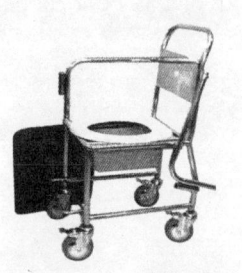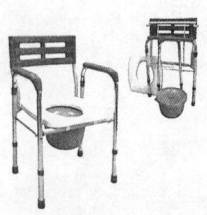

图 12-8　坐便椅

## 2. 便盆的使用

(1) 使用对象：长期卧床的老年人。

有盖便盆 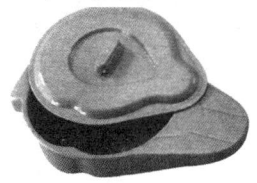　　　　铲式便盆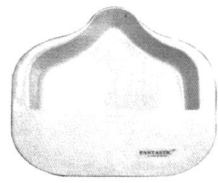

图 12-9　便盆

(2) 操作步骤

① 携便盆至床前。

② 向老年人解释，以取得配合。

③ 用屏风遮挡。

④ 帮助老年人脱下裤子，取屈膝位，照护者用一只手托住老年人腰骶部，同时嘱老年人尽量抬高臀部，照护者的另一只手快速将便盆放置于老年人臀下。

⑤ 不能配合者，先将老年人转向侧卧位，便盆放在臀下后，照护者一只手扶住便盆，另一只手扶稳老年人。也可由两名照护者同时操作，先抬高老年人臀部，再将便盆放置在臀下。

⑥ 待老年人排便后，用卫生纸擦拭肛门周部，如肛门周围擦拭不净，可用温水或湿纸巾擦洗肛门周围。

⑦ 擦拭后，撤去便盆，协助整理衣裤。

⑧ 为老年人安置舒适体位，开窗通风，清理周边环境，清洗便盆。

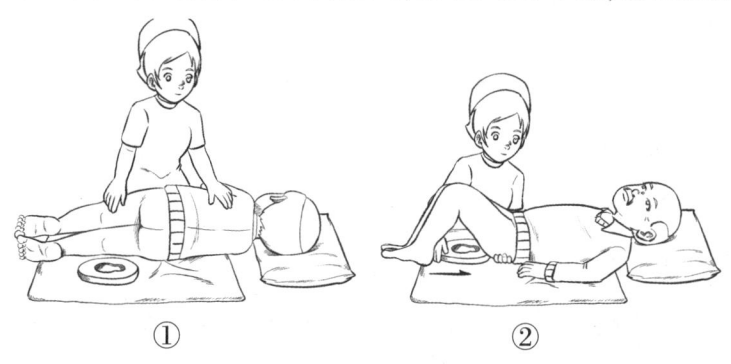

图 12-10　床上便盆的使用

(3)注意事项

①不可使用破损便盆。

②天冷时,先将便盆用热水温热,必要时可用海绵套或毛巾垫在臀部与便盆接触之间。

③便盆放置时,阔边放置在背部,使用时不可硬塞、硬拉、硬拽,以免损伤老年人骶尾部皮肤。

④不习惯平卧排便者可将床头摇高或使用坐便椅。

⑤注意观察老年人粪便性状及颜色,有异常及时报告医生。

⑥使用便盆的老年人床上须使用中单,保持床单的清洁。

4. 尿垫、尿裤的使用

为使老年人的衣服、床褥保持干净、清洁、无异味,可使用尿垫或尿裤。

(1)使用对象

①长期卧床、意识不清、年老体弱、不能自理、失智的老年人。

②夜间小便失禁的老年人。

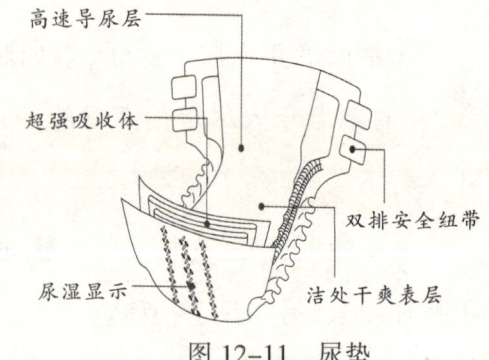

图 12-11　尿垫

③对于尿失禁老年人,外出时防止尿急弄湿衣裤,可选择使用尿垫或尿裤。

(2)操作方法

①先评估老年人的配合能力是否需要使用,如尿失禁程度,尿裤尺码、大小是否合适,松紧合适度。

②尿湿后及时更换,必要时清洗臀部及其他污秽部位。确保老年人皮肤干燥、无异味、无红疹。

③鼓励老年人配合更换尿裤,以增强老年人自理能力的恢复。

④操作前照护者应洗净双手。

⑤将换下的尿垫或尿裤放入垃圾袋,被粪便污染的内裤,先用清水将

粪便清洗干净后,再放入消毒水浸泡30分钟后再洗涤。

⑥在洗手间以外的地方更换尿垫时,需注意遮蔽,尊重老年人,保护隐私。

⑦换毕,协助老年人保持在舒适安全的位置。

(3)更换尿裤技巧

步骤一

①将老年人的身体转向一侧取侧卧位。

②将纸尿裤摊开平整放于床上。

③有粘胶的一边向上,接近腰部位置。

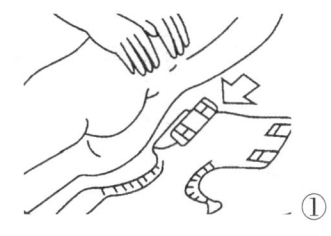

步骤二

①再将老年人转向另一侧面。

②打开另一边折叠的纸尿裤。

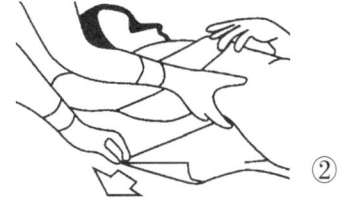

步骤三

①将老年人转至仰卧位。

②从两腿间将前腹部尿裤轻柔地拉起,覆盖老年人的腹部。

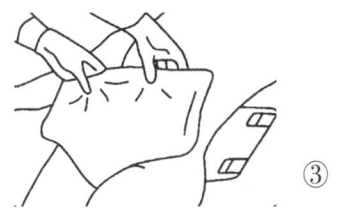

步骤四

①先粘贴下方的胶贴。

②再粘贴上方的胶贴。

③尿裤前后需平整,令腰围各边缘处于同一水平线。

④再检查大腿的弹性褶边是否都朝向外侧。

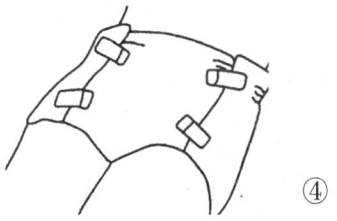

图 12-12 更换尿裤

(4)注意事项

①对于能自行排便者,鼓励老年人采取自行排便,尽量少用尿裤或尿垫。

②照护者在更换尿裤时,注意老年人皮肤的状态,有无因各种原因造

成臀部皮肤红肿、湿疹等。如有异常,及时报告医生。

③更换尿裤时,注意保暖,尽量避免过多地暴露身体部位,保护隐私。

④根据尿量的多少而使用不同厚度的网织裤或尿裤。

5. 尿套的使用

(1)目的

①便于男性尿失禁者排解小便。

②保持失禁老年人皮肤干爽清洁。

③避免使用插管导尿。

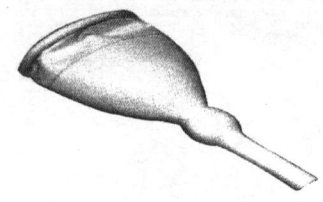 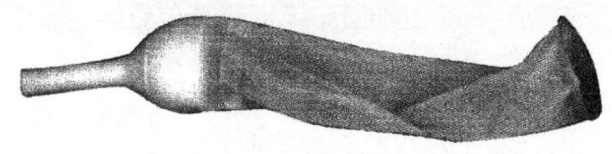

图12-13　男士尿套

(2)适用对象

①患有尿失禁,夜间小便失禁的男性老年人。

②长期卧床、意识不清、患老年痴呆症的老年人。

③根据老年人意愿和需要,可以在临睡前协助使用尿套。

(3)物品准备

尺码合适的尿套、尿袋、挂钩、一次性手套、湿纸巾、透气胶布、垃圾袋、屏风、记录表。

(4)操作程序

①评估老年人意识状态,如有无昏迷、烦躁不安。

②照护者清洁双手后,戴上一次性手套进行操作。

③向老年人解释,取得合作。

④老年人平卧在床上,脱下裤子至膝部。

⑤用温水先清洗会阴部、阴茎、龟头、冠状沟等处。

⑥清洗时查看老年人会阴部皮肤有无皮疹与破损,阴茎有无破损,龟

头是否水肿,冠状沟有无污垢,尿道口有无分泌物,确定是否可使用尿套。

⑦选择尺寸合适的尿套,用透气胶布固定在阴茎的中上位置。使用透气胶布粘贴时注意切勿将阴毛粘贴上。

⑧检查尿套固定是否合适,轻拉一下尿套的松紧度,以免影响局部血液循环或损伤皮肤黏膜。

⑨尿套可连接集尿袋、挂钩,避免尿管扭曲、变形。

⑩引流袋的位置必须低于膀胱,以避免尿液倒流,引发尿路感染。

⑪操作时用屏风遮挡,保护老年人的隐私。

**(5)照护须知**

①每日定时为老年人更换尿套,需注意阴茎周围皮肤有无发红、红疹、破溃等,观察老年人尿液量和颜色,必要时做好每日尿量记录。避免长时间使用尿套。

②更换后用温水清洗会阴部、阴茎、龟头、冠状沟等处。

③如需更换尿套,待膀胱排空后再进行更换,尽量夜间使用,以保证老年人的正常睡眠。

④发现尿色异常,可接取尿液送检,并及时通报医生。需做尿常规化验者,照护者协助老年人收集标本,取清晨尿,留中段尿液于杯内待送检。

**6. 尿壶的使用**

(1)选择合适的接尿器。

(2)夜间或长期卧床的老年人可使用尿壶接取尿液,避免污染衣服被褥。

(3)若卧床男性老年人需卧于床上排尿时,取屈膝位,双下肢屈膝,稍微分开双脚。

(4)若老年人屈膝时双腿不稳,可在双膝下垫入厚垫或抱枕。

(5)照护者将阴茎完全放入尿壶内。

(6)女性老年人可用女式尿壶紧贴外阴部接取尿液。

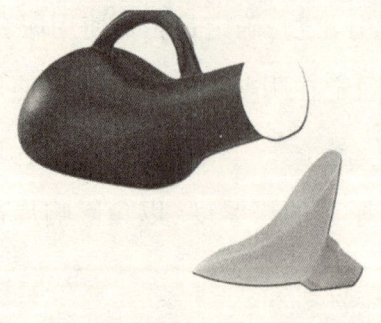
图 12-14　尿壶

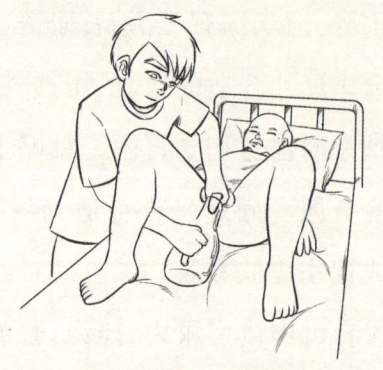
图 12-15　尿壶使用方法

# 第五节　塞肛的处理

由于老年人各种机能衰退，代谢缓慢，易发生便秘，需要通过肛门给药。开塞露是甘油和山梨醇制成的通便剂，药液进入直肠，可刺激肠蠕动，软化粪便，便于排出。

## 一、操作前准备

1. 准备用物：开塞露 1 支，卫生纸等。

2. 照护者洗净双手后再进行操作，不允许留长指甲操作，以免损伤肛门周围的皮肤黏膜。

3. 操作时关闭门窗，或用屏风遮挡，保护老年人的隐私。冬季室温调节至 22℃~26℃。

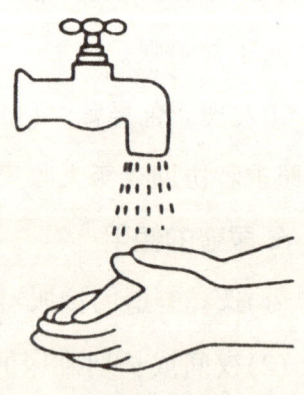
图 12-16　操作前洗手

## 二、操作程序

1. 核对姓名，向老年人解释开塞露的作用，在征得老年人同意后方可进行操作。

2. 照护者洗净双手后戴上手套后方可进行操作。

3. 协助老年人脱下裤子,暴露臀部,选择侧卧位,下腿伸直,上腿前屈,臀部靠近床边。

4. 将开塞露药瓶剪开,注意瓶端口要光滑,不可刺伤老年人肛周皮肤。最好选用带瓶盖的管口。

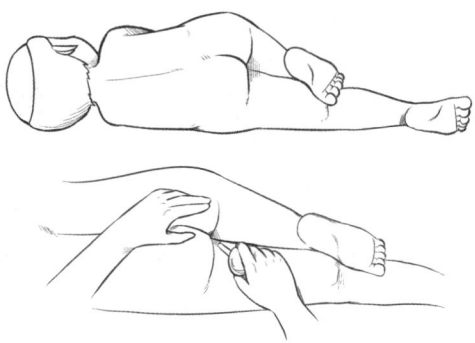

图 12-17　塞肛的操作方法

5. 左手拿纸巾,右手将瓶内药液挤少许在纸巾上,润滑瓶颈部。

6. 分开肛门口,将药瓶颈部轻轻插入肛门深处(约 3 厘米),右手推进并挤压药瓶,将瓶内开塞露溶液挤入肛门内。

7. 退出药瓶,用纸巾擦拭老年人肛门周围。

8. 将双腿合拢,维持侧卧位姿势约 15 分钟,以防药液返流出来。

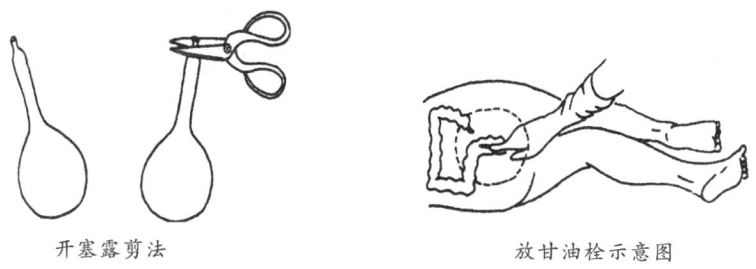

开塞露剪法　　　　　　放甘油栓示意图

图 12-18　开塞露使用方法

### 三、注意事项

1. 操作时动作要轻柔。

2. 如塞药太软,可先浸放于冻水里片刻,令硬度适宜,便于操作。

3. 对不能自理的老年人,照护者帮助肛门塞药后,应注意排便时的护理。

4. 操作时注意观察老年人反应,如有不适反应,立即停止给药,必要时报告医生。

# 第六节 缓泻剂的使用

缓泻剂是一类能促进排便反射或促使排便顺利的药物。

## 一、泻药分类

按其药性特点,可分为以下几类:

1. 渗透性泻药:不被肠壁吸收,在肠内形成高渗液,且阻止肠壁吸收水分,使肠内容物增大容积,从而刺激肠蠕动排便。这类药物主要有硫酸镁、硫酸钠,但长期使用可引起水和电解质丢失。

2. 刺激性泻药:可直接作用于肠黏膜,使肠蠕动增强而促进排便。这类药物主要有蓖麻油、酚酞、大黄、番泻叶、开塞露等。刺激性泻药不可长期大量使用,以免引起代谢紊乱。酚酞对个别病人还会发生变态反应。

3. 润滑性泻药:润滑肠道,软化大便,使粪便易于排出。如石蜡油、甘油等。

4. 容积性泻药:含有不吸收的吸水性植物样纤维。主要借助于容积的增大刺激肠蠕动而引起排便。如甲基纤维素,由于它具有保持水的能力而使粪便松软,易于排出。肠狭窄者应禁用。

5. 促进胃肠动力药:促进肠道蠕动,帮助便秘者产生便意,适用于胃肠动力差的便秘老年人,尤其适用于由糖尿病、胃肠病等引起的功能性便秘者,如莫沙必利(加斯清)、多潘立酮(吗丁啉)等。

6. 栓剂泻药:刺激胃肠反射,刺激肠蠕动而促进排便,适用于便意少、排便困难的老年人,主要有开塞露和甘油栓。

7. 中成药:具有润滑肠壁、促进肠蠕动的作用,适合于轻中度便秘者,如麻仁丸、六味安消胶囊等。

## 二、适用范围

1. 体弱多病的老年人。

2. 便秘者。

3. 肠道造影前的肠腔清洁。

## 三、注意事项

1. 缓泻剂使用后,照护者应严格观察老年人用药后的反应,告知老年人如有腹痛,多属于用药后的反应,不必紧张。

2. 当有便意时,照护者应协助老年人如厕,行动不便者应及时给予便盆。

3. 糖尿病老年人慎用含糖的缓泻剂,高渗性泻药只可短期使用,不能长期使用,以防引起水和电解质紊乱。

4. 缓泻剂不能作为治疗便秘的常规用药,应先查明便秘原因再纠正,不可滥用,更不可长期使用。

5. 排便后,须多饮水。

6. 对极度虚弱、脱水的老年人及有机械性肠梗阻、腹膜炎及诊断未明的腹痛者,禁用缓泻剂。

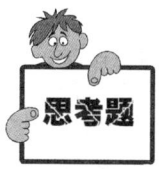

1. 熟悉并掌握七步洗手法及五个必须洗手的环节。

2. 喂食、喂药的正确方法是什么?

3. 什么是"三查七对一注意"?

4. "剂量""无效量""治疗量""极量""中毒量""致死量"的概念分别是什么?

5. 什么样的药物严禁服用?

6. 尿壶、便盆、纸尿裤、尿套的正确使用技巧是怎样的?

7. 塞肛应选择什么体位?

# 第十三章 常用护理操作规程

## 第一节 心肺复苏

心肺复苏(CPR)是针对心跳、呼吸停止采取心脏按压或其他方法形成的暂时的人工循环,使之恢复心跳和血液循环;用人工呼吸代替自主呼吸并恢复自主呼吸,达到恢复苏醒和挽救生命的目的。

心肺复苏技术包括:开放气道(Airway,A),人工呼吸(Breathing,B),胸外心脏按压(Circulation,C)。

急救中最常使用基本生命支持(BLS),又称徒手(或初步)心脏复苏,指不用任何设备保证气道通畅、支持呼吸和循环,维持病人的脑、心和其他组织的供氧,维持生命。基本生命支持适用于任何原因所致的心脏骤停和呼吸停止者,由专业医护人员操作。

### 一、目的

通过实施基本生命支持技术,建立突发者的循环、呼吸功能,保证其重要脏器的血液和氧气供应,尽快恢复其心跳、呼吸和大脑功能。

## 二、对老年人心跳、呼吸骤停的判断

1. 突然意识丧失：轻摇、轻拍、呼喊无反应，证实意识丧失。

2. 大动脉搏动消失：选用颈动脉和股动脉。

(1)颈动脉位于气管与胸锁乳突肌之间，可用食指、中指尖触及气管正中。颈动脉较浅且颈部暴露，易于判断。

(2)股动脉位于股三角区，可于腹股沟处触摸有无搏动。

3. 如果意识突然丧失并伴大动脉搏动消失，即可作出心脏骤停的诊断，应立即进行心肺复苏。

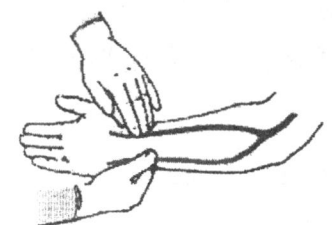

4. 呼吸停止：抢救者用耳朵贴近老年人口鼻部，耳听有无气流声，呼吸道有无气体流出，观察老年人胸部有无起伏，以此作出判断。

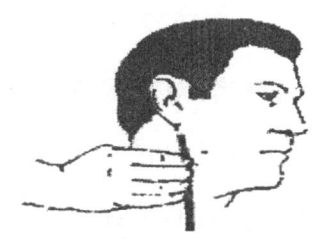

5. 瞳孔散大：瞳孔直径大于5毫米者称瞳孔散大，但需注意循环完全停止后超过1分钟才会出现瞳孔散大。且有些老年人始终无瞳孔散大现象，同时某些药物对瞳孔也有一定影响。

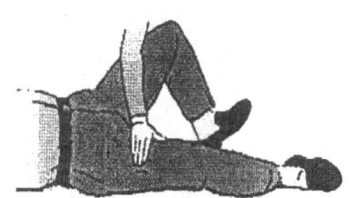

6. 皮肤苍白或紫绀：表现为皮肤黏膜呈青紫色，一般以口唇和指甲最明显。

图 13-1　大动脉搏动部位

7. 心尖冲动及心音消失，心电图表现为心室颤动或心室停顿。

8. 伤口不出血。

## 三、心跳、呼吸骤停原因

1. 心源性心脏骤停：由其他疾患病变所致，如心肌梗塞、病毒性心肌炎心律失常、传导阻滞、心室颤动等。

2. 非心源性心脏骤停：由其他疾患或因素所致。

(1)意外事故:如电击、自缢、严重创伤、脑外伤手术或麻醉意外。

(2)药物中毒或过敏:如青霉素过敏,锑剂、洋地黄等毒性反应。

(3)严重的电解质紊乱与酸碱平衡失调:如高血钾、低血钾、酸中毒、休克等。

### 四、抢救用物

听诊器、血压计、心电监护仪、纱布块,必要时备木板。

### 五、操作步骤

1. 摆放体位:老年人仰卧于硬板床或地上,去枕,头后仰,解松衣领和腰带。

2. 操作者体位:取双膝与肩同宽,站立或跪于被救者的一侧。

3. 心前区叩击

(1)抢救者右手握空心拳,小鱼际肌侧朝向老年人胸壁,距胸壁20~25厘米,垂直向下叩击心前区1~2次。

(2)观察大动脉搏动及心电图情况。

4. 开放气道

(1)清除口腔、气道内分泌物或异物,有假牙则立即取出。

(2)仰面抬颌法:抢救者一手置于老年人前额,手掌用力向后压使其头部后仰,颈部抬起。

(3)托下颌法:抢救者双肘置被救者头部,将双手食、中、无名指放在被救者额角后方,向前抬起下颌,双拇指推开被救者口唇,用手掌根部及腕部使头后仰。

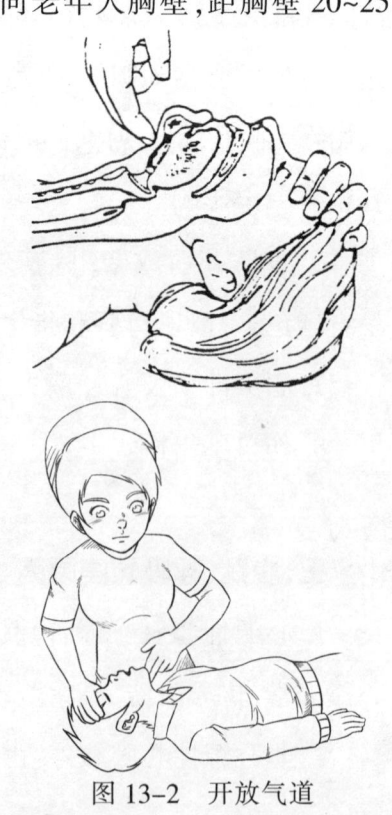

图 13-2 开放气道

5. 人工呼吸

(1) 用视、听、感觉判断病人有无呼吸,5~10 秒。

(2) 如无呼吸,立即口对口吹气 2 次。

(3) 每次吹气时间应超过 1 秒,并可以看到胸部起伏。

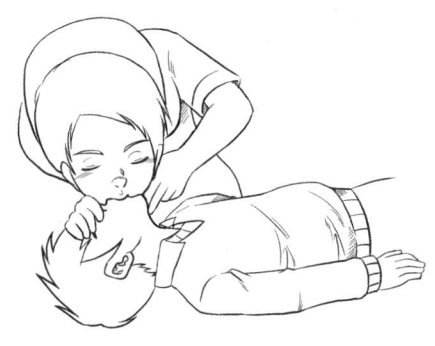

图 13-3　人工呼吸

(4) 被救者保持头后仰,照护者拇、食指握住被救者鼻孔,深吸一口气,屏气。

(5) 双唇包住被救者口部(不留空隙),用力吹气,吹气毕,松开口鼻。

(6) 频率:成年人 14~16 次/分。

6. 胸外心脏按压

## 六、胸外心脏按压

1. 按压部位:胸骨中下 1/3 交界处。

2. 按压深度:使胸骨下陷 4~5 厘米(婴幼儿下陷 1 至 2 厘米)。

3. 按压频率:100 次/分钟。

4. 按压手法:两手掌重叠。一手掌置于被救者的胸骨中,下 1/3 交界处的正中线上;另一手掌置于其手背上,手指不触及胸壁。肘关节伸直,借助全身的力量,重力向脊柱的方向按压,每次按压后待胸骨完全弹回再继续。

5. 按压比例:30∶2。

单人抢救时,每按压 30 次,身体俯下,做口对口人工呼吸 2 次;双人抢救时,一人负责胸外心脏按压,另一人负责维持呼吸道通畅,并做人工呼吸,同时监测颈动脉的搏动。

按压 5 个循环周期(约 2 分钟)对被救者作一次判断,主要触摸颈动脉(不超过 5 秒)与观察自主呼吸的恢复(3~5 秒)。

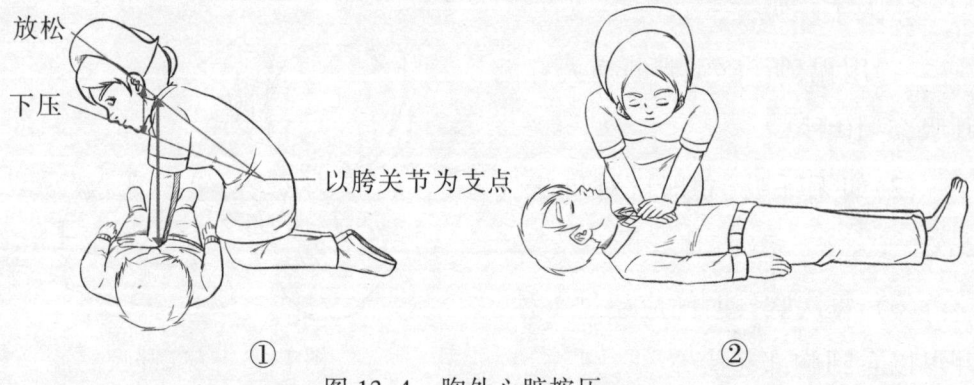

图 13-4 胸外心脏按压

**6. 有效指标判断**

(1)可触及大动脉搏动,肱动脉收缩压大于 60 毫米汞柱(mmHg)。

(2)散大的瞳孔缩小。

(3)出现自主呼吸。

(4)意识逐渐恢复,昏迷变浅,睫毛反射与对光反射出现。

(5)面色、口唇、指甲、皮肤等处由暗紫色渐转为红润。

(6)出现反射或挣扎,有小便出现。

(7)心电图检查有波形改变。

**7. 禁忌症**

(1)胸壁开放性损伤、胸廓畸形、多发肋骨骨折、心脏外伤、血气胸、心包填塞等。

(2)凡已明确心、肺、脑等重要器官功能衰竭无法逆转者,可不必进行复苏术,如晚期癌症等。

## 七、注意事项

1. 判断心跳、呼吸停止要迅速准确,尽早进行基本生命支持。不可用过多的时间去摸脉搏、听心音,贻误抢救时机。一旦确定老年人心跳、呼吸骤停,要立即进行基本生命支持技术,不要因为忙于求救而延误时机。

2. 对于心脏呼吸骤停者来说,时间就是生命,复苏时间开始越早,存活率就越高。具体如下:

(1)4分钟内进行,复苏者有50%的存活率;

(2)4~6分钟开始,复苏者有10%的存活率;

(3)超过6分钟开始,复苏者存活率低于4%。

3. 对于心跳、呼吸骤停的判断,要看老年人的反应、呼吸、脉搏、心率、瞳孔等。非专业人员对于循环判断的三个重要指标:有无自主呼吸、咳嗽、活动。

4. 人工呼吸要强调效果,每次吹气量大约700~1000毫升,每次吹气时间在2秒以上。

5. 检查颈动脉,手法要快而准确,触摸时间不能超过10秒。

6. 胸外心脏按压部位的确定要迅速、准确,按压过程中手不能离开按压部位。

7. 操作要正确,尽量避免并发症的发生。操作不当可能导致胃膨胀、窒息或吸入性肺炎、肋骨骨折等并发症。

8. 心脏复苏过程中应密切观察老年人心肺复苏的有效指证,包括:

(1)可触及大动脉搏动,肱动脉收缩压大于60毫米汞柱。

(2)面色、口唇、指甲、皮肤等处由暗紫色渐转为红润。

(3)散大的瞳孔缩小。

(4)吹气时可听到肺泡呼吸音或有自主呼吸,呼吸改善。

(5)意识逐渐恢复,昏迷变浅。

(6)出现反射或挣扎,有小便出现。

(7)心电图检查有波形改变。

9. 向老年人及家属宣教复苏后治疗和休息的重要性以及应注意的事项,以取得配合。

10. 复苏成功后,病情尚未稳定前,老年人必须平卧在床。

## 八、猝死的急救流程

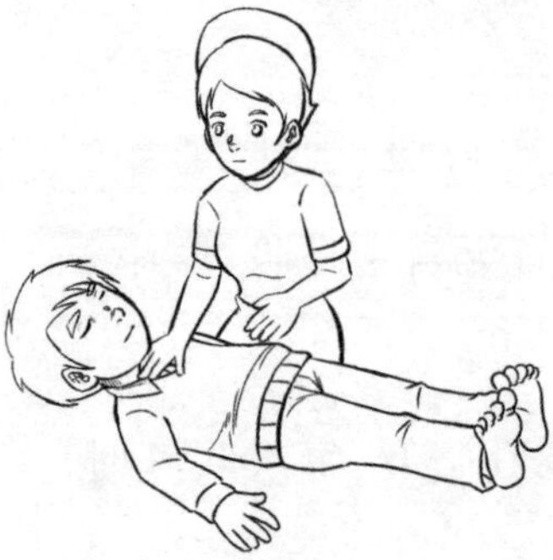

①判断意识 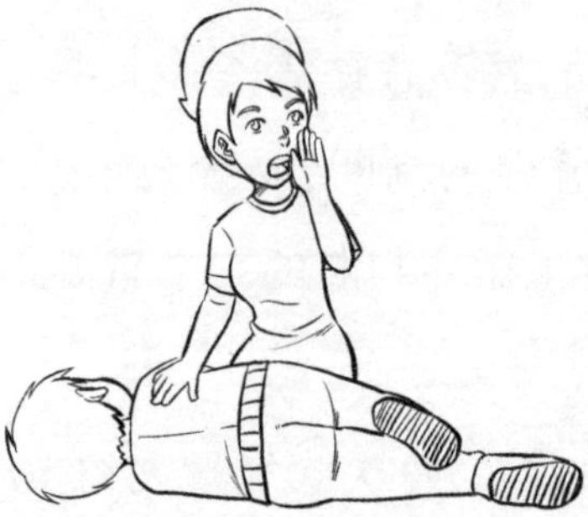　　②高声呼救 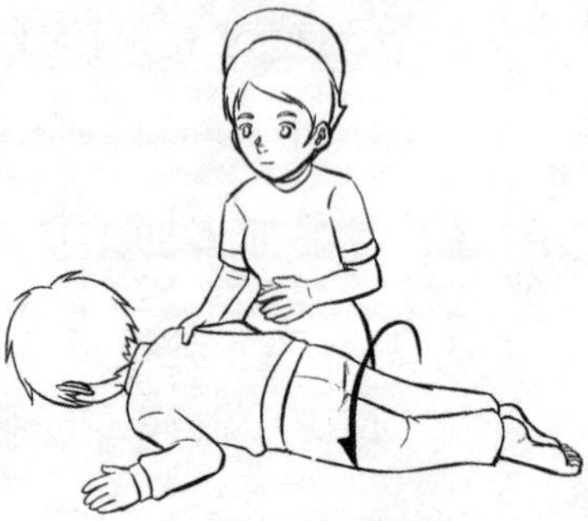　　③翻转为仰卧体位

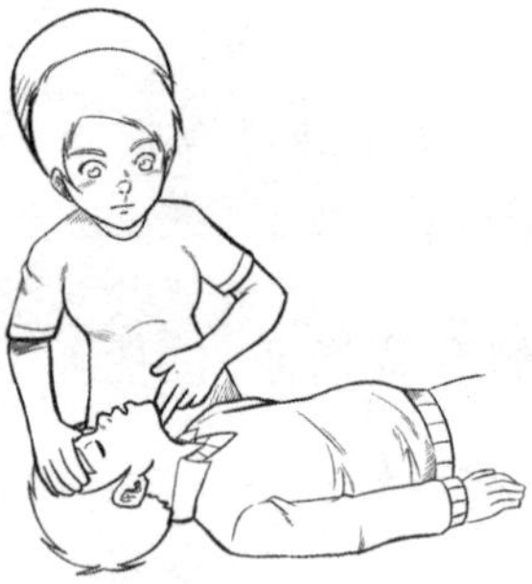

④开放气道 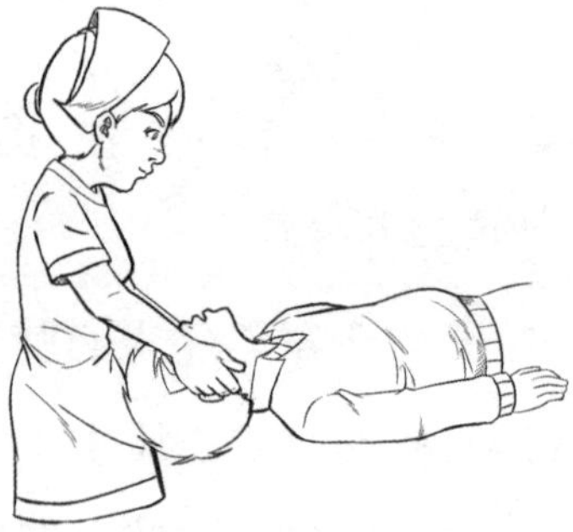　　⑤判断呼吸 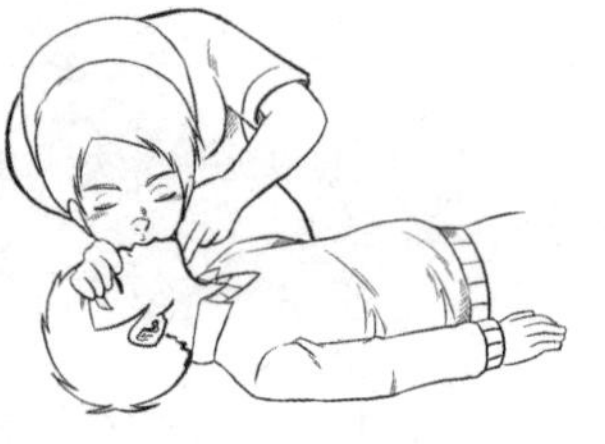　　⑥口对口人工呼吸

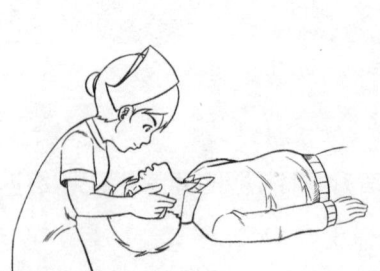
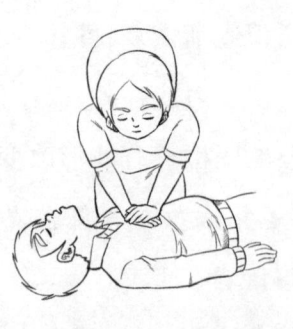

⑦判断心跳　　⑧胸外心脏按压

图 13-5　猝死的急救流程

## 心肺脑复苏流程图

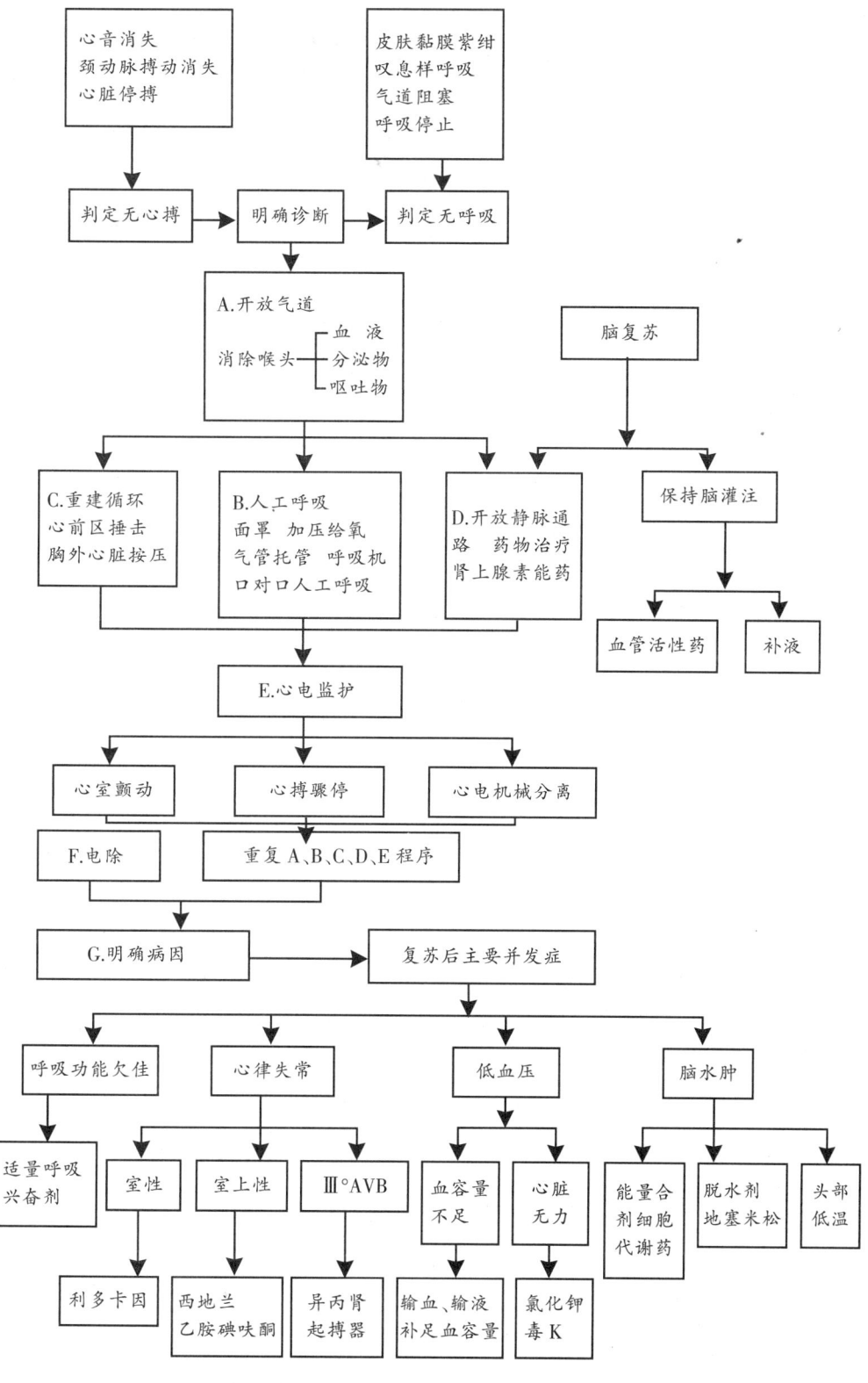

# 第二节 氧气疗法应用

氧气是人类赖以生存的主要物质,当供给组织的氧不足或组织用氧发生障碍时,机体的功能、代谢和形态结构将会发生异常变化,这种现象被称为缺氧。

临床上通常用给氧的方法来提高老年人的血氧含量及动脉血氧饱和度,以改善缺氧状况。

不论何种原因,当老年人出现呼吸困难、紫绀、脉搏增快等情况时,都应及时给予氧气吸入。

## 一、氧疗的种类

常规使用的医用氧气吸入器主要以浮标式氧气吸入器为主。

浮标式医用氧气吸入器的浮标所指示的刻度一般为 0~10 升/分,是指每分钟从湿化瓶(水瓶)的出气口流出的氧气量。从出气口流出的氧气通过氧气鼻吸管和空气一起进入呼吸道,由于有空气进入,氧气浓度已经大幅度降低了。

### 1. 鼻塞法

类型:分单侧和双侧鼻塞法。

适用对象:长时间用氧的老年人。

操作方法:将鼻塞塞入鼻前庭内给氧。

### 2. 面罩法

适用对象:张口呼吸者。

操作方法:将面罩固定于口鼻部供给氧气。

### 3. 漏斗法

适用对象:幼儿和气管切开者。

操作方法:漏斗距口鼻1~3厘米,使用此法应防漏斗移动。

### 4. 头罩法

适用对象:小儿。

操作方法:将头部置于头罩里,罩面下有多个小孔,可以保持罩内一定的氧浓度、温度、湿度。

### 5. 氧气枕法

适用对象:家庭氧疗,转运中的危重病人。

操作方法:将充气的氧气枕置于使用者的头肩部,利用其身体重力使氧气流出,供使用者吸入。

## 二、氧浓度的计算方法

吸氧浓度(%)=21+4×吸入氧气流量(升/分);吸氧流量(升/分钟);吸氧浓度(含氧百分比%)。

表13-1 氧气流量与浓度对照表

| 吸氧流量(升/分) | 0 | 1 | 2 | 3 | 4 | 5 |
| --- | --- | --- | --- | --- | --- | --- |
| 吸氧浓度(含氧百分比) | 21% | 24%~25% | 28%~29% | 32%~33% | 36%~37% | 40%~41% |

根据吸入氧浓度将氧疗分为:低浓度、中浓度、高浓度三类。

根据吸入氧流量将氧疗分为:低流量、中流量、高流量三类。

### 1. 低流量给氧

吸氧流量:1~2升/分

应用于低氧血症伴二氧化碳潴留、心肺功能不全、慢性阻塞型和慢性呼吸衰竭、昏迷、脑血管意外等情况。

### 2. 中流量给氧

吸氧流量:2~4升/分

应用于有明显通气灌流比例失调或显著弥散障碍者,特别是血红蛋白浓度很低或心输出量不足,如肺水肿、心肌梗塞、休克等情况。

### 3. 高流量给氧

吸氧流量:4~6升/分

应用于单纯缺氧而无二氧化碳潴留的老年人,成人型呼吸窘迫综合征,心肺复苏后的恢复阶段。

## 三、氧气筒、氧气表装置

氧气筒是一柱形无缝钢筒,筒内可耐高压150千克每平方厘米(相当于15毫帕),容积为40升,能容纳氧6000升。

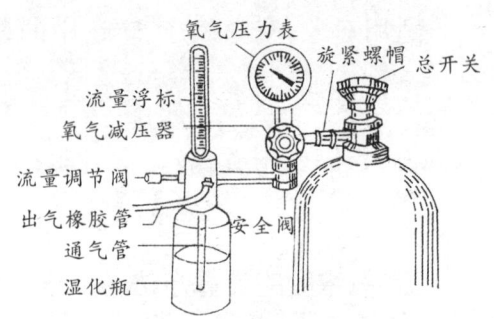

图 13-6 氧气装置

在筒的顶部,有一总开关可控制氧气放出。使用时,将总开关向逆时针方向旋转1/4周,即可放出足够的氧气。

在氧气筒颈部的侧面,有一气门和氧气表相通,是氧气输出的途径。

氧气表由压力表、减压器、流量表、湿化瓶、保险活门等组成。

## 四、鼻导管法

### 1. 鼻导管法概念

有单侧、双侧鼻导管吸氧法。将鼻导管插入一侧鼻孔或双侧鼻孔。

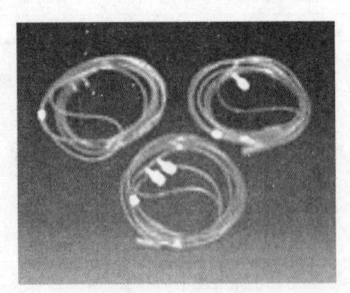

### 2. 目的

供给氧气,改善由缺氧引起的各种症状。

### 3. 评估

老年人目前的病情与治疗情况。

老年人的缺氧情况、血气分析的结果。

老年人的鼻腔有无分泌物堵塞,有无鼻腔中隔弯曲。

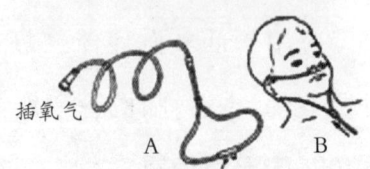

A 双侧鼻导管
B 双侧鼻导管固定法

图 13-7 氧气管

老年人的合作程度。

**4. 准备工作**

(1)物品准备:氧气装置一套、湿化瓶(凉开水、纯净水)、一次性鼻导管、棉签、扳手、胶布。

(2)照护者:洗手,戴口罩,检查氧气瓶装置是否配置齐全,有无漏气。

**5. 操作步骤**

(1)将氧气筒推至床边,核对使用者姓名并给予解释,以取得合作。

(2)协助老年人平卧、侧卧或半卧,安置舒适体位。

(3)湿化瓶内装入蒸馏水或纯净水,至上、下水位标线之间。

(4)用湿棉签清洁老年人鼻腔,选择单侧或双侧鼻导管吸氧法。将鼻导管插入一侧鼻孔或双侧鼻孔。一侧鼻孔插入鼻导管,用胶布固定于鼻翼及面颊部。

(5)先开氧气总开关,再开流量调节阀,检查是否通畅。确定通畅后,调节所需氧流量。

(6)记录用氧时间、停氧时间,注意观察老年人用氧后症状是否得到改善、有无呛咳,做好详细记录。

(7)停止用氧,取下鼻导管,先关流量表,再关总开关。

(8)重开流量表,放掉剩余气体后再关流量表调节阀。

(9)吸氧后将一次性吸氧管丢弃,做好废物的处理,防止交叉感染。

(10)照护者洗手。

**6. 注意事项**

严格遵守用氧规程,注意用氧安全,切实做好四防:防震、防火、防热、防油。严禁碰撞、扔摔。

防震:氧气筒内压力很高,因此搬运时应避免倾倒撞击,防止爆炸。

防火:氧气筒周围严禁烟火,距火种5米,距暖气1米。

防热:氧气助燃,氧气筒应置于阴凉处,周围严禁放置易燃品。

防油:氧气表及螺旋口上勿涂油,也不可用带油的手拧螺旋开关,避免引起燃烧。

给氧过程中定时检查是否通畅,有无分泌物堵塞,及时清除鼻腔分泌物。持续吸氧者,每日更换鼻导管2次以上,双侧鼻孔交替插管,以保证氧气的有效和安全吸入。开启与关闭应缓慢,不可用力过猛。

用氧时先调节好流量,再将鼻导管插入鼻腔;停氧时,先拔出鼻导管,再关闭流量表。若中途改变流量,先将鼻导管与氧气管分开,调节好后再接上。

氧气筒内氧气不可用尽,压力表指针降至5千克每平方厘米时,即不可再用,以防止灰尘进入筒内,再次充气引起爆炸。对于未用完或已用尽的氧气筒应分别挂"满"或"空"标志,便于及时调换或急用时搬运。

### 五、氧疗的观察与判断

1. 用氧过程中可根据症状、脉搏、血压、呼吸、精神状态、皮肤颜色及温度等有无改善来衡量氧疗效果。否则应寻找原因,及时进行处理。

2. 高浓度供氧时间不宜过长,一般认为如吸氧浓度超过60%、持续24小时以上,则可能发生氧中毒。

3. 对患慢性阻塞性肺气肿的老年人以给予低浓度持续吸氧为妥。给予高浓度吸氧可能导致呼吸抑制,使病情加重。

4. 氧疗应注意加温和湿化,呼吸道内保持37℃的温度和95%~100%的湿度是黏液纤毛系统保持正常清洁功能的必要条件,通过湿化瓶和必要的加温装置,可以避免吸入干冷的氧气刺激损伤气道黏膜,致痰干结,影响呼吸道纤毛的"清道夫"功能。

5. 防止导管污染和堵塞。鼻塞、输氧导管、湿化瓶装置、呼吸机管道等应定时更换和清洗消毒,以防止交叉感染。

### 六、长期吸氧的副作用

1. 氧中毒:多发生在长期使用高浓度氧气(大于60%)的老年人身上,其症状包括胸闷、胸痛、鼻黏膜充血、喉咙痛、咳嗽、呼吸困难、易疲劳、手足麻木等。

2. 鼻黏膜损伤：因长期吸入干燥的氧气，导致鼻腔黏膜干燥、鼻塞、流鼻血、喉咙痛、声音沙哑等。

3. 皮肤损伤：因吸氧管佩戴过紧，易造成脸颊、耳部皮肤损伤，偶有皮肤过敏现象，如瘙痒、红疹等。

### 七、家庭使用便携式氧气瓶

家庭护理多是采用便携式医用氧气瓶，这是一种具有流量调节器的小型、轻便的医用供氧装置。

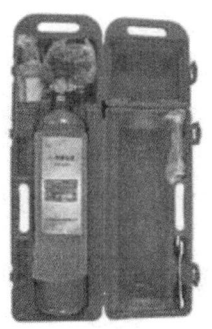 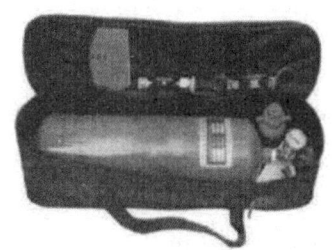

图 13-8 便携式氧气瓶

#### 1. 适用场所

各类医院、卫生所、保健站、疗养院、干休所、家庭氧疗及氧保健、体育训练中心、健身中心、高山哨所、兵站、桑拿、宾馆、美容院、氧吧等。

#### 2. 适用范围

（1）呼吸系统疾病：慢性阻塞性肺部疾病（COPD）：慢性支气管炎、支气管哮喘、肺气肿、尘肺、矽肺等肺源性心脏病（肺心病）。

（2）心血管系统疾病：冠心病、高血压、心力衰竭、风湿性心脏病、先天性心脏病。

（3）脑血管意外：脑出血、脑栓塞、脑供血不足、蛛网膜下腔出血。

（4）老年病：血管硬化、眩晕、偏头疼、老年性痴呆。

（5）睡眠性低氧血症：睡眠呼吸暂停综合征（打呼噜）。

其他原因引起的急、慢性缺氧。

(注意:请在医护人员的指导下使用)

3. 压力表

(1)压力表是反映钢瓶中还剩有多少压力气体的仪器。

(2)通过压力表我们可以了解氧气瓶满还是不满,氧气还剩余多少。

4. 湿化瓶的使用

(1)使用前仔细检查导氧管、吸氧管、加湿器是否清洁。

(2)使用时先拧下瓶盖,往湿化瓶中加入蒸馏水或冷开水至上下水位标线之间。水注入之后拧紧瓶盖。

(3)当水位低于下标线时应该及时补加水。

(4)按照标记,出氧管接到湿化瓶的供氧接头上,吸氧管接到湿化瓶的出氧接头上,切勿接错。

(5)当氧气通过湿化瓶时,可以看到瓶内有气泡出现,表示正常。

(6)使用后拧下瓶盖,将湿化瓶中的水倒出,清洗湿化瓶。

(7)需要吸氧之前,再往瓶中加水。

(8)湿化瓶严禁倾斜。

5. 使用原则

(1)使用前必须到法定的医用氧气站充装氧气。

(2)先打开氧气瓶开关,观察氧压表的指示即可知储氧瓶内的储氧量有多少。

(3)氧气瓶上应挂有严禁烟火的标识牌,空瓶、满瓶要分开存放,挂有标志,切不可在应急的情况下,无法使用上氧气,贻误抢救时机。

6. 使用要点

(1)缓慢打开气瓶开关,根据需要调节至适当流量,再将输氧鼻塞插入鼻前庭部位即可输氧。

(2)吸氧完毕,先拔出鼻导管,再关闭氧气瓶开关,待压力降至"0"时,再关闭流量调节阀。

(3)非使用期间,氧气瓶开关必须处于关闭状态。

(4)按瓶肩部钢印时间,每三年送具备法定资格的检验单位进行检验。

### 八、氧气袋

#### 1. 适用对象

家庭使用,氧气瓶准备不及或老年人在转移途中,可暂时以氧气袋代替使用。

#### 2. 准备工作

充满氧气的氧气袋、鼻导管、调节器等。

#### 3. 操作程序

①将氧气袋与鼻导管连接,再用调节器调节氧气的流量。

②将鼻导管插入老年人鼻孔内,让老年人枕于氧气袋上,氧气受压而流入老年人体内。

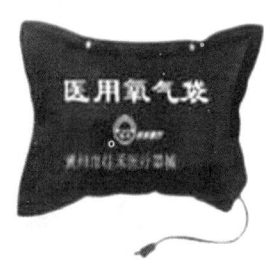

图 13-9 氧气袋

#### 4. 注意事项

①使用氧气袋时充气不可过于饱满。

②使用过程中要保持氧气袋内的压力,压力低时照护者要用手协助加压给氧。

③使用前检查是否有漏气。

表 13-2 贮氧量及参考供氧时间

| 规格 | 2L | 3L | 4L | 7L | 8L | 10L | 15L | 40L |
| --- | --- | --- | --- | --- | --- | --- | --- | --- |
| 贮氧量(L) | 260 | 420 | 560 | 980 | 1120 | 1400 | 2100 | 5600 |
| 使用时间(h) | 3-4 | 5-6.5 | 6.5-8.5 | 10-15 | 15-18 | 16-19 | 19-26 | 30-48 |

# 第三节 吸痰

## 一、吸痰器

吸痰器是在老年人呼吸道阻塞、痰液黏稠不易咳出或无力咳出及抢救窒息时不可缺少的重要工具。

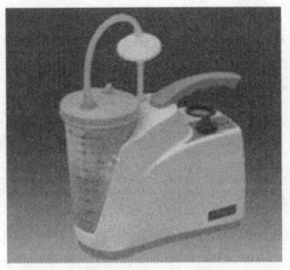
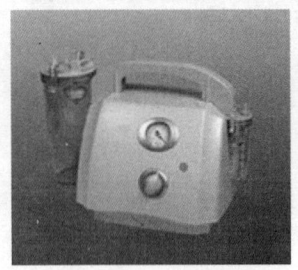
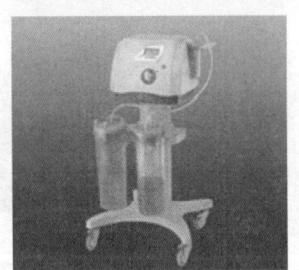
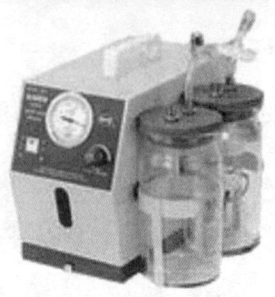

图 13-10 吸痰器

## 二、吸痰前评估

1. 根据血气分析结果判断是否有痰潴留,根据胸片听诊、触诊来判断痰的潴留位置。

2. 根据痰液的黏稠度雾化加湿并加大吸氧浓度。

3. 根据痰液的潴留部位调整患者体位。

4. 挤压震颤胸廓使痰液向中枢气道移动。

## 三、吸痰前准备

物品:生理盐水、在储痰瓶内加入清洁水、无菌纱布、一次性吸痰管1根、无菌手套。

操作者:洗净双手、戴口罩,吸痰前先进行吸水试验,吸痰管必须用生理盐水浸湿润滑以利插管,并避免损伤气道黏膜。

体位选择:将老年人置于平卧位或取头低脚高位(脚部抬高 15°)。

### 四、操作方法

1. 检查吸引器各部分连接是否完好,有无漏气。

2. 接通电源,打开开关,检查吸引器性能,调节负压。一般成人吸痰负压做 40~50 千帕,将吸痰管置于水中,试验吸引力,并冲洗皮管。

3. 安装好吸痰管和排痰管,切勿颠倒。

4. 先做吸水试验,检查吸痰器是否漏水漏气,排出时有无反气,如吸痰管有反气则不能使用。

5. 将老年人头部转向操作者,把治疗巾铺于其颌下。

6. 插入吸痰管,其顺序是:口腔前庭→颊部→咽部,从而将痰液吸尽。

7. 口腔吸痰有困难时,可由鼻腔插入(颅底骨折患者禁用),其顺序是:鼻腔前庭→下鼻道→鼻后孔→咽部→气管(约 20~25 厘米)。

8. 有气管插管或气管切开时,可由插管或套管内插入,将痰液吸出。

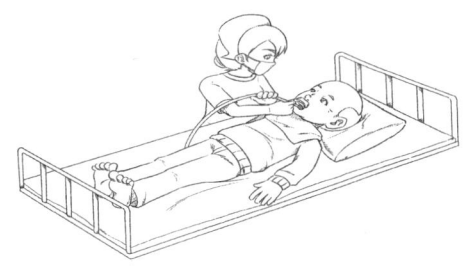

图 13-11　吸痰操作

9. 照护者可用压舌板或开口器先将昏迷者的口腔打开,再进行吸痰。

10. 在吸引过程中,如老年人咳嗽厉害,应稍等片刻后再进行。随时冲洗吸引管,以免痰液堵塞吸引管。

11. 在操作中严密观察老年人的呼吸、脉搏。

12. 操作中应注意勿抽拉过快过猛,以防负压过大损伤老年人口、鼻腔黏膜组织。

13. 吸毕,关闭吸引器开关,弃吸痰导管于小桶内,将吸引胶管的玻璃接头插入床栏上盛有消毒液的瓶内备用,将病人口腔周围擦净。

14. 观察吸出液的量、颜色及性质,必要时做好记录。

## 五、注意事项

1. 提倡适时吸痰,即在听到或观察到老年人有痰时要及时吸痰,不主张定时吸痰,以减少吸痰带来的并发症及减轻老年人的痛苦。

2. 吸痰前后给予老年人100%的纯氧2分钟,从而避免吸痰时发生严重的低氧血症。

3. 注意无菌操作,吸痰过程中吸痰管及气道的污染会造成老年人的肺部感染,必须严格执行无菌操作,吸痰时佩戴无菌手套。

4. 操作者动作宜轻柔、敏捷、迅速,吸痰时间不要超过15秒。

5. 吸引负压40~50千帕,避免损伤气道黏膜,尤其对支气管哮喘的老年人,则更应注意,以免诱发支气管痉挛。

6. 一根吸痰管只限用一次,冲洗吸痰管的生理盐水瓶应注明为吸引气管之用,不得混用。

7. 吸痰时注意吸痰管插入是否顺利,遇到阻力时应分析原因,不要盲目强行插入。

8. 如欲吸引左侧支气管内的分泌物,应尽量将老年人头部转向右侧,这样吸痰管比较容易插入左侧支气管。

## 六、方法不当造成的不良后果

1. 气道黏膜损伤:负压过高,吸痰管开口正对气管壁且停留时间过长。

2. 加重缺氧:吸痰不仅会吸除一定量的分泌物,同时也会带走一定量的肺泡内气体,使肺内通气量减少,加上导管插入吸痰管后气道阻力增加,造成通气不充分。

3. 肺不张:负压吸引,减少肺内通气量,促使肺不张。

4. 支气管哮喘:负压的吸引刺激可能引起支气管哮喘。

# 第四节 管饲

## 一、概念

管饲饮食是一种由多样食物混合制成的流质状态的食物,具有充分而适当的营养,黏稠度适宜,通过管子喂食为不能由口腔进食的人提供营养。

## 二、分类

1. 鼻胃管饲

(1)鼻胃管饲操作程序

①准备用物:温开水、量杯、水杯、碗、食物温度计、20毫升或50毫升注射器一副、围兜、纸巾。

②向老年人解释,减少恐惧,取得合作。

③操作者洗手、戴口罩及一次性手套。

④检查所有喂饲用具是否清洁消毒。

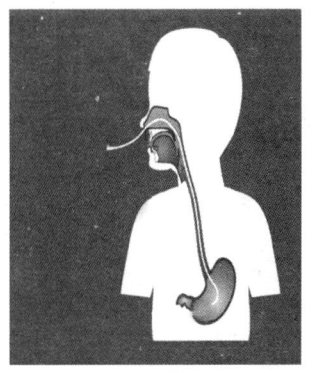

图 13-12　鼻胃管饲

⑤检查测试食物温度是否合适,应用食物温度计测试。

⑥喂饲前先清洁鼻孔及做口腔护理,防止食物黏附于管壁,阻塞胃管。在喂饲前后可用 20~40 毫升温开水冲洗胃管。

⑦取坐位 30°~60°,可防止食物摄入后引起的食物返流。

⑧每次喂饲前应用注射器回抽确认胃管是否通畅及在胃内。

⑨每次鼻饲量 200~300 毫升,每天 4~6 次,间隔时间大于等于 2 小时。

⑩提示老年人在喂饲中流质食物由胃管流入胃部时,会有温暖的溶液流入。

⑪观察在喂饲后有无呕吐或腹部膨胀现象。

⑫喂饲后让老年人处半卧位至少 30 分钟,防止食物误入气管。

(2)鼻饲注意事项

①记录每日进食量、饮水量,注意观察喂饲后的情况。

②避免喂食速度过快,避免鼻饲液过冷或过热。

③鼻饲过程中,避免灌入空气,以防造成腹胀。

④冲净胃管,避免鼻饲液存积在管腔中变质,造成胃肠炎或堵塞管腔。

⑤防止喂饲的食物返流,防止胃管脱落。

⑥若喂食新鲜果汁,应与奶液分别喂饲,防止凝块产生。

⑦长期鼻饲者,应每天进行口腔护理,鼻饲用物应每天更换消毒,长期鼻饲者应定期更换胃管。

⑧拔管时需夹紧胃管,以防管内液体返流,到咽喉部位时快速拔出,以免液体滴入气管。切勿在喂饲时将胃管拉出。

⑨拔管后将物品移出老年人视线,以免老年人见之有不悦感及避免污染床单被褥。

⑩药物要充分磨碎溶解后再喂饲,不同药物要分开喂饲,以免发生药物配伍禁忌。

(3)鼻饲管阻塞的原因

①食物或药物未充分磨碎或药物磨碎混合后因配伍禁忌而产生凝块致堵管。

②营养液流速过缓造成饲管阻塞,一般每4小时用温水冲管一次。

③制作管饲营养餐时应将肉、蛋、菜类食物充分搅碎。一旦发生堵管,可试用大号注射器接温水在胃管上反复做推、吸动作。严禁试图用探针去疏通堵塞的胃管。

2. 胃造口管饲

3. 空肠造口管饲

### 三、管饲适用对象

1. 不能经口进食的失智老年人。

2. 头颈部、食道、胃手术后的患者。

3. 外伤严重昏迷者、脑血管意外者。

4. 烧伤或口服食物不能满足营养需求者,均可通过管饲达到营养供给的目的。

### 四、管饲评估

1. 为确保老年人能够获得充足的营养,结合病史、用药、体重、营养状况做出特殊餐饮评估。

2. 根据评估为老年人提供适宜的营养食物。

3. 掌握喂食量、时间、次数及补充水分量。

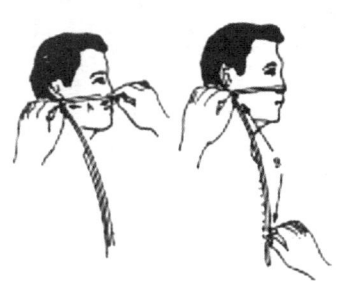

图 13-13 管饲

## 第五节 造瘘口护理

### 一、造口的概念

"造口"一词来源于希腊语,意思是"口"或"开口"。也就是指在腹壁上做永久性或暂时性的通道。胃造口直接进入胃部,可用来喂食,供给营养、水分和药物。肠造口俗称为"人工肛门"。它通过手术将病变的肠段切除,将一段肠管拉出,翻转缝于腹壁,用于排泄粪便。因此,肠造口并非一种疾病,它只是排放粪便的一个通道而已。尿路造口则用于排尿。

常见的造口有:胃造口、回肠造口、结肠造口、尿路造口。

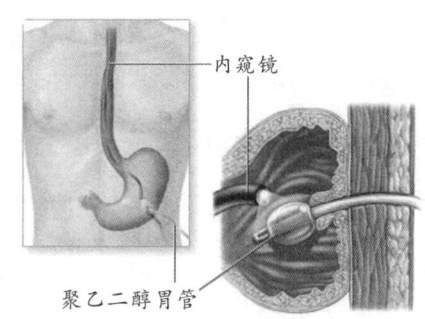

图 13-14 胃造口

### 二、胃造口

#### 1. 胃造口适用者

吞咽有困难而需要长期管饲者,如中风、昏迷、食道阻塞的老年人。

2. 胃造口护理

（1）使用物品

20毫升注射器一副、围兜、食用温开水一杯、弯盘一个（盛接胃管抽出物）、流质食物。

（2）准备工作

①照护者清洁双手，给予老年人解释，获得老年人的配合。

②老年人取坐位或半卧位姿势。

③在喂食的时候，保持环境的清洁，停止引起尘埃的活动，如扫地、铺床、抖床单等。

（3）管饲前护理

①喂饲前以20毫升温开水测试造口管是否通畅。

②喂饲前，应先滴少许流质食物在照护者的手背上，测试食物温度是否过热或过冷，过热会损害胃壁黏膜，过冷会引起胃痉挛，食物温度以接近身体体表温度为宜。

（4）管饲时护理

①检查造口周围皮肤有否红肿、渗液。

②检查露出体外胃管长度或定位环数值，如需要，重新调整定位环。

③回抽胃中的胃液，了解胃管是否通畅及胃中食物的消化情况，如胃内的食糜未经消化或未消化的奶液超过50毫升，应慢慢再推回胃内，顺延喂食时间一小时。

④一小时后，再检查胃内剩余食糜量或奶量，若多于50毫升或抽到异常液体（如咖啡色、黑色或有血液），应立即通报医生。

⑤喂饲速度不宜过快，如300毫升奶量最少以15~30分钟喂饲完毕，以避免食物返流及呕吐。

⑥如胃管周围渗漏增多，应停止喂饲，以免胃液灼伤皮肤，立即通报医生。

⑦根据喂食的情况，重新评估老年人的喂饲分量及时间。

(5)管饲后护理

①喂饲后再以30~50毫升温开水冲洗胃管,保持胃管通畅,避免食物黏附在管道内壁,产生阻塞或滋生细菌。

②照护者在喂食后检查胃管有否渗液。

③喂食后的老年人,应取半坐位30分钟。

④清洁喂饲用具,做好护理记录,如:喂饲时间、食品种类及分量、胃管定位数值、周围皮肤情况、有无任何异常情况。

3. 胃造口的手术后护理

(1)在手术后三周内,胃造口需要用生理盐水清洗伤口。

(2)三周后,造口四周皮肤应已恢复,造口管道已形成,便可淋浴。淋浴后,用清洁纱布擦干局部皮肤,涂上皮肤保护软膏。

(3)注意观察造口周围皮肤有无破损,造瘘口管是否通畅。

4. 胃造口注意事项

(1)喂饲时间以外,胃管塞子必须盖好。

(2)不可无故挤压、扭曲胃管。

(3)清洗及检查胃造口周围皮肤状况,如出现红肿、疼痛、渗漏、发热等情况,或造口管松脱,滑出体外,应做相应的处理。

(4)对有恶心者,管饲时间应不少于15~30分钟;对有呕吐者,应停止喂饲。

(5)对于管饲者应每2~4小时注入10~30毫升温水以补充水分,防止发生脱水,如口渴、口腔黏膜干燥,应随时补充水分。

(6)喂饲药物需要先碾碎,用水溶解后再给予喂饲。喂药后,用30~50毫升温开水冲净胃管,以免药物残留或堵塞胃管。喂饲药物与奶制品需要间隔30分钟以上。

(7)喂饲瓶和胃管每餐后必须清洗,擦干后放置于有盖的容器内备用。定期更换喂饲用品,以确保卫生。

### 三、肠道造口

#### 1. 目的

便于肠腔内废物的输出,减轻肠梗阻,促进远端肠道吻合口愈合,促进肠疾病的治愈、肠道减压等。

#### 2. 正常排便过程

直肠壁上有压力感受器,当粪便被肠道运动推送到直肠时,直肠内压升高,刺激这些压力感受器,冲动沿盆神经、腹下神经传至脊髓骶部的排便中枢,同时上传至大脑皮层产生便意,即可促进排便反射。这时降结肠、乙状结肠和直肠收缩,肛门内括约肌舒张,同时抑制阴部神经,肛门外括约肌、膈肌及腹肌同时收缩,腹压增高,开始排便。

#### 3. 回肠造口

回肠造口是因为全结肠疾病而需切除整个结肠,并以回肠末端为造口而形成的。常用于溃疡性结肠炎、家族性结肠息肉病和梗阻等。由于切除了整个结肠,回肠造口的排出物较稀且量多,常常呈黏稠的流质状,并富含消化酶类,对正常皮肤的腐蚀性、刺激性很强。

回肠造口通常位于右下腹,直径约 2.5~3 厘米,高出周围皮肤约 3~4 厘米。

#### 4. 结肠造口

结肠造口是最常见的造口。

永久性结肠造口常用于结直肠癌;暂时性结肠造口常用于憩室、肛门、直肠外伤。

永久性结肠造口大多做在乙状结肠,常因直肠疾病而需切除肛门及部分直肠,以乙状结肠的末端作为造口。由于保留了大部分结肠,故排出的粪便为正常成形的粪便,排便也较有规律。

这种造口通常位于左下腹部,直径 3~3.5 厘米,突出腹壁 1.5~2 厘米。

结肠造口的不同类型:

(1)按结肠造口的不同部位分:乙状结肠造口、降结肠造口、横结肠造口。

(2)按结肠造口的不同方式分:端式、襻式。

(3)按结肠造口的不同外观分:单口、双口。

### 5. 尿路造口

尿路造口是因为膀胱疾病或外伤需做全膀胱切除,目前主要用于肾盂的恶性病变和膀胱癌。

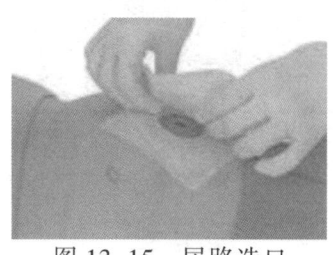

图 13-15　尿路造口

方式:在腹腔内游离一段回肠,然后将两侧输尿管连在回肠上,通过回肠在腹壁上做一个可排尿的造口。所以,尿路造口的排出物为尿液。

这种尿路造口通常位于右下腹,直径 2~2.5 厘米,突出周围皮肤 2~3 厘米。

### 6. 造口的观察

(1)造口黏膜颜色:正常为牛肉红或粉红色。

①苍白:说明血红蛋白过低。

②充血:造口内的血管网明显可见,说明可能存在肠炎或炎性的结肠疾患。

③紫红:说明有早期缺血。

④深棕色至黑色:说明有严重的缺血。

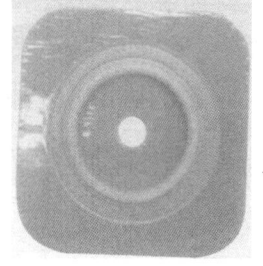

图 13-16　防漏膏

(2)高度:理想的高度应为 1~1.5 厘米。

(3)造口的大小及形状:应用测量板测定造口的大小,并记录清楚造口的形状,如圆形、不规则形、卵圆形等。

(4)水肿:术后的正常现象,水肿的造口一般在术后 6~8 周回缩至正常。严重时可用高渗盐水纱布湿敷。

(5)造口周围皮肤:造口周围的皮肤必须是完整、无损、健康的。出现任何的皮肤受损表现,如糜烂、轻微发红、感染或水泡,都应及时注意。

(6)排出物情况:注意排出物的颜色、量。

### 7. 造口护理

(1)三种主要造口袋

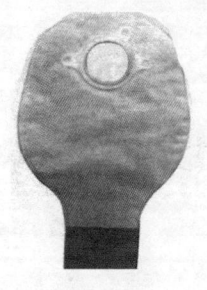 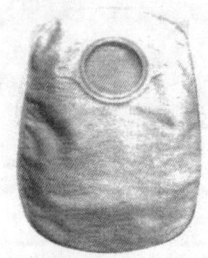 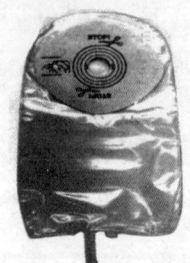

开口袋　　　　　　闭口袋　　　　　　尿袋

图 13-17　三种造口袋

(2)更换造口袋的操作流程

取下旧造瘘口袋⇒清洁造口和周围皮肤⇒观察⇒擦干造口周围皮肤⇒撒少量护肤粉⇒测量造口大小⇒剪裁合适的造口袋⇒加防漏膏⇒贴上并使之牢固

3. 准备用物：造口袋，皮肤保护粉，防漏膏，棉球，纱布或手纸，小药碗，温水，棉签，测量板，弯盘或纸袋等。

## 8. 造口周围皮肤护理

因造口排泄物的刺激，或撕下造口袋底板时用力不当，可能会引起皮肤破损和发炎。而造口用品大多是有黏性的，可贴在腹壁上，所以造口周围的皮肤保护非常重要。避免或减轻造口周围皮炎症状，应注意以下几点：

(1)造口袋袋口大小适中，尽量减少造口周围皮肤与排泄物的接触。

(2)对造口袋过敏者，需及时更换不同成分的粘胶或不同的造口袋。

(3)不能使用刺激性强的液体清洗造口周围皮肤。

(4)更换造口袋时，动作要轻柔，以免损伤皮肤。

(5) 在粘贴胶板时，造口旁皮肤应使用防漏膏。

## 9. 造口袋更换方法

1. 准备造口袋的粘贴部分。

2. 找出粘贴胶片。

3. 将护肤胶片的背胶纸撕下。

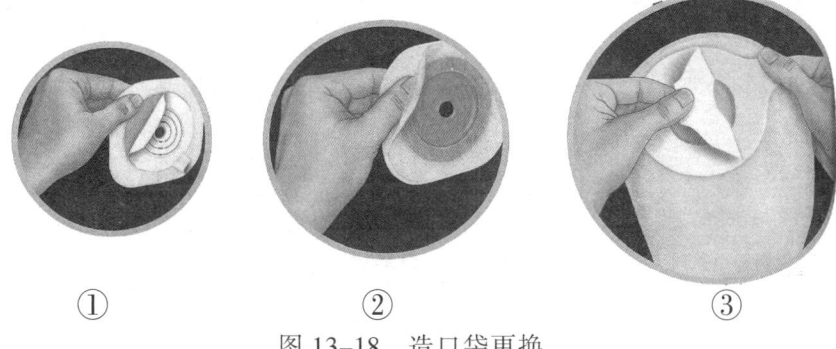

图 13-18 造口袋更换

更换造口袋时的注意要点：

①粘贴胶片必须清洁及干爽。

②将造口袋的粘贴部分底部依附着胶片底部。

③轻轻地上下检查造口袋，贴在护肤软胶的胶片上。

④用手指检查造口袋与护肤胶的粘贴位置，确保平整无褶皱。

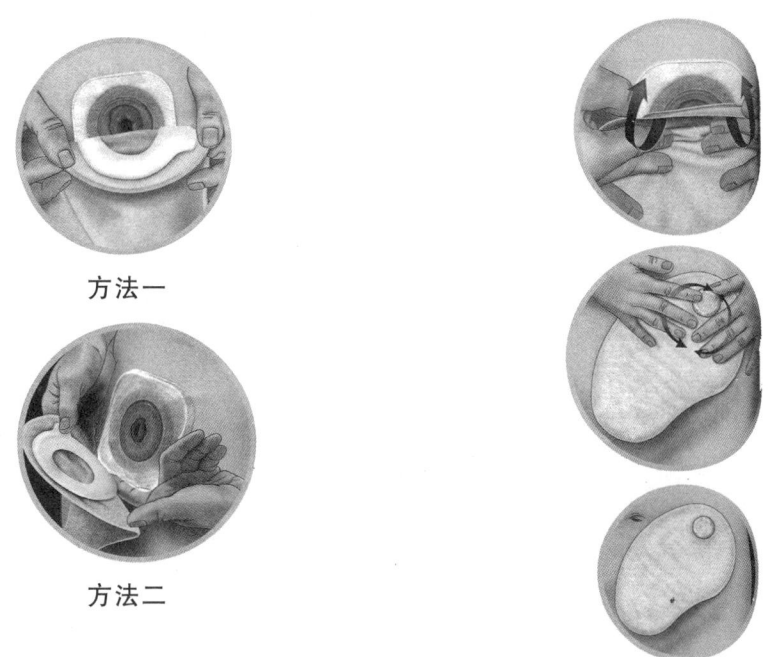

图 13-19 造口袋粘贴

## 四、造口者日常生活注意事项

1. 衣服以柔软舒适为原则，任何类型的服饰都可以穿。

2. 应避免穿紧身衣裤，以免压迫磨损造口，影响血液循环。

3. 造口位于腰带位置的男士，避免穿系皮带裤，可改穿背带裤，女性夏季以连衣裙较为适宜。

4. 饮食需均衡，多饮水，每天的饮水量在1500~2000毫升，多吃新鲜水果和蔬菜。

5. 回肠造口者要避免进食产生大量气体的食物，如洋葱、蒜头、番薯、莴笋、芹菜、豆类、啤酒、汽水及香料。容易产生臭味的如鱼、蛋、牛奶、羊肉等也应尽量避免食用。少吃韭菜一类的高纤维食物，防止阻塞造口。

6. 身体完全恢复后，可以适量参加一些不剧烈的体育活动，如打乒乓球、打桌球、骑自行车、慢跑等。

7. 应避免增加腹压的活动，如举重、打篮球、踢足球等运动。

8. 用手在脐周做顺时针及逆时针的环形按摩，以助肠蠕动。

9. 淋浴对造口黏膜并无损伤，水也不会从造口进入体内，无论是盆浴还是淋浴都无需盖住造口。游泳时应在造口处使用造口栓，泳装以连身式为宜。

# 第六节　导尿管的使用

## 一、留置导尿管的目的

1. 导尿手术是指用无菌导尿管自尿道插入膀胱引出尿液。

2. 当老年人不能够自行及间歇性排尿时，需要放置导尿管，帮助尿液排出以减轻痛苦。

3. 疾病因素：如尿潴留、尿道阻塞、肾结石、输尿管狭窄、前列腺肥大增生、昏迷、尿失禁等。

4. 神经损伤而导致不能排尿：如中风、脊髓损伤、糖尿病等。

5. 协助临床诊断：如留取未受污染的尿标本作细菌培养（如肾盂肾炎），测量膀胱容量压力及检查残余尿，进行尿道或膀胱造影等。

6. 盆腔内器官手术前应利用其导出尿液排空膀胱，避免手术中误伤。

7. 其他治疗作用，如膀胱肿瘤患者进行膀胱内化疗等。

## 二、临床常用尿管材料

1. 橡胶

2. 乳胶

3. 硅胶

临床多选用与组织相容性较好的硅胶气囊尿管。因硅胶无毒、无腐蚀性,全硅胶尿管在插管过程中对尿道黏膜损伤小,血尿发生率低,能有效避免老年人留置过程中的不适和疼痛感。100%全硅胶尿管在使用2~4周后才可能发生硬化现象。橡胶尿管正逐渐被硅胶和乳胶尿管代替。

## 三、尿管的种类

1. 单腔尿管用于一次性导尿术。

2. 双腔尿管用于留置导尿术。

3. 三腔尿管用于膀胱冲洗或向膀胱内滴药。

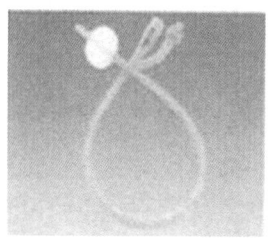
单腔尿管

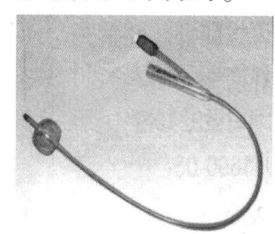
双腔气囊尿管

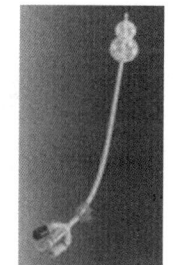
三腔气囊尿管

图 13-20 尿管种类

## 四、尿管的更换时间

1. 尿管更换一般是每1~2周更换1次。长期留置尿管者,每2~4周需对整个导尿系统进行更换。

2. 应严格按照产品说明书的要求,遵照有效期使用。

## 五、导尿管型号的选择

1. 导尿管型号:F6、F8、F10、F12、F14、F16、F18、F20、F22、F24、F26,还有F16、F18尖头导尿管。

2. F 是尿道器械粗细的法制代码(French number)，数字代表探子的周长。这样，导管的直径可用探子型号的数字除以 3 来粗略估计。1French=0.33 毫米，导尿管的直径用毫米计算。

3. 应根据年龄、性别、尿道情况选择合适的导尿管口径、类型。一般普通人多选用 F14~F18。

4. 女性老年人，由于会阴部肌肉弹性较差，尿道括约肌松弛，导尿时宜选择型号略偏大、管腔略粗的导尿管，这样既可以防止漏尿，又能保证尿管通畅，不易堵塞。

5. 男性老年人，尿道较长，且存在两个弯曲、三个狭窄的解剖结构特点，多数老年人伴有前列腺增生，需要根据老年人前列腺大小来选择不同的导尿管。一般多用型号为 F18~F20 的三腔导尿管。

6. 前列腺或膀胱肿瘤术后者，为引流通畅，防止导尿管堵塞引起继发性出血，则可以选择型号为 F18~F22 的三腔气囊尿管。

### 六、插管操作方法

#### 1. 准备物品

无菌导尿包(包括导尿管、血管钳、棉球、洞巾)、无菌手套、小药杯、石蜡油、便盆、橡胶中单、0.1%新洁尔灭、0.5%络合碘(备用)。

#### 2. 插管术的操作步骤

(1)照护者洗手，清除手上的病菌以预防感染，戴无菌手套、戴口罩。

(2)必须选择严格消毒灭菌的物品。

(3)备齐各种物品，病人取仰卧位，将橡胶中单铺垫于臀下。

(4)外阴消毒，铺无菌洞巾。

(5)女性尿道短，长 3~5 厘米，应分清楚尿道和阴道。男性尿道长 18~20 厘米，有两个弯，前弯是活动的，下弯是固定的，有三个狭窄部，即外口、膜部、内口。

(6)用石蜡油润滑导尿管前端至 1/2 处。

(7)左手分开并固定小阴唇(对男性则用左手固定阴茎),右手用血管钳持住尿管,对准尿道口轻轻插入尿道。女性气囊导尿管插入的长度约为10厘米,男性长度约为25厘米。松开左手,固定导尿管,将尿引入无菌盘或便盆内。

3. 插管注意事项

(1)对于膀胱高度膨胀身体又极度衰弱者,一般第一次放尿量不应超过1000毫升,否则会发生血尿。如大量放尿,导致腹腔内压力突然降低,可能引起血压突然下降而产生虚脱。

(2)选择适当的导尿管,插管动作要轻慢,减少尿道损伤。

(3)女性导尿时,如误将导尿管插入阴道,应拔出并重新插入。

(4)插管过程中遇到阻力不能前进时,不应盲目插入,可采取以下方法。

①石蜡油辅助导尿法——老年男性导尿时常因前列腺肥大、尿道狭窄、过于紧张等原因,易造成插管失败、尿道损伤、出血等情况。可在插入导尿管前从尿道口注入3~5毫升无菌石蜡油,充分润滑尿道口再插入尿管。

②利多卡因辅助导尿法——插管前向尿道内注入2%利多卡因5毫升,30秒后将已润滑好的导管插入尿道。利多卡因能麻醉感觉神经,解除由于插管而引起的疼痛。

### 七、拔管操作方法

1. 准备物品

无菌手套、无菌棉球、生理盐水、10毫升或20毫升注射器、弯盘、便盆、橡胶中单、塑胶袋一只(用于盛放拔出的尿管及丢弃的棉球)、煮沸过的温度适宜的水(拔管后冲洗会阴部)、0.1%新洁尔灭、0.5%络合碘(备用)。

2. 拔管术的操作步骤

(1)拔管时如遇老年人精神紧张,应先安慰老年人,使其情绪稳定。

(2)照护者应先洗手,清除手上的病菌以预防感染,并戴无菌手套。

(3)将便盆放在插管者臀部下方。

(4)用棉球蘸取生理盐水清洁靠近导尿管口端约2.5厘米处,每次使用一个棉球,不可重复使用。脏的棉球,可丢入准备好的塑胶袋内。

(5)用针筒插入双腔导尿管的侧支处,将气囊放气或者把气囊里面的生理盐水抽空(大约10毫升),之后轻轻地将整支导尿管拔出即可。

(6)冲洗外阴部、阴唇或包皮。

**3. 拔管注意事项**

(1)拔管需要专业医生或护士操作,千万不可盲目、自行用力拔出,以免损伤尿道黏膜。

(2)拔导尿管的时候动作要轻、要慢,由于气囊回缩不良及尿垢等因素致拔管困难者,不可硬拉、硬拽、强行拔出。

(3)在拔管之前一定要把膀胱内的尿液排空,否则会对尿道括约肌造成损伤,严重者甚至会造成习惯性尿失禁。

(4)拔出的前一两天要注意间断放尿,锻炼膀胱功能。

(5)常规尿管拔出时多数人会产生瞬间刀割般疼痛及拔管后血尿。

(6)拔管后鼓励老年人多饮水,以达到稀释尿液、自身冲洗膀胱的作用。

(7)拔出后如有排尿困难,尽快找专业医生。

## 八、膀胱冲洗法

膀胱冲洗,是指将药液经导管注入膀胱进行冲洗的方法。目的是冲洗膀胱内异物,冲走细菌,使细菌不易生长,保持导尿管引流通畅,预防泌尿系统感染。对于长期保留导尿管的老年人,冲洗膀胱以每周1~2次为宜。有感染者,膀胱应每日冲洗2~3次。每次冲洗膀胱要彻底,遇尿液沉淀物多者,采用注射器冲洗,将沉淀于膀胱底部物质冲上来,便于吸出。长期留置导尿管者应做细菌菌谱鉴定,以选择具有一定作用的冲洗溶液。

## 九、使用尿管照护须知

1. 尽量避免不必要的导尿管。对留置导尿管者,应采用密闭式引流系统。

2. 插管过程严格执行无菌操作,仔细检查无菌导尿包,如过期、外包装破损、潮湿,不得使用。

3. 操作者洗净双手后方可操作。动作要轻柔,避免损伤尿道黏膜,掌握导尿和留置导尿的适应部位,保持引流通畅。

4. 常规的消毒方法:用0.1%的新洁尔灭消毒尿道口及其周围皮肤黏膜。

5. 消毒程序:

(1)男性:自尿道口、龟头向外旋转擦拭消毒,注意洗净包皮及冠状沟。

(2)女性:先清洗外阴,其原则是由上至下、由内向外,然后清洗尿道口、前庭、两侧大小阴唇,最后会阴、肛门。每个棉球只能用一次,不能重复使用。

6. 在尿管留置期间每日用1:1000洗必泰擦洗外阴2次,保持外阴部清洁。导尿管与尿道连接处每日用消毒液擦拭,然后涂1%洗必泰乳膏,防止尿道管腔外感染。

7. 采取封闭式导尿回路,引流装置最好是一次性导尿袋,导尿管与引流袋预先密封连接为无菌引流系统,定期更换引流装置。

8. 在引流过程中发生尿管脱落或有渗尿时,应采取无菌操作进行处置,更换已脱落的尿管,保持床单被褥清洁。

9. 尿袋受细菌感染的程度高于尿管,尿袋中可灌注5%洗必泰溶液10毫升,可明显降低尿路感染并发症的发生。尿袋5~7天更换一次即可。

10. 鼓励老年人多饮水,增加尿量,起到稀释尿液、自身冲洗膀胱的作用,减少细菌进入尿道的机会。

## 十、使用尿管注意事项

1. 照护者操作前后要洗手,防止逆行感染。

2. 对长期留置导尿管者,定期更换导尿管和集尿袋。

3. 悬垂集尿袋不可高于膀胱水平,并应及时清空袋中尿液。

4. 留置导尿管者洗澡或擦身时要注意对导管的保护,不要把导管浸入水中。

5. 定期测定尿 pH 值,使尿液 pH 值维持在 6.5~7.0 之间。

6. 保持尿液引流系统的通畅和完整,不要轻易打开尿管与集尿袋的接口。

7. 尿管不慎脱落或导尿管密闭系统被破坏时,需要更换尿管。

8. 疑似尿管阻塞时,应更换尿管。

9. 疑似出现尿路感染而需要抗菌药物治疗前,应先更换尿管。

10. 每天评估留置尿管的必要性,尽早拔除尿管。

# 第七节　集尿袋的更换方法

## 一、什么是集尿袋

集尿袋是专为尿失禁的老年人制作的收集尿液的消毒塑料袋。它是由塑料袋、引流导管、挂圈、宝塔接头、尿套、排液管、护塞组成的。

主要使用范围:尿失禁者、昏迷者、瘫痪者、脑震荡者、中风者、手术后者收集储存尿液之用。

集尿袋规格:容积为 1000 毫升。

## 二、集尿袋使用

1. 尿液引流

尿液经由导尿管引出体外。

(1)照护者清洁双手后,再进行操作。

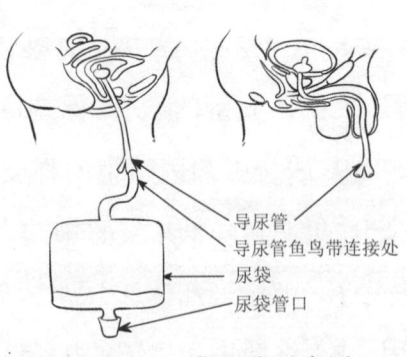

图 13-21　集尿袋示意图

(2)用酒精棉球清洁尿袋管口。

(3)开启尿袋管口,排出尿液。

(4)关闭尿袋管口,并用酒精棉球清洁管口。

(5)操作毕,照护者洗手。

(6)如有需要,请记录。

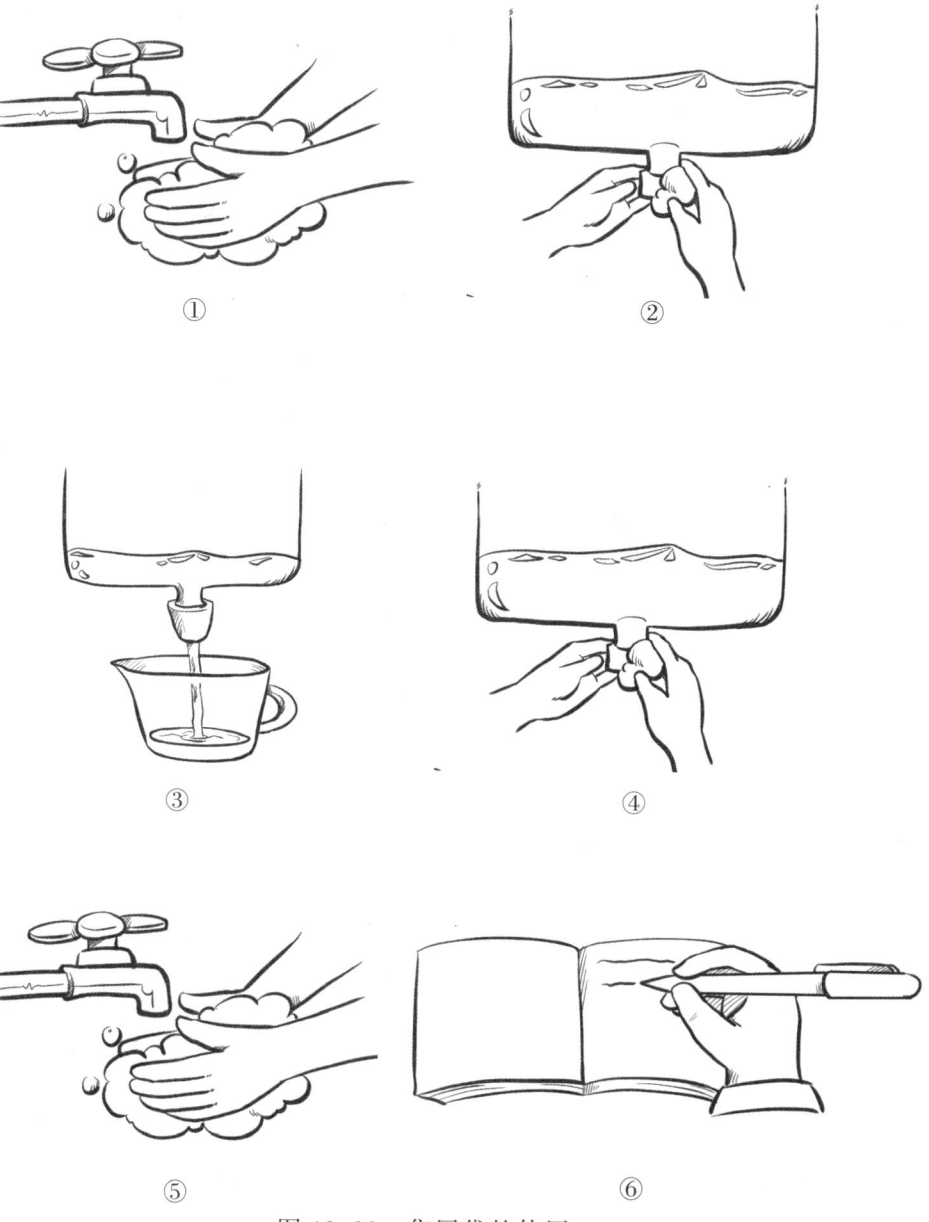

图13-22 集尿袋的使用

## 2. 更换尿袋

(1)照护者清洁双手后,再进行操作。

(2)用酒精棉球清洁尿管与尿袋连接处。

(3)轻按导尿管,使尿液不会溢出。

(4)将导尿管与尿袋分离,并接换另一个新的尿袋,在更换时注意导尿管开口处和尿袋套口处都不可触及其他物品,如手、衣服等。

(5)将尿袋内的尿液放出。将空尿袋弃于垃圾桶内。

(6)操作毕,照护者洗手。

(7)如有需要,请记录。

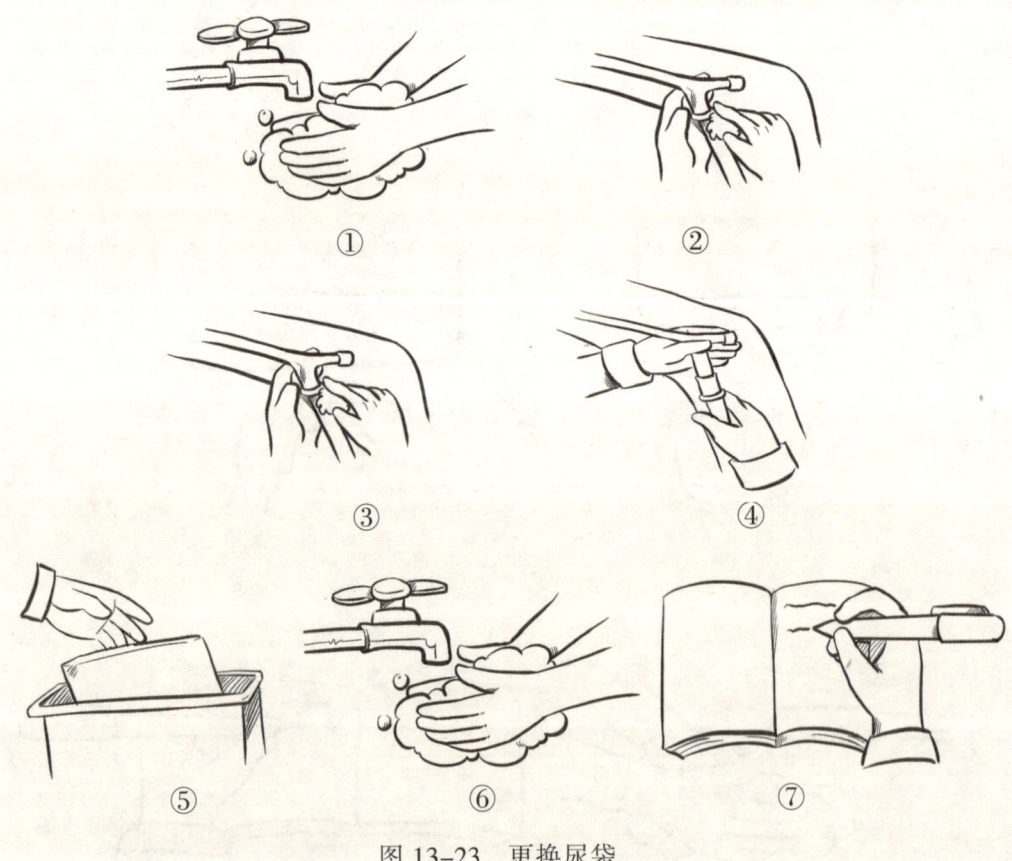

图 13-23 更换尿袋

### 三、使用尿袋注意事项

1. 导尿系统应保证密闭、引流通畅、无逆流,保持引流管的通畅,预防感染的发生。为减少尿垢的形成,鼓励老年人多饮水。

2. 出现无法用药物控制的泌尿道感染及导尿管出现堵塞、破裂、梗阻、污染、沉淀物堆积等,要及时更换无菌集尿袋。

3. 严格执行无菌操作技术,采用无菌方式采集尿标本。在导尿管与引流管接头之上端周围用2%碘酊、75%酒精消毒或用碘伏进行消毒,用无菌注射器抽取尿液。

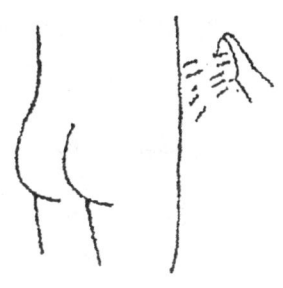

图13-24　清洁方法

4. 集尿袋的更换应为夏季隔日更换,冬春季一周两次更换。更换时要严格执行无菌技术操作方法,用无菌生理盐水冲洗。

5. 保持尿袋低于膀胱位置。固定导尿管及尿袋在大腿内侧,便于行走或活动,不影响美观。选择宽松的裤子。

6. 避免尿袋与不洁的物件接触,特别留意管口的清洁。不可随意分离尿袋。避免导尿管扭曲、受压、变形。根据尿液的量,定时排空尿袋。

### 绑腿式尿袋

1. 可用粘贴带将尿袋固定于大腿内侧。
2. 减少尿道张力。
3. 防止尿管脱出。

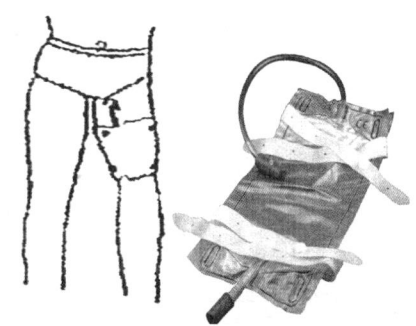

图13-25　绑腿式尿袋

### 尿袋钩

1. 尿袋钩可将集尿袋悬挂于床旁边。
2. 不可牵拉过紧,影响老年人翻动及气囊变形引起尿道黏膜损伤。
3. 注意:床旁引流管的固定切勿太短、太紧,勿影响留置导尿者的活动。

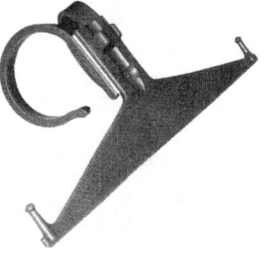

图13-26　尿袋钩

### 四、收集尿液样本的指引

1. 收集中段尿液：在排除初段尿液后（约排 3 秒钟后），再留取样本。主要是用初段尿液将包皮或外阴及毗邻处的细菌冲走，以免污染尿液样本。

2. 切勿用便盆、尿壶收集尿液。

3. 不可将尿液从一个容器再转换到另一个容器。

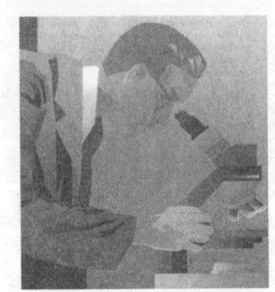

图 13-27 尿液的检验

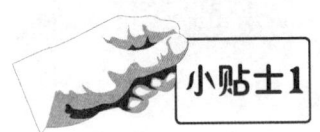

**男性尿套使用**

套好尿套时在尿套口上端用纸巾做环形缠绕，然后用纸胶布固定，此方法便于解、脱。将尿袋管贴于大腿内侧，然后从裤腿拉出，不可弯曲，保持顺畅。尿袋用尿袋钩悬挂固定于床栏旁。

## 第八节 皮下注射胰岛素方法

### 一、胰岛素注射部位须知

1. 在一个解剖部位轮流注射胰岛素，以防局部脂肪肥厚或萎缩。

2. 对病情尚未稳定者，可选用腹壁一个解剖部位的不同注射点进行注射，不提倡频繁更换解剖部位。

3. 注射胰岛素最好的部位是腹部、手臂、大腿以及臀部。需注射在皮下脂肪层。

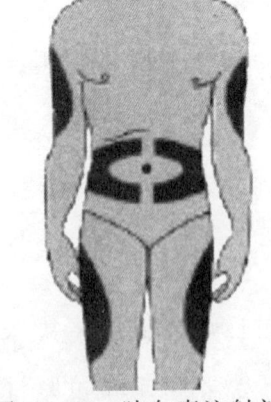

图 13-28 胰岛素注射部位

4. 在同一个解剖部位的两个注射点应距离 2 厘米，尽量避免一个月内重复使用同一注射点。

5. 选左右对称的部位注射,并左右对称轮换注射。每个大腿部位细分为 6 到 9 个区域。

6. 如果哪个部位有肿胀,就不可在肿胀区域反复注射,使胰岛素的吸收变得迟缓。

7. 不同部位吸收胰岛素的时间由快及慢依次为:腹部、上臂、大腿、臀部。具体时间为:腹壁 87 分钟,上臂 141 分钟,大腿臀部 164 分钟。

## 二、自行注射的技巧

1. 不可注射在表面的皮肤,否则可能会引起红斑。
2. 不可注射至太深部位,如到肌肉层会产生疼痛或使胰岛素吸收过快。
3. 切记不可把胰岛素注入动脉或静脉内。
4. 不可将小气泡注入人体。
5. 针头 90°角进入皮肤容易扎入肌肉,45°角注射是最适当的。

## 三、注射要求

1. 使用前应将胰岛素笔的药液上下摇匀,直至产生白色混悬液为止。抽取时彻底按下注射器,以防空气残留。注射前先排气至针尖出现 1 滴药液为止。

2. 酒精棉消毒注射部位。尽量在皮肤干燥后再注射,因细菌会在酒精干燥时被杀死。

3. 用一只手的拇指和食指捏起皮肤和脂肪层。用另一只手握住针筒,使针头与皮肤成 45°角,将针头全部推进皮肤内。

4. 注入胰岛素前,放开捏起来的皮肤,以防回漏胰岛素。

5. 注射后停留 5 至 10 秒,以防胰岛素回漏。流漏胰岛素通常是血糖值变化的原因之一。

6. 注射之后,将干棉球压在注射部位上,停留数秒以防出血。

7. 腹部注射以脐为中心,从最小半径 5 厘米开始作圆,在圆周线上每隔 3 厘米为一个注射点。

8. 2 周内在同一点注射应小于或等于 2 次，避免皮肤硬结、水肿。

9. 一圈注射结束后，再以一定的距离向外延伸，直到最大半径，即以肚脐两侧的一个手掌的距离为宜，再回到最小半径，开始下一轮注射。

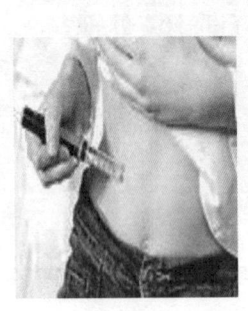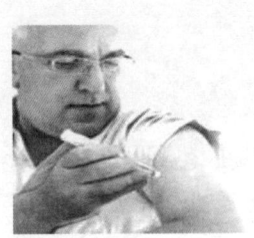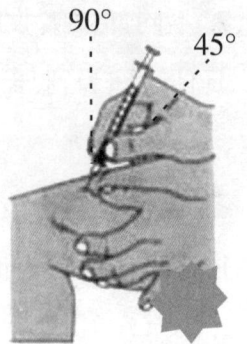

图 13-29　自行注射方法

## 四、注意事项

1. 注射胰岛素之后不宜马上运动，否则会加速药物的吸收，易产生运动后的低血糖反应。假使要去打网球，就不要把胰岛素注到要用来挥动球拍的手臂上。

2. 要根据血糖值遵医嘱，按时间、剂量进行注射。

3. 注射部位在注射药物之后不宜热敷，否则会加速药物吸收，导致低血糖的发生。

4. 胰岛素使用过量易产生低血糖现象，需每 2~3 小时测血糖，并额外补充果汁或食物。

5. 胰岛素注射进入肌肉：当人体过瘦时皮下脂肪减少，注射时易进入肌肉层而引起胰岛素吸收过快，导致低血糖。

6. 皮肤的隆起：多发生在某一部位反复注射次数过多，需消肿后方可再注射，否则皮肤肿胀会延缓胰岛素的吸收。

7. 针头阻塞：注射时，偶尔会有一些小脂肪塞住针头末端，使得胰岛素无法推入，此时可以拉出小段针头，然后稍微移动针尖，扎入不同的点位。如果还不能够排除阻塞，必须将针头完全拔出皮肤外，精确记下注射筒里剩下的胰岛素量,重新选择注射部位并注射剩余的剂量。

8. 注射后出血:任何注射都可能引起微小的血管出血,可使用干棉球压迫帮助止血。

### 五、胰岛素药物的保存

1. 胰岛素应该存放在冰箱中。注射前取出放在室温中使其变暖。

2. 胰岛素在室温下进行注射不易产生刺痛或造成红斑。

3. 胰岛素放置在室温下一个月会失去 1.5% 的药效。过热(如超过 32℃)或冷冻都会使药物失效。

4. 短效的胰岛素若是混浊不清就应该丢弃,不可继续使用;长效胰岛素失去药效时,通常不会有明显的变混浊及变色等现象,应严格按照有效期使用,存放温度应适宜。

### 六、胰岛素注射器的发展

#### 1. 玻璃注射器

玻璃注射器为最早的胰岛素注射器,现在糖尿病患者及居家老年患者仍在使用。使用玻璃注射器的缺点是金属针头反复使用,消毒技术不严格,注射部位有感染的可能性。胰岛素剂量要换算(0.1 毫升=4U 胰岛素),老年患者不易掌握。

#### 2. 一次性1毫升胰岛素专用注射器

专为胰岛素注射而设计的注射器,目前许多地区糖尿病患者在使用。此注射器针头超细且锐利,穿透阻力小,针头与针管一次成型,无死腔设计,皮内注射时免去了因未拧紧针头而出现的针头针体分离而导致漏液现象。

胰岛素专用注射器有效期为 5 年。一层为密封塑料包装,注射器的两端为塑料针帽密封包装,携带方便不易破损。

### 3. 胰岛素笔

胰岛素笔将胰岛素和注射器合二为一,携带方便,在任何时间地点都可以迅速、准确地完成注射过程,剂量能精确调整到 1 个单位,其准确性是胰岛素注射器的 12 倍。

针头短而细,注射痛苦小,降低了糖尿病患者对针头的恐惧感。具有免于抽取、操作简单、剂量准确(剂量选择时有声音提示,有视力障碍的糖尿病患者也可自行注射)、使用方便的优点,适合长期注射胰岛素的糖尿病患者。

胰岛素笔的种类主要有:

(1)诺和笔(丹麦诺和诺德公司)

(2)优伴笔(美国礼来公司)

(3)东宝笔(中国通化东宝公司)

### 4. 胰岛素泵

(1)胰岛素泵的形状、大小如同 BP 机,由泵、小注射器和与之相连的输液管组成。

(2)通过一条与人体相连的软管向体内持续输注胰岛素。按照人体需要的剂量将胰岛素持续地推注到糖尿病患者的皮下,保持全天血糖稳定。

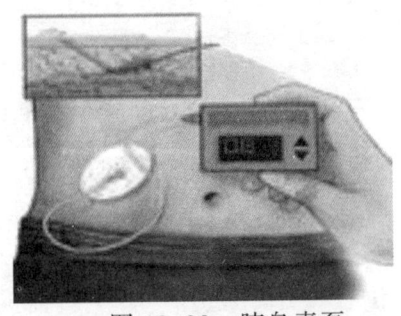

图 13-30　胰岛素泵

(3)胰岛素泵的基本原理是模拟胰腺分泌胰岛素的生理模式功能,俗称"人工胰腺"。胰岛素泵的基本用途是模拟胰腺的分泌功能,按输注导管的长度,牢固地将泵与身体连接起来。

(4)小注射器最多可以容纳 3 毫升的胰岛素。注射器装入泵中后,将相连的输液管前端的引导针用注针器扎入糖尿病患者的皮下(常规为腹壁)。

(5)内有一个放短效胰岛素的储药器,外有一个显示屏及一些按钮,用于设置泵的程序,由电池驱动胰岛素泵的螺旋马达推动小注射器的活塞,缓慢地推动胰岛素从储药器经输注导管进入皮下。使用短效胰岛素,同一部位小剂量持续输注,免去了常规注射方法的烦琐。

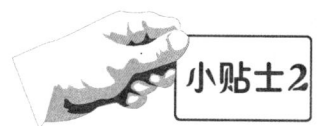

**腹部注射胰岛素的优点**

1. 腹壁对胰岛素吸收速度均衡,可防止血糖浓度波动过大。

2. 可减少运动对胰岛素吸收速度的影响。

3. 腹部注射面积大,糖尿病患者自行注射方便,可在腹壁解剖区域多点皮下注射。

# 第九节 冷、热疗法

## 一、冷疗法

### 1. 冷疗目的

(1)降低体温

冷疗直接与皮肤接触,通过传导作用散热,降低体温。头部冷疗降温,可降低脑细胞的代谢,提高脑组织对缺氧的耐受性,减少脑细胞的损害,也可用于脑外伤患者。

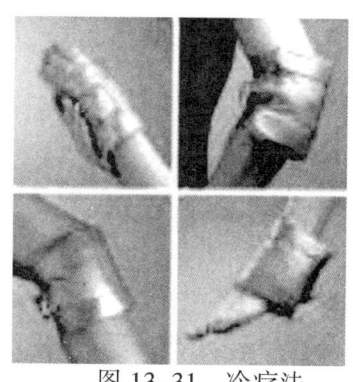

图 13-31 冷疗法

(2)控制炎症扩散

冷疗可使毛细血管收缩,局部血流减少,降低细胞的活力和代谢,常用于炎症早期,可抑制炎症扩散。

(3)减轻组织肿胀和疼痛

冷疗可抑制组织细胞的活动,降低神经末梢的敏感性,减轻疼痛;同时,冷疗可使血管收缩,降低通透性,减少渗出,减轻组织肿胀和疼痛,如牙痛、烫伤。软组织损伤或扭伤后 24 小时内可进行冷疗。

(4)减轻局部出血或止血

冷疗可使局部血管收缩,血流速度减慢,血流量减少,血液黏度增加。

## 2. 局部冷疗法

(1)冰袋

①目的:降温、消炎、止血、镇痛、局部消肿。

②用物:冰袋及冰袋布套、冰块、脸盆、毛巾。

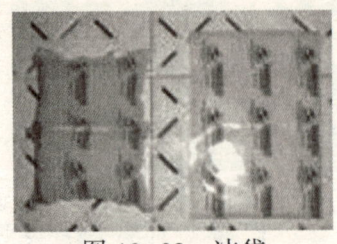

图13-32 冰袋

(2)冰帽

常用于头部降温,防止脑水肿,降低脑细胞代谢,减少耗氧量,提高脑细胞对缺氧的耐受性。

(3)操作步骤

①使用前,向老年人及家属介绍使用方法。说明局部冷疗的影响因素和禁忌使用冷疗的部位;解释局部冷疗所产生的生理反应、继发效应和治疗作用。

通过对老年人解释,以取得配合。

②将冰块放入盆中,用冷水冲去棱角,装入冰袋或冰囊中约2/3满,排尽空气。

③将冰袋置于所需部位。

## 3. 冷疗的禁忌症

(1)局部血液循环明显不良:用冷疗会加重血液循环的障碍,可能导致组织缺血缺氧而变形坏死,加大损伤面积,出现休克、水肿等现象。

(2)慢性炎症或深部化脓性病灶:会使局部血流量减少,妨碍炎症消除。

(3)组织损伤:用冷疗会使血液循环不良,增加组织损伤,影响伤口愈合,故大范围组织损伤禁止用冷疗。

(4)对冷疗过敏者、心脏病患者及体质虚弱者均应慎用冷疗法。

## 4. 冷疗的禁忌部位

(1)枕后、耳廓、阴囊处:用冷疗易引起冻伤。

(2)心前区:用冷疗易引起反射性心率减慢,心律不齐。

(3)腹部:用冷疗易引起腹痛、腹泻。

(4)足底、手心部位:用冷疗易引起反射性的冠状动脉收缩。

### 5. 冷疗注意事项

(1)随时观察冰袋有无漏水,冰块是否融化,以便及时更换。

(2)将装好的冰袋扎好口,擦干倒提起检查有无漏水,确认后套好布袋。

(3)根据不同目的掌握使用时间。一般治疗时间不超过30分钟,30分钟后需测量体温,当体温降至38℃以下,取下冰袋。

(4)扁桃体摘除手术后可将冰袋置于颈前颌下,预防出血。

(5)冰袋使用后将水倒尽,倒挂,晾干后吹气,拧紧塞子(防止两层橡胶粘连),放于阴凉处备用。

### 6. 乙醇擦浴

(1)目的

用乙醇或温水擦浴,通过蒸发和传导而加快机体散热,多用于高热降温。

(2)用物准备

治疗盘内放小盆(内盛25%~35%的乙醇100~200毫升)、大毛巾、小毛巾、冰袋及布套,酌情备衣物、便器及屏风。

(3)操作步骤

①携用物至老年人床边,向老年人解释以取得配合,如需要可用屏风遮挡,按需要给予便盆,协助脱去上衣,铺垫毛巾。防止擦浴时全身皮肤血管收缩使脑血管流量突然增多引起头痛。

②将浸有乙醇溶液的毛巾拧至半干缠在手上,2块毛巾交替使用,以离心方向擦拭。

③擦拭从颈部侧面沿上臂外侧至手背。胸部侧面经腋窝沿上臂内侧至手掌。下肢从髂骨沿大腿外侧擦拭至足背。大腿腹股沟沿大腿内侧擦拭至内踝。从腰部经大腿后侧经腘窝擦拭至足跟。

④同方法擦拭另一侧,每侧各擦拭 3 分钟,避开禁忌部位。

⑤擦拭完毕,用干毛巾擦干皮肤,帮助更换衣服。

⑥整理用物。

(4)注意事项

①擦浴的乙醇溶液温度应接近体温,避免冷刺激使大脑皮层更加兴奋,造成横纹肌收缩使体温继续上升。

②严格执行操作,禁忌部位不予擦拭。

③擦浴过程中,应随时观察老年人的情况,如出现寒战、面色苍白、脉搏及呼吸异常等,应立即停止,并及时报告医生。

## 二、热疗法

### 1. 热疗目的

(1)促进浅表炎症的消散

①使局部血管扩张,改善血液循环,加快新陈代谢和提高白细胞的吞噬功能。

②在炎症早期,可用热疗促进炎症渗出物吸收消散。

③在炎症后期,可用热疗使炎症局限在较小范围内。

(2)减轻深部组织充血

作用于局部可使血管扩张,减轻深部组织的充血。

(3)缓解疼痛

能降低痛觉神经的兴奋性,改善血液循环,减轻炎性水肿及神经末梢的压力,使肌肉、肌腱和韧带等组织松弛,从而缓解疼痛。

(4)保暖

①可促进血液循环,使老年人感到温暖舒适。

②适用于老年人在寒冷气候中出现的末梢循环不良。

## 2. 干热法

(1) 热水袋

用于保暖、解痉和镇痛。

(2) 操作步骤

①向老年人解释。

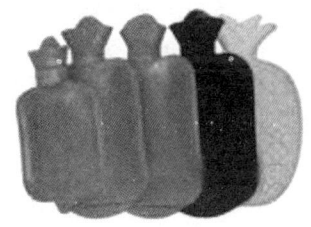

图13-33　热水袋

②检查热水袋有无破损,水温为60℃~70℃,装热水至1/2~2/3满为宜。

③排尽空气,拧紧盖子,擦干后倒提热水袋,轻轻抖动检查是否漏水,套上布袋。

④置热水袋于所需部位。

(3) 注意事项

①使用后,如发现皮肤潮红,应立即停止使用,并在局部涂上凡士林,以保护皮肤。持续使用热水袋者,当水温降低后应及时换热水。照护者严格实行交接班制度。

②对于失能老年人、意识不清者,水温应控制在50℃左右,一定要多观察,避免烫伤。

## 3. 热疗禁忌

(1) 急腹症未明确诊断时,不可使用热疗,易掩盖病情真相而耽误诊断与治疗。

(2) 面部三角区感染时,不可使用热疗,因为此三角区血管丰富,且和颅内海绵窦相通。热疗可使该处血流量增多,细菌及毒素通过血液循环,使炎症扩散,造成颅内感染和败血症。

(3) 内出血时,不可使用热疗,会使局部血管扩张,增加脏器的血流量和血管的通透性而加重出血。

(4) 软组织损伤初期,不可使用热疗。软组织损伤或扭伤的前24~48小时内,局部热疗会促进血液循环,从而加重皮下出血、肿胀和疼痛。

## 4. 红外线灯照射

(1) 目的

用于消炎、解痉、镇痛,促进创面结痂和肉芽组织生长。

（2）用物

红外线灯，根据需要选择不同功率的灯管。常用的有 250 瓦、500 瓦、1000 瓦的灯管。

（3）步骤

①向老年人解释，取得老年人配合，告知其反应，如感觉过热、心慌、头晕等，应及时停止使用并报告医生。

②为其取合适体位，必要时用屏风遮挡。

③灯距一般为离开人体 30 厘米至 50 厘米，以温热为宜，防止烫伤。

④照射时间不宜超过半小时，照射后休息 15 分钟方可离开。

（4）注意事项

①照射面、颈、前胸时，应用湿纱布遮盖眼部或戴深色眼镜，以保护双眼。

②照射过程中随时观察局部皮肤反应，以皮肤出现均匀淡红色为宜，如出现紫红色应立即停止照射，涂抹凡士林，保护皮肤。

③照射后多饮水。

---

**个案分享**

张伯在右下腹有一个结肠造口，由于老人行动缓慢且不协调，视力明显下降，需要照护者给予更换造口袋。

讨论：1. 照护者给老年人更换造口袋时应该注意什么？怎样观察？

2. 张伯在日常饮食方面应该注意什么？

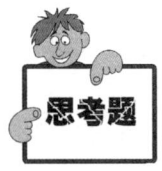

1. 老年人心跳、呼吸骤停如何判断？

2. 怎样掌握心肺复苏的按压部位、按压深度、按压频率、按压比例？

3. 什么是低流量给氧，适应症是什么？

4. 吸氧的注意事项、吸氧的副作用有哪些？

5. 鼻饲的注意事项有哪些？

6. 更换集尿袋的步骤有哪些？

7. 胰岛素的注射部位有哪些？

8. 冷疗的禁忌是什么？

# 第十四章

# 常见老年疾病的护理

## 第一节 循环系统疾病及护理

### 一、高血压病

高血压是危害人类健康的常见病之一,高血压引起的心脑血管疾病已成为我国居民致残、死亡的主要原因之一。

**1. 病因**

(1)遗传:大约半数高血压患者有家族病史。

(2)肥胖:体重超重者发病率高。

(3)食盐:摄入食盐过多者,高血压发病率增高。

(4)过度饮酒:大量饮用高浓度的白酒会导致动脉硬化,易引发高血压。

(5)环境与职业:有噪音的工作环境,过度紧张的脑力劳动,均易引发高血压。

(6)年龄增长:随着年龄增长,发病率有增高的趋势,40岁以上者发病率较高。

**2. 诊断标准**

(1)在安静、清醒的条件下,连续3次非同一日测血压。

(2)固定在同一时间、同一手臂测定血压,并做好记录。

(3)收缩压大于等于 140 毫米汞柱和(或)舒张压大于等于 90 毫米汞柱,为高血压。

(4)既往有高血压史,目前正在用抗高血压药,血压虽然低于 140/90 毫米汞柱,亦应诊断为高血压。

(5)高血压可分为原发性高血压和继发性高血压。

### 3. 高血压分期

表 14-1 高血压分期表

| 分类 | 收缩压（mmHg） | 舒张压（mmHg） | 临床表现 |
| --- | --- | --- | --- |
| 正常 | <120 | <80 | |
| 高血压一期 | 140~159 | 90~99 | ·临床上无脑、心、肾等重要器官损害的表现 |
| 高血压二期 | >160 | >100 | ◆有心、肾和眼的器质性改变<br>◆高血压患者出现下列一项者:<br>·左心室肥厚或劳损<br>·视网膜动脉出现狭窄<br>·蛋白尿或血肌酐水平升高 |
| 高血压三期 | >180 | >110 | ◆高血压患者出现下列一项者:<br>·左心衰竭<br>·肾衰竭<br>·脑血管意外<br>·视网膜出血、渗出、视乳头水肿 |

### 4. 照护须知

(1)广泛普及宣教有关高血压的知识,合理安排生活,注意劳逸结合,定期测量血压。让老年人明白高血压病需要坚持长期、规则地服用降压药物进行治疗,使血压接近正常水平,防止对脏器的进一步损害。

(2)患有高血压病的老年人因病程长、见效慢、易反复发作的特点,长期受疾病的困扰,会出现情绪波动,出现焦虑、紧张、恐惧、抑郁的心理,使其身心疲惫。因此,照护者需要做好老年人的心理疏导,稳定情绪,给老年人以直接的心理援助,树立战胜疾病的信心。加强医疗行为指导,具体落实医疗措施和心理治疗方案。减轻老年人的恐惧和焦虑,保持其心理平衡。

(3) 了解每位老年人的性格特征和有无引起精神紧张的心理社会因素,根据老年人不同的性格特征给予心理支持及精神慰藉。提高老年人的社会适应能力,消除引起老年人精神紧张的因素,保持良好的心态,尽可能减轻或避免老年人的心理压力和矛盾冲突。

(4)指导老年人合理使用抗高血压药物,严格按医嘱服药,对初次使用降压药的老年人,要提醒其注意,警惕出现急性低血压反应;切不可随意停药或自行增减药量,以免发生严重的副作用,否则可能会导致高血压并发症的发生。如果治疗过程中出现一些不适的情况,应尽早通报医生。

(5)对有心、脑、肾并发症的老年人,应严密观察血压波动情况,详细记录;对高血压危象者,要监测其心率、呼吸、血压、神志等。在服药期间,如有头晕、头痛、心慌、手指发麻、心动过速等一系列症状,应及时报告医生并及时处理。

(6)早期高血压者应避免工作过度紧张,并适当加以休息,血压较高者、症状明显者或伴有脏器损害表现者均应充分休息。在保证足够的睡眠外,可适当地做一些力所能及的工作。

(7)提倡适当地进行体育运动,如散步、慢跑、骑自行车、游泳、打乒乓球、做广播操、打太极拳等,采取循序渐进的方式来增加活动量。进行运动时,切勿空腹,以免发生低血糖反应。运动时出现胸痛、胸闷、心慌、气喘、呼吸困难、脸部潮红、头痛、恶心、颈部僵直感等情况时,应立即停止运动,去除各种诱发因素,若休息后症状仍无改善,速去医院就诊。

(8)注意饮食控制与调节,减少钠盐的摄入量,每人每日钠盐的摄入量控制在5克;植物油的摄入量,每人每日控制在25~30克;减少动物脂肪、动物内脏及过多蛋黄的摄入,尽量避免过咸、过油食物的摄入。适量补充优质蛋白质、维生素,注意老年人必须补充钙质。

（9）食物摄取需均衡，粗细粮应合理搭配。适当控制食量和总热量，避免体重超重。以清淡、无刺激的食物为宜，多食水果、蔬菜，科学饮水。保持大便通畅，对于便秘者，必要时服用缓泻剂。戒烟限酒。

（10）对失眠或精神紧张者，在进行心理护理的同时配以药物或物理治疗。

（11）冬季应注意保暖，室内保持一定的室温，洗澡以淋浴方式为宜，避免使用过热的水洗澡，水温以40℃左右为宜，避免受凉。

## 二、低血压

低血压是指成年人的收缩压低于90毫米汞柱，舒张压低于60毫米汞柱；65岁以上的老人低于95/60毫米汞柱。

### 1. 按病因分类

（1）原发性低血压：是指无明显原因的低血压状态，如生理性低血压（体质性低血压）和病理性低血压（低血压病）。

（2）生理性低血压：是指部分健康人群的血压测值已达到低血压标准，但无任何自觉症状，经长期随访，除血压偏低外，人体各系统器官无缺血和缺氧等异常情况。

（3）病理性低血压：除血压降低外，常伴有不同程度的症状以及某些疾病。

（4）继发性低血压：是指人体某一器官或系统的疾病所引起的血压降低，这种低血压可在短期内迅速发生，以致出现虚脱和休克，称为急性低血压。如大出血、急性心肌梗死、严重创伤、感染、过敏等原因所致的血压急剧降低。而大多数情况下，低血压缓慢发生，逐渐加重，如继发于严重的肺结核、恶性肿瘤、营养不良、恶病质等，其防治主要是针对原发病。

### 2. 按临床表现分类

一般所说的低血压是指慢性持续性低血压，不包括休克及心血管疾病引起的低血压。

(1)急性低血压是指血压由正常水平或较高水平突然明显下降,主要表现为晕厥与休克两大类临床综合表现。

(2)慢性低血压又分为体质低血压和体位性低血压两种。

①体质低血压:常见于体质弱者,女性较多,并有家庭遗传倾向,多没有自觉症状,其低血压只在体检中偶然发现,没有重要的临床意义。有一些低血压者可出现头晕、头痛、晕厥、心悸等类似神经官能症的表现,通常是因某些慢性疾病或营养不良所致。

②体位性低血压:由平卧位突然转变为直立位,或长时间站立时可发生低血压,严重者发生晕厥,其典型症状是直立时血压下降,有衰弱感,但无汗,发病可能是由植物神经功能失调,引起直立时小动脉收缩功能障碍所致。

由此可见,贫血和低血压在临床上是无任何因果关系的两大类不同的疾病。

3. 可能引起的后果

(1)导致心情抑郁、焦虑、紧张等精神障碍。

(2)眩晕、乏力、易疲劳、工作能力下降、注意力不集中。

(3)导致晕厥、跌倒、骨折等意外事件的发生。

(4)诱发短暂性脑缺血、脑梗塞、心肌缺血。

(5)导致听力、视力障碍,生活质量降低。

4. 照护须知

(1)生理性低血压状态一般不需要特殊治疗,但应定期随访,因为某些生理性低血压状态在一定情况下,可能转变为低血压病,也可能原属病理性低血压病,只是早期未能发现有关病理改变而误认为是生理性低血压状态。

(2)变更坐、卧、起立等体位时,动作要缓慢,不宜突然变更体位。不要做激烈运动,不应久立,少弯腰。因为长时间站立会使下肢回心血量减少而发生低血压,而弯腰后突然站立时,老年人由于调节功能下降,也易发生低血压。

(3)男性老年人患有排尿性低血压者,应注意在排尿时最好用手扶住较牢固的东西,以防摔倒。

(4)加强体育锻炼,可逐渐提高低血压者的身体素质。如医疗体操、保健操、太极拳、气功、按摩以及理疗等,有助于改善心肺功能,提升血压。餐后不宜立即活动,休息20~40分钟后活动为宜。

(5)饮食营养方面,荤素兼吃,合理搭配高营养、易消化和富含维生素的饮食,保证摄入全面充足的营养物质。适当补充维生素C,促进机体内铁质和叶酸的吸收和利用。B族维生素是制造血液所必需的营养素,尤其是叶酸和$B_{12}$,应予以补充。复合维生素为机体提供全面的营养素,含铁量和吸收率高,是合成血红蛋白的重要原料,应适当摄入。

(6)如伴有红细胞过低、血红蛋白不足的贫血症,宜适当多吃富含蛋白质、铁、铜、叶酸的食物,如猪肝、蛋黄、瘦肉、豆奶、鱼虾、贝类、大豆、豆腐、红糖及新鲜蔬菜、水果。

(7)适当食用蛋白质粉,增强机体的免疫力。饮用咖啡、可可和浓茶有助于提高中枢神经系统的兴奋性,改善血管舒缩中枢功能,有利于提升血压和改善临床症状。

(8)注意洗浴,一般热水浴可引起血管扩张。老年人洗浴时事先要准备好浴垫或沐浴椅,坐在沐浴椅上洗浴,以避免在洗浴时发生低血压而跌倒。

(9)保证充足的睡眠。老年人的房间应布置得简单明了、舒适、通风,房间内不要摆放过多的杂物,以防老年人碰撞跌倒;不可设门槛,以防老年人被绊倒。

(10)慎重用药。老年人常同时患有高血压、冠心病、抑郁症等,用药不当也会诱发药物性低血压。因此,老年人应在医师指导下用药,且应选用药物作用缓慢的长效剂为宜。

### 三、心绞痛

心绞痛是冠状动脉供血不足，心肌急剧的、暂时缺血与缺氧以致出现阵发性前胸压榨感或以疼痛为特点的临床综合征。

**1. 特点**

(1) 疼痛性质：突然发作的胸痛，常呈压榨、紧闷、窒息感，常迫使发作者停止原有动作。

(2) 疼痛部位：主要位于胸骨后部的中段或上段，其次为心前区，可放射至颈、咽部，左肩与左臂内侧，直至环指和小指。

(3) 发作特点：每次发作约3~5秒，可数日一次，也可一日数次，休息或用硝酸酯制剂后症状消失。发作时心电图上有心肌缺血等表现。

(4) 诱发因素：常由劳累、体力劳动、情绪激动、饱食、受寒、阴雨天气、吸烟等诱发。

**2. 分型**

(1) 稳定性心绞痛：导致胸部疼痛或者不适最直接的原因就是体力活动、情绪压力、处于极热或者极冷的环境中、过多地摄入油腻食物等。

(2) 不稳定性心绞痛：由于血液凝块部分或全部阻塞了冠状动脉，可造成严重的循环阻塞。一些较大的血液凝块可完全阻塞冠状动脉，从而导致心脏病发作(心脏病猝发)。

(3) 变异性心绞痛：冠状动脉痉挛导致冠状动脉收缩，使冠状动脉内腔缩窄，引起心脏供血减缓甚至停止。冠状动脉痉挛的诱因有受凉、情绪压力、抽烟、服用收缩血管作用的药物等。

**3. 照护须知**

(1) 鼓励老年人保持良好心态，以积极向上、乐观的心态适应老年期的生活，自理个人生活。照护者应多了解老年人的心理状态，消除老年人的心理紧张、焦虑、恐惧情绪，减轻精神负担及生活中的各种压力，注意劳逸结合，避免各种不良的诱发因素。

(2) 心绞痛发作时应立刻卧床休息，停止活动，保持环境安静，发作期老年人往往会精神紧张,心理压力过大,应给予安慰,消除老年人的紧张情绪与顾虑。

(3)舌下含服硝酸甘油,观察使用抗心绞痛类药物后的不良反应。如服用亚硝酸类药后,常会有头痛、头胀、面红、头昏等血管扩张的表现。对此类药物敏感者易发生直立性低血压。

(4)掌握心绞痛典型的临床表现和体征,严密监护心率、心律、脉搏、血压、呼吸、疼痛的部位、性质、范围、放射性、持续时间、发作诱因、缓解方式,及用药后是否好转,以利于及时正确地判断和处理,注意观察病情变化并做好记录。有条件的应进行心电监护。

(5)发作期间可给予低流量吸氧,夜间应加强巡视,心绞痛常在夜间及清晨发作,如疼痛性质发生变化或心绞痛增频、加重,应及时通报医生。

(6)遵医嘱服药,不可擅自停药或任意增减药量。养成良好习惯,外出时随身携带急救药盒。

(7)调节饮食,老年人应注意少食多餐,切忌暴饮暴食,晚餐不应吃得过饱,以八分饱为宜,保持大便通畅,以免诱发急性心肌梗死。

(8)加强生活护理,宣教饮食保健的重要性,让老年人主动配合。饮食以高维生素、低热量、低动物脂肪、低胆固醇、适量蛋白质、易消化的清淡饮食为主,多吃富含维生素和膳食纤维的食物,如新鲜蔬菜、水果、粗粮、大蒜、洋葱、山楂、黑木耳、绿茶、海鱼、大豆等有益于冠心病防治的食物。少吃高脂肪食物,避免食用动物内脏,因为高脂饮食会增加血液的黏稠度,使血脂增高。高脂血症也是心绞痛的重要诱发原因之一。尽量避免吃刺激性食物和胀气食物,如浓茶、咖啡、辣椒、咖喱等。

(9)患心绞痛的老年人每天的食盐摄入量应控制在5克以下。长期摄入大量的食盐,会导致血压升高及血管内皮受损。

(10)坚持体能锻炼,保持适当的体育运动,循序渐进,避免劳累。积极参加各项有氧运动,如散步、打太极、做广播操、骑自行车、游泳等。调整日常生活与运动量,以不发生疼痛为标准。

(11)戒烟限酒,烟酒是发生心绞痛的诱因之一,也是诱发急性心肌梗死的重要原因之一。

(12)室温不宜过冷、过热,因冷与热会增加心脏负担,心绞痛易发作。

### 四、脑血管意外(脑中风)

#### 1. 概念

中风是一种突然发病的脑血液循环障碍性疾病,又称脑血管意外。各种诱发因素引起脑内动脉狭窄、闭塞或破裂,造成急性脑血液循环障碍,临床上表现为一过性或永久性脑功能障碍的症状和体征。

脑中风以脑部缺血及脑部出血性损伤为主要临床表现。

(1)出血性——脑出血、蛛网膜下腔出血。由于动脉破裂出血而损伤脑组织的某一部分。

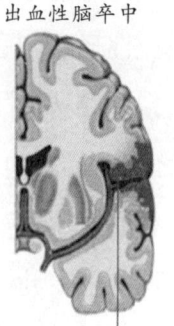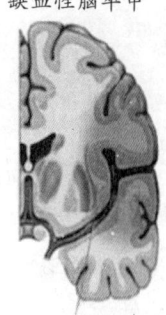

图 14-1 脑中风示意图

(2)缺血性——脑梗塞、脑血栓形成。脑血管阻塞导致脑组织缺血性坏死。

#### 2. 引发脑中风的因素

(1)高脂血症:血液黏稠度过高、动脉粥样硬化。

(2)高血压,脑动脉的损害,感染动脉炎性病变,脑血管畸形,动脉瘤,外伤性脑血管病变。

(3)心脏病:心内膜炎、风湿性心脏病、二尖瓣狭窄、心房纤颤等。

(4)糖尿病。

(5)肥胖体型。

(6)吸烟等不良的生活方式。

(7)情绪波动、生气、激动、劳累过度、运动过量。

(8)饮食不节、暴饮暴食、饮酒不当,大便干结用力屏气,气候寒冷。

(9)看电视时间过久、体位的突然改变、用脑不当。

(10)降压药服用不当,血压控制不理想。

(11)抗凝药用量过大。

**3. 临床表现**

(1)脑栓塞

①各种栓子随血流进入颅内动脉,使血管腔急性闭塞,引起相应供血区域和脑组织缺血、坏死及脑功能障碍。

②常见的栓子来源有风湿性心脏病、感染性心内膜炎、赘生物脱落及二尖瓣狭窄伴心房纤维性颤动时附壁血栓脱落等。另一来源是颈部动脉系统的血栓脱落。

③脑栓塞起病突然,常在数秒钟内神经功能缺失,一侧面肌、舌肌和一侧上肢瘫痪,常伴有运动性失语症或混合性失语症。

(2)脑出血

①出血性脑卒常见于50~79岁的中老年人群,男性高于女性。

②多数有高血压病史。

③多在清醒和活动时发病,以情绪激动、使劲用力为诱发因素。

④突然起病,几分钟至数小时达高峰,个别病程在24~48小时内缓慢发展。

⑤轻者头痛、头晕,肢体无力,逐渐出现意识障碍;出血严重者发生头痛、喷射性呕吐,在短时间内进入昏迷状态。

⑥典型的症状为"三偏",即病灶对侧偏瘫、偏身感觉障碍和偏盲。

⑦言语障碍,出现构音困难,不能够理解,即出现接收困难;不能够说话,即出现表达困难。

⑧意识改变。混淆不清:判断能力差;混沌不解:几乎没有判断能力;昏迷不醒:丧失判断能力。

4. 观察流程

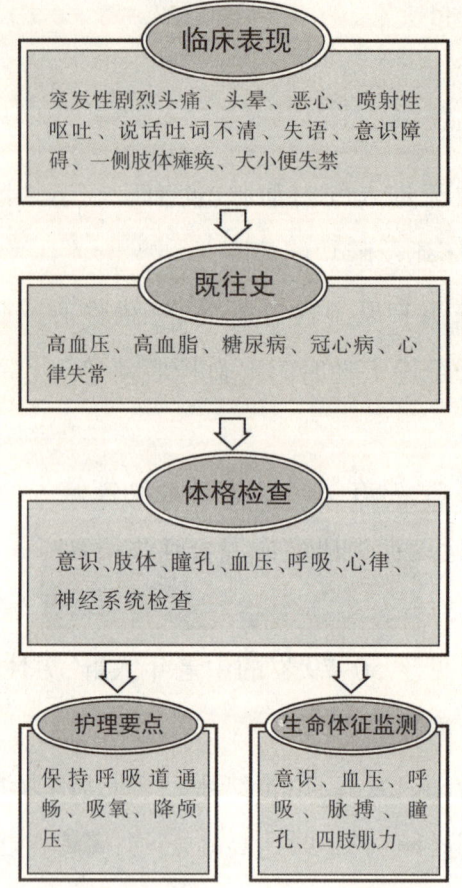

5. 后遗症表现

(1)偏瘫。

(2)一侧肢体肌力减退、活动困难或完全不能活动。

(3)失语或言语含糊不清。

(4)吞咽障碍。

(5)自我照顾能力降低。

6. 照护须知

(1)安排健康合理的生活模式,摄入充足水分、营养,低糖、低脂、低盐饮食,禁烟酒。摄入足够的多纤维蔬果,以防便秘。

(2)照护者应及时掌握老年人的心理状态和情绪变化,针对早期发现的问题,及时采取心理护理,多给予精神慰藉。

(3)留有后遗症的老年人生活不能自理,易产生焦虑、恐惧情绪,表现为急躁、易怒、悲伤,甚至拒绝治疗,要多沟通、多交流,让老年人树立战胜疾病的信心。

(4)有规律地转动和挪动老年人,鼓励老年人自理,协助老年人如厕。

(5)在进食时照护者要注意观察老年人是否有流涎,食物咀嚼、吞咽有无障碍等。

(6)坚持按时服用降压药,控制血压的波动,避免出现后遗症并预防复发。

(7)在突发残疾之后一二个月尽快进行康复训练,目的是使康复效果最大化,使肢体功能在积极康复期间能够尽快恢复。

(8)给予评估,建立康复计划,并且持之以恒。循序渐进地进行康复治疗、康复功能训练,预防肌肉萎缩、关节挛缩和变形、足下垂等继发性障碍的出现。在进行康复训练的同时,采用针灸,中成药配合等综合治疗。

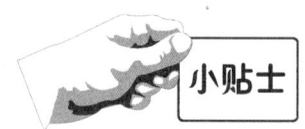

**高血压者服药的注意事项**

1. 血压在一天24小时中不是恒定的,存在着自发性波动。上午8~10时和下午3~5时,血压值最高,服用降压药物需要做到时间与血压波动的高峰同步,从而产生最好的降压效果。

2. 一般药物的作用是在服药后半小时出现,2~3小时达到高峰。因此,早上7时和下午2时服降压药效果最佳。可将服药时间进一步简化,起床后即服药,若中午不休息,则在午餐饭后1小时左右服药。

3. 夜间睡眠时,血压可大幅下降。高血压患者若白天经常忘了服药,而晚上临睡前服用降压药,可能导致血压在夜间降得太低,特别是老年人,容易诱发缺血性中风。对于长效(缓释、控释)制剂,则在上午一次给药即可。

# 第二节 呼吸系统疾病及护理

慢性阻塞性肺病是一种慢性气道阻塞引起阻塞性通气功能障碍性疾病的统称,主要指具有不可逆性气道阻塞的慢性支气管炎和阻塞性肺气肿等疾病。本节主要讲述的是慢性支气管炎。

### 一、慢性支气管炎概念

慢性支气管炎是 40 岁以上男性人群中最常见的疾病之一,临床上以反复咳嗽、咳痰或伴有喘息症状为特征,且症状每年持续约 3 个月,连续 2 年以上。病情发展后,常常并发肺气肿和慢性肺源性心脏病。这是一种严重影响健康的慢性疾病。

### 二、病因

1. 呼吸道反复遭受病毒感染和继发性细菌感染是导致慢性支气管炎病变发展和疾病加重的重要原因。

2. 起病与感冒有密切关系,多在气候寒冷或温度变化较大的季节发病。

3. 慢性支气管炎往往是多种因素长期综合作用所致。吸烟与慢性支气管炎有着直接的关系,吸烟者比不吸烟者的患病率高 2~8 倍,吸烟时间愈久,日吸烟量愈大,患病率愈高。戒烟可使病情减轻。

4. 长期接触工业粉尘、大气污染和过敏因素也是慢性支气管炎发生的常见原因,而机体抵抗力降低、呼吸系统防御功能受损则是发病的内在因素。

### 三、临床表现

1. 在长期病程中,反复急性发作和缓解是本病的特点,病毒或细菌感染是急性发作的重要诱因,常发生于冬季。

2. 慢支合并肺气肿时,在原有咳嗽、咳痰等症状的基础上出现逐渐加重的呼吸困难,晚期者即使是对轻微的活动,都不能耐受。

3. 合并肺心病时可出现肺、心功能衰竭及其他脏器的功能损坏表现。

症状:

1. 在早期,即使肺功能持续下降也可能毫无症状。

2. 在中、晚期,出现咳嗽、咳痰、喘息、气短等症状,痰量因人而异,为白色黏液痰,合并细菌感染后则变为黏液脓性痰。

3. 在晚期会出现严重的肺功能损害,会造成劳动能力的丧失,甚至生活不能自理,严重者可危及生命。

### 四、照护须知

1. 由于长期呼吸困难,生活质量明显下降,老年人多会有焦虑、抑郁等心理障碍,应多给予老年人心理支持和精神慰藉,多关心、多安慰、多解释、多陪伴、多照护,以缓解老年人的紧张情绪。当老年人出现精神不振、焦虑、自感喘憋时,应设法分散老年人注意力,指导老年人做慢而深的呼吸,以缓解症状,使身心舒适,乐观对待疾病,帮助老年人建立战胜疾病的信心。

2. 通过积极、规范、持久的护理与治疗,可以减轻症状,阻断或延缓肺功能的衰退,减少急性发病或反复住院的次数。给予抗感染、通畅气道、吸氧等综合治疗,控制炎症,改善呼吸困难,从而降低机体代谢率。改善老年人的生活质量,延长寿命,减轻家庭和社会负担。

3. 喘息时应取舒适坐位或半卧位,衣服要宽松,被褥要松软、暖和,以减轻对呼吸运动的限制。

4. 指导合理氧疗,提高用氧的顺从性,使红细胞压积减少,血液黏稠度降低,使心肺氧供增加,缓解肺心病的发展。长期给氧,要注意用氧安全,避免吸入氧浓度过高,引起二氧化碳潴留及氧中毒。掌握每日吸氧时间、吸氧流量、吸氧浓度等。采用鼻导管吸氧,流量为1~2升/分,每日吸氧时间以不少于 1 个半小时为宜。

5. 保持呼吸道通畅，对于长期卧床、久病体弱无力咳嗽者，痰液黏稠不易咳出者可协助拍背排痰，每 2~3 小时翻身 1 次，每日拍背 2~3 次，拍背应在餐前进行。遵医嘱使用祛痰剂，或采用雾化吸入疗法湿化气道使痰液排出。

6. 积极预防感冒，鼓励老年人多饮水。每日饮水量应在 1500 毫升左右。充足的水分有利于维持呼吸道黏膜的湿润，使痰的黏稠度降低，易于排出。居室要保持良好的通风，室内禁止吸烟，保持房间内空气清新、舒适。室温最好保持在 18℃~22℃，相对湿度 50%~60%，气候变化时注意保暖，天气干燥时注意加湿。起居有规律，不熬夜，不过度劳累。

7. 运动要力所能及，坚持户外有氧运动，如散步、打太极、练气功、做广播操等。每天 1~2 次，每次约 30 分钟，可提高耐寒抗病能力，同时也有利于肺功能的改善。

8. 食用高蛋白、高热量、高维生素、高膳食纤维、易消化的食物，如瘦肉、鱼、蛋、奶、蔬菜、水果。宜少食多餐，以流质、半流质、软食为主，少食产气食品（如牛奶、大豆等），避免腹胀和呼吸短促。保持大便通畅。避免化湿生痰食物的摄入，如肥肉等荤腥、油腻、油炸、辛辣食物及酒类等。

9. 避免接触有害气体和烟雾，是保持呼吸道卫生的重要措施。促使老年人建立良好、健康的生活模式戒烟。如若长期吸烟，烟雾刺激会引起呼吸道慢性炎症，使局部的免疫防御力和痰液清除度减低，痰液潴留不易咳出，从而反复引起呼吸道感染，使疾病进一步恶化。

## 第三节　消化系统疾病及护理

### 一、慢性胃炎

慢性胃炎是指不同病因引起的各种慢性胃黏膜炎性病变，是一种常见病。

1. 分类

(1) 浅表性胃炎

炎症仅及胃黏膜的表层上皮，包括糜烂、出血，弥漫性或局灶性。

(2) 萎缩性胃炎

炎症已累及黏膜深处的腺体并引起萎缩，如伴有局部增生。

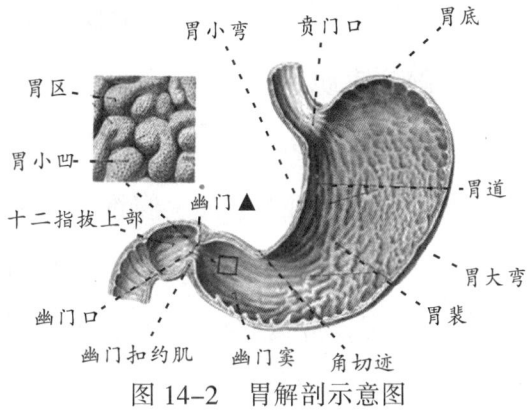

图 14-2　胃解剖示意图

(3) 肥厚性胃炎

胃黏膜皱襞显著肥厚，多发于胃底和胃体，局灶性或弥漫性。

2. 诱因

(1) 感染：幽门螺旋杆菌感染或急性胃炎之后，胃黏膜病变经久不愈而发展为慢性浅表性胃炎。

(2) 胆汁返流：慢性胃炎患者因幽门括约肌功能失调，常引起胆汁返流，这是一个重要的致病因素。胆汁中含有的胆盐可破坏胃黏膜保护屏障，使胃液中的氢离子返回弥散进入胃黏膜而引起炎症。

(3) 免疫因素：患萎缩性胃炎，在萎缩黏膜内可找到壁细胞抗体；胃萎缩伴恶性贫血患者血液中发现有内因子抗体。

(4) 刺激性食物：如长期饮烈性白酒、浓茶、浓咖啡等刺激性物质，可破坏胃黏膜保护屏障而引发胃炎。特别是长期饮用烈性白酒，可造成胃黏膜充血、水肿、糜烂等。过度吸烟，尼古丁直接作用于胃黏膜所致。

(5) 药物：有些药物如水杨酸盐、洋地黄、保泰松、消炎痛、辛可芬等，可引起慢性胃黏膜损害。

(6) 长期精神紧张，生活不规律，饮食无规律，不按时进餐或不进早餐，盲目减肥控制进餐，或暴饮暴食，使胃黏膜受损伤。

(7) 进食时过快，咀嚼不充分，粗糙食物反复刺激，损伤胃黏膜。

(8) 环境改变，气候变化，人若不能在短时间内适应，就会引起支配胃的神经功能的紊乱，使胃液分泌和胃的运动不协调，产生胃炎。

(9)因口腔、鼻腔炎症,分泌物吞入胃内,导致慢性胃炎。

### 3. 临床表现

慢性胃炎多呈慢性病程,部分人可无任何临床表现,但大多数可有不同程度的消化道症状。如上腹饱闷感、嗳气、反酸、恶心、烧心、隐痛等,尤其是有胆汁返流时更加明显,少数有食欲减退、恶心状况。常表现为持续性上中腹疼痛,可于进食后立即出现。慢性胃炎多无明显体征,时有上腹部轻压痛、舌炎、舌乳头萎缩、贫血、消瘦等表现。

### 4. 照护须知

(1)应加强宣教,使老年人生活有规律,保持精神愉快、情绪乐观,安排有规律的生活作息时间,劳逸结合,避免过度劳累。消除精神抑郁或过度紧张,适当进行体育锻炼。急性发作或症状明显时应卧床休息,避免精神紧张。

(2)注意饮食卫生,防止暴饮暴食。做到饮食有规律,一日三餐按时进餐,忌过饥过饱。正餐之间可少量加餐,但加餐量不宜过多,以免影响正餐。进餐时要放松,避免在情绪紧张、愤怒、抑郁、过分疲劳时勉强进食。

(3)进食时要细嚼慢咽,充分地咀嚼,促使唾液大量分泌,使食物充分与唾液混合,有利于消化和减少胃部的刺激。忌狼吞虎咽。

(4)食物的制作要细、碎、软、烂、清淡、易消化、无刺激性。多吃新鲜而含纤维少的蔬菜及水果,如冬瓜、黄瓜、番茄、土豆、菠菜叶、小白菜、苹果、梨、香蕉、橘子等。吃少油的膳食,以清淡、少渣软食或少渣半流质为主,如米汤、粥、新鲜果汁。食物要精工细作,富含营养。少吃辛辣及粗糙的食物。避免食用引起腹部胀气和含纤维较多的食物,如豆类、豆制品、蔗糖、芹菜、韭菜等。

(5)戒烟忌酒,忌食烈性酒、浓茶、咖啡及辣椒、芥末等刺激性强的调味品。避免过酸、过辣、香味过浓、过甜、过咸、过冷、过热的食物的摄入,以防伤害胃黏膜。大量饮用碳酸饮料也会对胃黏膜造成不同程度的损害。

(6)宜选用的烹调方法为蒸、煮、焖、炖、烩、汆。不宜选用煎、炸、熏、烤等烹调方法。养成低盐饮食习惯。减少胃酸分泌,多食用牛奶、豆浆、馒头、烤面包及新鲜蔬菜、水果等以中和胃酸。

(7) 积极治疗口腔慢性感染病,勿将痰液、鼻涕等带菌分泌物吞入胃内,导致慢性胃炎。

(8) 如突然出现大量呕血或黑粪,且有冷汗和脉搏加速、血压波动,应立即送医院诊治。

(9) 慢性萎缩性胃炎中有极少数人恶变为胃癌,因此每年须进行一次胃镜复查。

(10) 坚持遵医嘱服药。如有胃部胀痛者,宜选用解疼剂或其他有止痛作用的胃药。如有胃闷胀、泛酸、嗳气者,宜用吗丁啉或胃复安,饭前半小时服用。慎用、忌用对胃黏膜有损伤的药物。

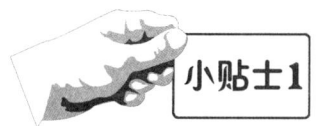

### 为什么胃病患者不宜饮浓茶和咖啡

茶叶、咖啡是无酒精饮料,它们都有醒脑提神的作用,是世界上最为普及的饮料。茶叶与咖啡中分别含有茶碱、咖啡因。咖啡因类物质能刺激胃的腺体,使胃酸及胃蛋白酶等消化液分泌增加,从而兴奋人的中枢神经、兴奋心肌,并有松弛平滑肌及利尿作用。当胃由于各种原因而受到损害,并出现各种病变,如胃炎、胃溃疡时,喝浓茶、浓咖啡会引起胃酸分泌增多,可直接加重胃病,降低胃药的疗效,不利于疾病的康复,故胃病患者不宜饮用。

## 二、消化不良

随着年龄的增加,人体的消化系统功能逐渐减退,营养的吸收能力也在减弱。特别是进入老年期后,消化功能发生衰退,因此消化和吸收功能都减退,易患消化不良。

消化不良是一种临床症候群,是所有胃部不适的总称。即消化过程受到了某种原因的干扰,引起胃动力障碍的疾病。

**1. 分类**

消化不良主要分为功能性消化不良和器质性消化不良。

(1)功能性消化不良

发病原因主要和精神心理因素有关,如精神不愉快、长期闷闷不乐、情绪波动大、休息不好、失眠或突然遭受到强烈精神刺激、精神重创等。由于老年人的消化功能减退,有时食物稍粗糙或生冷及食物过多过油腻时也可诱发消化不良。

(2)器质性消化不良

经过检查可明确认定是由某器官疾病而引起的消化不良症状,如肝病、胆道疾病、胰腺疾病、糖尿病等。主要针对病因治疗,通过辅助补充消化酶或改善胃动力来缓解消化不良症状。

**2. 临床表现**

消化不良通常表现为进食时或进食后出现上腹部不适感或疼痛、饱胀、烧心(反酸)、嗳气等。进食、运动或平卧后,上腹正中部有烧灼感或反酸,并延伸至咽部,常有饱胀感或胃肠胀气感,出现打嗝、放屁增多、食欲不振、恶心等,有些人会轻度腹泻。症状表现断断续续,常因胸闷、早饱感、腹胀等不适而不愿进食或少进食,夜里也不易安睡,睡后常有噩梦。到医院检查,除胃镜下能见到轻型胃炎症状外,其他如B超、X光造影及血液生化检查等,都没有异常。

**3. 改善消化不良的食物**

(1)大麦及大麦芽:含有维生素A、B、E和淀粉酶、麦芽糖、葡萄糖、转化糖酶、尿囊素、蛋白质分解酶、脂肪和矿物质等。大麦中的尿囊素可促进胃肠道溃疡的愈合,可煮粥食用。

(2)酸奶:除含有牛奶的全部营养素外,突出的特点是含有丰富的乳酸,能将奶中的乳糖分解为乳酸。胃肠道缺乏乳酸酶或喝鲜牛奶容易腹泻的人,可改喝酸奶。乳酸能抑制体内霉菌的生长,可预防使用抗菌素类药物所导致的菌群失调。乳酸还可以防止腐败菌分解蛋白质产生的毒物堆积,因而有防癌作用。酸奶有导致轻度腹泻的作用,可防止老年人便秘。

(3)山楂:含山楂酸等多种有机酸,并含解脂酶,入胃后能增强酶的作用,促进肉食消化,有助于胆固醇转化。

(4)猕猴桃:含有较多膳食纤维和蛋白质分解酵素,可快速清除体内堆积的有害代谢产物。

(5)柠檬:维生素C含量很高,具有促进肠蠕动的功能。

(6)鸡内金:含有胃激素和消化酶,可增加胃液和胃酸的分泌量,促进胃肠蠕动。

(7)苹果:含纤维素,可刺激肠蠕动,有通便作用。

(8)橘皮:含有的挥发油对消化道有刺激作用,可增加胃液的分泌,促进胃肠蠕动。

(9)西红柿:含有特殊番茄素,有助于消化、利尿,能协助胃液消化脂肪。

(10)新鲜蔬菜:含有大量的粗纤维,可促进胃肠道蠕动,帮助消化,防止大便干结。

4. 照护须知

(1)因为精神因素常是功能性消化不良的发病诱因,而中老年人的应变能力较差,不良情绪直接影响大脑的正常神经调节,引起胃肠运动和分泌功能的失调,所以要讲究心理卫生,保持精神愉快和情绪稳定,避免精神紧张、焦虑、抑郁等不良情绪的刺激。加强心理护理,减少烦恼,调节情绪,建立积极乐观的心态,减少精神压力,注意劳逸结合。

(2)适度的体育锻炼。消化不良的老年人需结合自己的身体状况,循序渐进地参加一些有益的健身运动,如快速行走、慢跑、骑自行车、打太极、练气功、打乒乓球、游泳,均可提高机体抗病能力,减少疾病的复发,促进身心健康。

(3)饮食应以温、软、淡、素、鲜为宜,有规律地进餐,忌暴饮暴食,每餐食量适度,定时定量,少食多餐,使胃内经常有食物和胃酸进行中和,避免过饥或过饱。保持饮食均衡,多吃富含纤维素的食物,如新鲜水果、蔬菜及全麦等谷类。忌好嘴、养好胃,不吃过冷、过烫、过硬、过辣、过黏、油炸、油腻、腌制的食物。过冷的食物如冰淇淋、冰镇饮料及刚从冰箱中取出的食物,食入后会导致胃黏膜血管收缩而缺血,不利于消化吸收。忌烟酒及辛辣刺激食物。应适当控制食用不消化食物,如甜食、干豆类、洋葱、土豆、薯类。忌喝汽水及碳酸饮料,以免影响胃的运动,加重消化不良。忌长期食用糯米,由于其黏性较强,不易消化,会加重病情。多喝米汤和大麦粥,对胀气及胃灼热等病症有明显的改善作用。主食选择面条、馒头、花卷、面包、小米、玉米面等。需细嚼慢咽,勿狼吞虎咽。

(4)注意保暖。天气寒冷易受凉,昼夜温差变化大,要注意胃腹部的保暖,适时增添衣服,夜晚睡觉要盖好被褥,以防腹部着凉而旧病复发,致胃痛加重。

(5)常做腹部按摩,按摩宜在饭后30分钟左右进行。先搓热双手,然后双手重叠,按在肚脐上,用掌心绕脐以顺时针方向由小到大螺旋状按摩36圈,再以逆时针方向由大到小绕脐螺旋状按摩36圈。此法可以增加胃肠蠕动,理气消滞,对于消化不良引起的腹胀、腹痛、呃逆有良好效果。

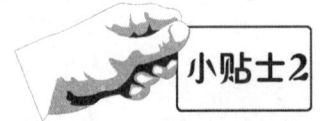

### 检测胃酸

缺乏胃酸是造成消化不良的直接原因,你可以做一个胃酸的自我测试。服用一汤匙的苹果醋或柠檬汁。如果这样做使胃灼热消失,那么你需要更多的盐酸(可于正餐时饮纯的苹果汁加水)。如果这么做使症状更糟,则表示你的盐酸过量,勿再服用含盐酸的酵素。

## 第四节 内分泌系统疾病及护理

一、糖尿病

### 1. 概念

糖尿病是由遗传因素、免疫功能紊乱、微生物感染及其毒素、自由基毒素、精神因素等各种致病因子作用于机体导致胰岛功能减退、胰岛素抵抗等而引发的糖、蛋白质、脂肪、水和电解质等一系列代谢紊乱综合征。

## 2. 临床表现

以高血糖为主要特征,典型病例可出现多尿、多饮、多食、消瘦等情况,通称"三多一少"。

(1)多尿:肾小球滤出而不能完全被肾小管重新吸收,以致形成渗透性利尿。排尿次数及尿量明显增多。血糖越高,排出的尿糖越多,尿量也越多。

(2)多饮:由于多尿,水分丢失过多,发生细胞内脱水,刺激口渴中枢,出现频渴多饮的情况。

(3)多食:由于大量尿糖丢失,机体处于半饥饿状,出现食欲亢进。

(4)消瘦(体重减轻):由于胰岛素不足,机体不能充分利用葡萄糖,病人体重减轻、形体消瘦。病程时间越长,血糖越高,病情越重,消瘦也就越明显。

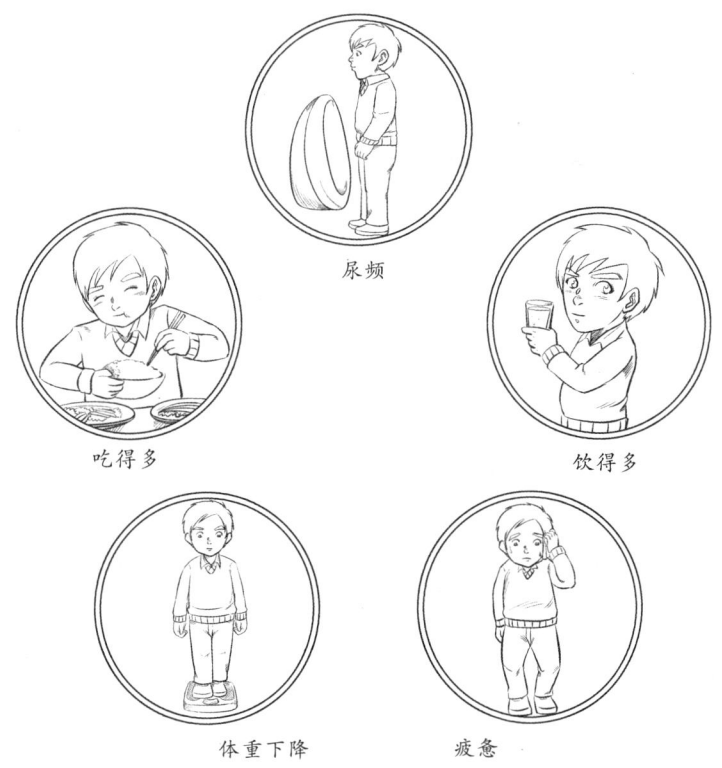

图 14-3 糖尿病"三多一少"的表现

3. 糖尿病的分型

表14-1　糖尿病分型表

| | Ⅰ型糖尿病 | Ⅱ型糖尿病 |
|---|---|---|
| 发病年龄 | ·儿童<br>·青少年<br>·也可发生在任何年龄阶段 | ·中、老年人 |
| 发病比例 | 10% | 95% |
| 病因 | ·胰岛素依赖型<br>·胰腺内胰岛素分泌缺乏或衰竭<br>·自身免疫力缺陷<br>·自身不能合成和分泌胰岛素<br>·血清中存在多种自身抗体<br>·遗传缺陷 | ·非胰岛素依赖型<br>·基因遗传性疾病<br>·胰岛素不够敏感，即胰岛素抵抗<br>·体重超重或肥胖<br>·家族遗传史 |
| 症状 | ·起病急<br>·"三多一少"表现明显<br>·易患各种感染病<br>·晚期微血管病变<br>·视网膜病变及肾功能损害<br>·中断胰岛素治疗可诱发酮症酸中毒 | ·缓慢、隐匿<br>·部分在健康检查或检查其他疾病时发现<br>·进展性疾病 |
| 治疗 | ·必须依赖胰岛素 | ·不需要依赖胰岛素<br>·多数可以通过控制饮食<br>·适量的体育运动<br>·使用口服降糖药物控制血糖 |

**4. 胰岛素受阻的恶性循环**

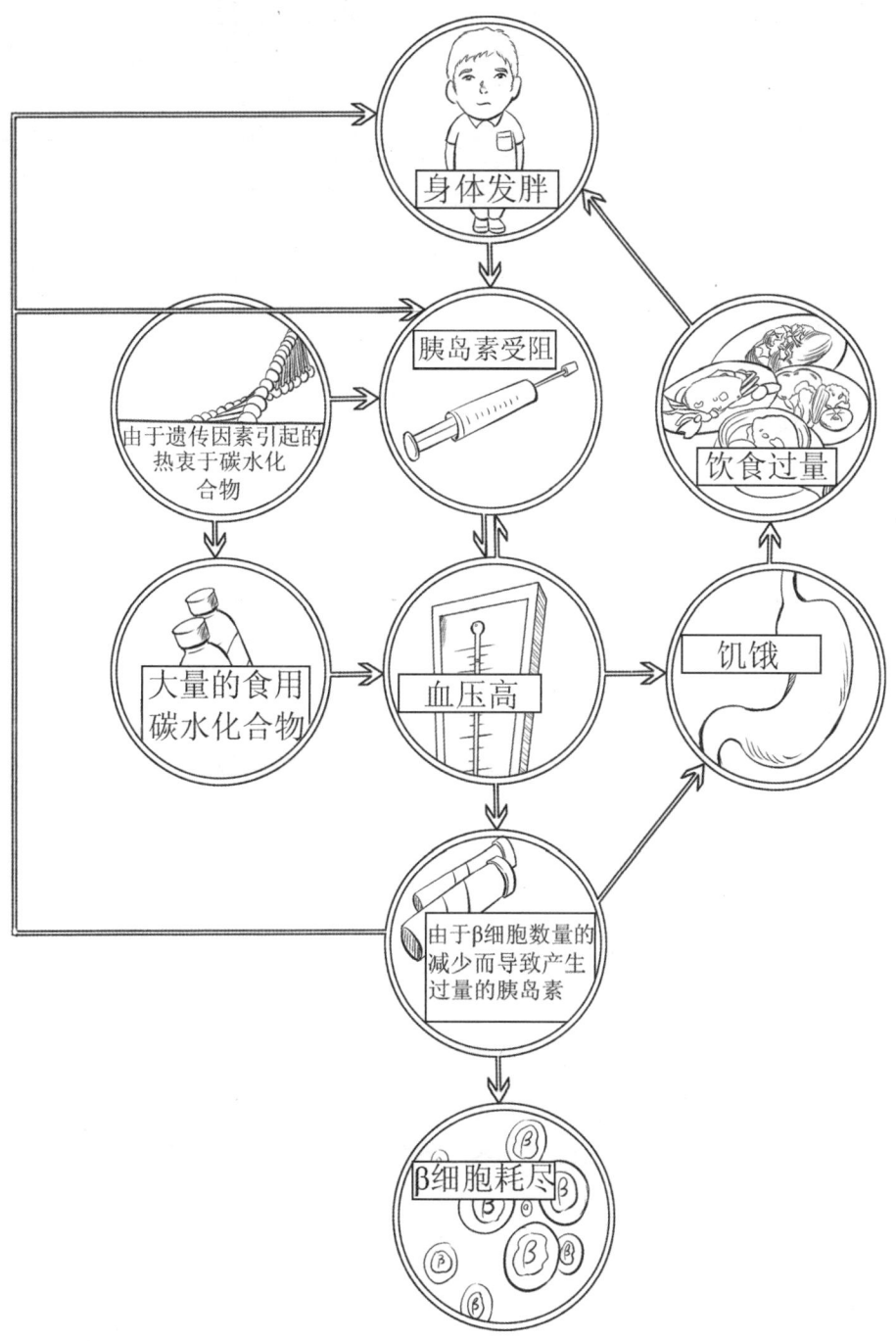

图 14-4 胰岛素受阻示意图

## 5. 糖尿病的并发症

糖尿病的慢性并发症有感染，酮症酸中毒，糖尿病足，眼病病变，糖尿病肾病，糖尿病心脏病，糖尿病脑病，糖尿病神经病变等。

并发症的病理基础都是动脉粥样硬化。导致动脉硬化的直接原因不在于血糖的高低，而在于血脂的多少。

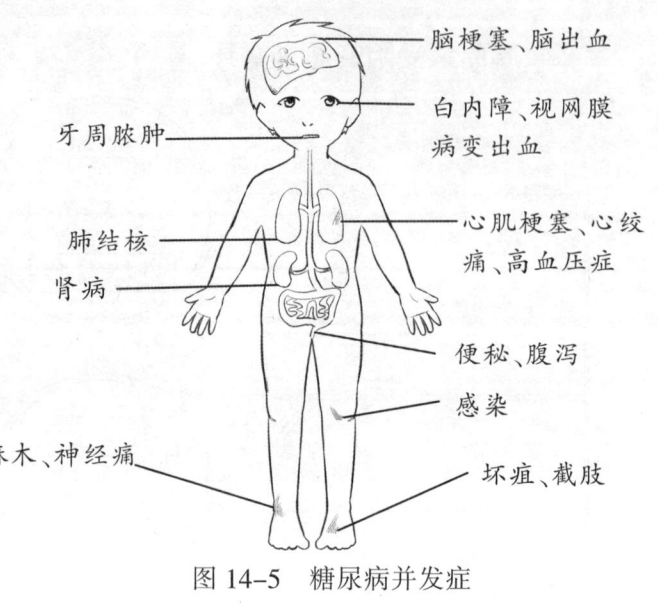

图 14-5　糖尿病并发症

肾、眼、足病是以微小血管病变为主。脑、心脏病是以中血管病变为主。

这里介绍九种并发症。

(1) 感染

糖尿病者较非糖尿病者发生感染的概率明显增高。高血糖状态有利于细菌在体内生长繁殖，同时也抑制了白细胞吞噬细菌的能力，使抗感染能力下降。且感染进展迅速，病情易于恶化。感染也会加重糖尿病的代谢紊乱，诱发酮症酸中毒。

常见的感染有：

①急性或慢性支气管炎、肺炎、肺脓肿和肺结核等。多伴有发热、咳嗽、咳痰、胸痛等。

②泌尿系统感染。尤其在女性老年人中更多见。表现为尿频、尿急、尿痛、发热、全身不适等。

③皮肤和软组织感染。一些老年人多因皮肤反复感染，迁延不愈而发生糖尿病。

④下肢血管和神经病变，足部容易受损伤而导致感染，炎症易于扩散，难以治愈，造成下肢坏疽。

⑤易发生牙周感染和牙龈炎、胆囊炎和胆囊结石等。

(2) 酮症酸中毒

酮症酸中毒常见于下列情况：

①胰岛素依赖型糖尿病病人未得到及时诊断，未获得及时的外源胰岛素治疗；

②胰岛素依赖型糖尿病病人突然中断胰岛素治疗或胰岛素剂量不足；

③胰岛素依赖型或非胰岛素依赖型糖尿病病人应激时，包括创伤、手术或严重感染等。

表现：多饮、多尿更加显著，疲乏无力、食欲不振、恶心、呕吐；有时伴有剧烈腹痛，腹肌紧张，无反跳痛，酷似急腹症。酸中毒严重者，神志模糊，甚至昏迷。呼吸深而慢，呼气中带有丙酮，有类似烂苹果味。有明显的脱水体征，如皮肤、黏膜干燥，皮肤弹性差，尿量显著减少等。

(3) 糖尿病足病

糖尿病病人因末梢神经病变，血管硬化，斑块已形成，支端神经损伤，血管容易闭塞。由于人的足离心脏最远，糖尿病人的血管闭塞现象最严重，下肢供血不足及细菌感染，常会引起足部疼痛、水肿、溃疡、坏死，形成坏疽，统称为糖尿病足病。

①湿性坏疽——较为常见的足部坏死现象。由于血管硬化，形成局部组织肿胀，有些足部发展呈暗绿色或乌黑色。由于腐败菌分解蛋白质，糖尿病足病患者身上很容易发出恶臭味。

②干性坏疽——是凝固性坏死加上坏死组织的水分蒸发变干的结果，大多见于四肢末端。病变部位涸皱缩，呈黑褐色，与周围健康组织之间有明显的分界线。

③混合性坏疽——多见于糖尿病Ⅱ型患者。溃烂部位较多，面积较大，常布及全部手足。重度感染时可出现全身不适，体温及白细胞数增高，发生毒血症及败血症。

表 14-2 糖尿病足病分期表

| 分期 | 表现 |
| --- | --- |
| 第一期 | 没有临床症状的阻塞性动脉病变 |
| 第二期 | 间歇性跛行 |
| 第三期 | 缺血性静止性疼痛 |
| 第四期 | 溃疡 / 坏疽 |

(4)糖尿病肾病

①是糖尿病常见而难治愈的微血管并发症。

②临床特征为蛋白尿,渐进性肾功能损害,高血压,水肿,晚期出现严重肾衰竭,成为糖尿病患者的主要死亡原因之一。

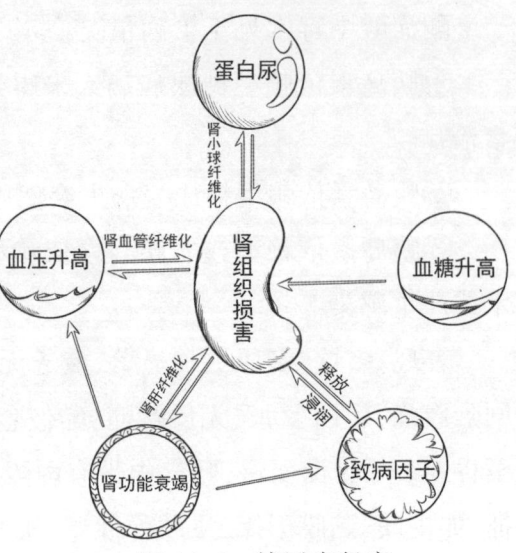

图 14-6 糖尿病肾病

(5)糖尿病性视网膜病变

①由于长期血糖升高,体内代谢紊乱,糖尿病病程超过 10 年,大部分人会发生不同程度的视网膜病变,统称糖尿病性视网膜病变。常见的病变有虹膜炎、青光眼、白内障等。

②由于视神经病变导致视力衰退,严重者可能失明。致盲是糖尿病的严重并发症之一。

③年龄愈大,病程愈长,发病率愈高。年轻患者较老年患者危险性更大,预后常不良。

(6)糖尿病脑病

①胰岛素分泌不足导致高血糖。长期慢性高血糖可造成毛细血管基底膜增厚,使管腔狭窄,加上糖尿病患者脂代谢紊乱,造成血液黏稠度升高,血流缓慢,致脑血流量减少。易发脑血栓、腔隙性脑梗塞。其中,腔隙性脑梗塞多是由小动脉病变引起。

②可使大脑对信息的认识、加工、整合等过程发生障碍,认知反应和处理能力下降,最终导致学习记忆功能受损,加速老年性痴呆的发展。

(7)糖尿病心脏病变

①糖尿病除了糖代谢紊乱外,还有明显的脂代谢异常,有高甘油三酯、高胆固醇血症,致动脉粥样硬化。

②常见有心脏扩大、心力衰竭、心律失常、心绞痛、心肌梗塞等。

(8)糖尿病神经病变

①在高血糖状态下,神经细胞、神经纤维易产生病变。临床表现为四肢自发性疼痛、麻木感、感觉减退、肌无力、肌萎缩。

②植物神经功能紊乱,表现为腹泻、便秘、尿潴留、阳痿等。

(9)糖尿病皮肤病

①皮肤感染——各种化脓性细菌,常见的感染有毛囊炎、疖、痈、蜂窝组织炎等。真菌感染口腔部位经常出现"鹅口疮";念珠菌感染在指甲等部分,出现手癣、足癣、体癣、股癣等;老年女性外阴部白色念珠菌感染等。

②皮肤瘙痒——全身性的,非常顽固。

③感觉异常——皮肤麻木、针刺感、疼痛或灼痛感等,足部感觉异常。

④糖尿病性大疱病——水疱突然发生,反复出现却没有任何自觉症状。水疱大小不等,疱壁薄,疱内是澄清的液体,疱的外边也没有红晕。糖尿病性大疱病,是一种发生于老年人手脚处的皮肤并发症。

### 6. 糖尿病治疗的五个环节

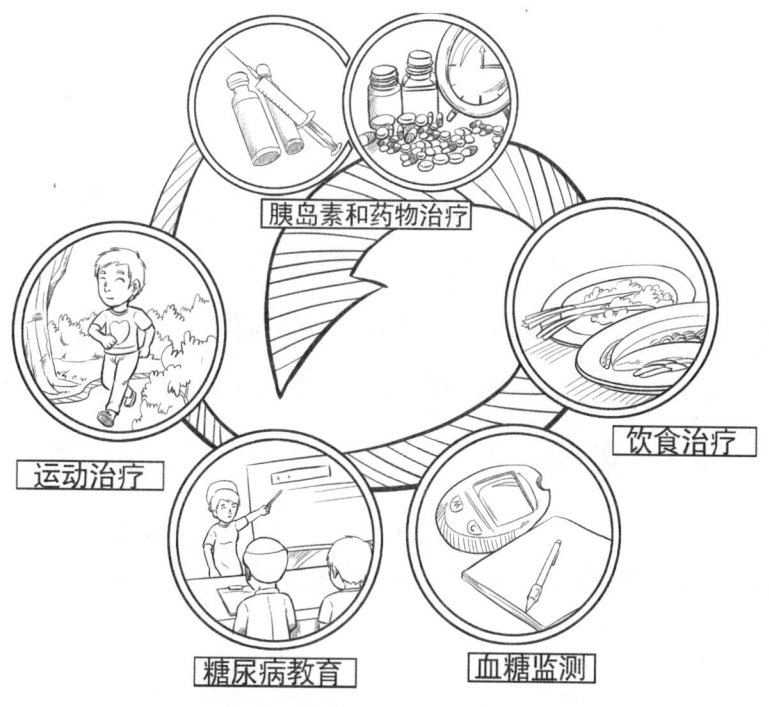

图 14-7　糖尿病治疗的五个环节

### 7. 预防干预

(1) 积极开展糖尿病预防宣教,使老年人了解糖尿病的诱发因素,提高自觉防治意识。

(2) 对糖尿病易感人群和已有糖尿病潜在表现的人群,有针对性地改变和减少不利环境和行为因素。

(3) 采用非药物或药物干预措施,最大限度地减少糖尿病的发生,降低致残、致死率。

(4) 短期治疗目标是控制血糖;长期治疗目标是预防相关并发症的发生与发展。

(5) 控制血糖是减缓周围血管、神经病变发生的有效手段。应积极预防和治疗高血压、高血脂和冠心病。

(6) 养成良好的生活方式,戒烟限酒,消除一切诱因与隐患。

(7) 增加体力活动,参加体育锻炼,防止和改善肥胖状况。

(8) 饮食要保证维持合理体重及工作、生活的需要。饮食应均衡,多吃蔬菜。避免高脂肪饮食。

### 8. 照护须知

(1) 积极控制血糖,保持血糖正常或接近正常,防止和延缓高血糖并发症的发生。保持良好的心态。健康饮食、适当运动,安时服降糖药物。

(2) 要定期检测血糖、尿糖、血脂、肾功能等,并做相应的检查,一旦出现足部破溃等症状,应立即到医院就诊。延误病情可能会带来严重后果。

(3) 糖尿病视网膜病变者,应避免参加剧烈运动及潜水等活动。糖尿病患者应每年检查一次视力,并做眼底检查,加强眼睛保健,积极治疗是可以避免失明的。

(4) 糖尿病患者应保持皮肤清洁,避免损伤,有任何轻微的皮损都应及时治疗。

(5) 血脂过高者,应积极降脂,均衡饮食,合理配餐,避免吃高胆固醇食物,如动物类脂肪、动物内脏、鸡蛋黄、猪油、肥肉、黄油及各类油炸食品。植物油摄入量每天应控制在25~30克。可进食鱼类、瘦肉、去皮家禽肉、脱脂牛奶、低脂奶类制品、豆奶等。主食做到粗细粮合理搭配,蔬菜以食用各种绿叶菜为主。鸡蛋以仅吃蛋白、不吃蛋黄为宜。

(6)限制食盐的摄入量是防治高血压的重要措施。每人每天的食盐摄入量应控制在5克左右。

(7)戒烟。香烟中的尼古丁可促使血管收缩,还可促使脂肪和胆固醇沉积在血管壁上,使血管变细,从而加快血栓形成。

(8)适量的体育运动可以降脂、减肥。通过运动,控制饮食,保持体重在正常范围,避免过胖。

(9)鞋袜要松软合适,不宜过紧、过硬,勿穿高跟鞋。不宜远距离步行,以免足部磨损。尽量避免足部受伤。北方冬季气温低,下肢血液循环不畅,若护理不周、保暖不好,容易发生冻伤,且不易愈合。

(10)每天晚上检查足部特别是趾间有无水泡,是否有擦伤及皮肤破损。坚持用温热水泡洗双脚后,用柔软毛巾轻轻擦干,保持足部干燥。修剪趾甲时,应注意避免修剪过短,一定要小心地修剪,趾甲边缘需磨光滑。若脚上长了鸡眼、老茧,千万不要自己处理,一定要去医院找医生处理。

(11)冬季,糖尿病老年人如用热水袋、电热毯等为下肢或脚部取暖时,若温度过高而下肢的感觉神经麻痹,极易烫伤,需多加注意。

(12)平时经常抬高患肢,尤其是睡眠时更应注意下肢体位,确保下肢血液运行顺畅,有利于下肢代谢产物的及时排除。不要采用交叉盘腿式坐法,这样容易影响被压下肢的血液循环。

### 9.自我监测血糖

用于监测血糖的仪器叫做"血糖监测仪",简称"血糖仪"。

(1)自我监测指的是在家中进行的血糖检测,也叫自我血糖监测。

(2)经常进行自我血糖监测有助于让自己和医生了解自身的饮食、运动和药物使用情况。

(3)在进行血糖监测时,需要用采血针和血糖试纸。采血针针尖非常细小,用于刺指尖取血样,并将所取血样滴在血糖试纸规定区域内,然后把试纸插进血糖仪进行检测。

(4)检测结果显示时间一般为30~45秒。

(5)大多数Ⅱ型糖尿病患者每天只需检测1~2次血糖。如果血糖控制得比较稳定,也可以一周检测1次。

(6)血糖、尿糖检测时间均在早餐前空腹,或在三餐前和睡前。

(7)掌握进餐时间,懂得如何辨别和处理高血糖或低血糖反应。

(8)需懂得如何服用降血糖药物。

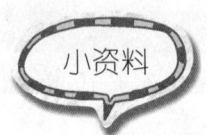

### 糖尿病的相关知识

1. 11月14日是世界糖尿病日。

2. 糖尿病的家族遗传性:双胞胎中的一个患了Ⅰ型糖尿病,另一个有40%的机会患上此病;但如果是患了Ⅱ型糖尿病,则另一个就有70%的机会患上Ⅱ型糖尿病。

3. 水果含糖量知多少?

(1)含糖量在4%~7%的水果:西瓜、草莓、樱桃等。

(2)含糖量在8%~13%的水果:梨、橙子、柚子、猕猴桃、苹果、桃、柠檬、杏、李子、菠萝、鲜柿子、鲜葡萄等。

(3)含糖量在14%以上的水果:荔枝、桂圆、香蕉、杨梅、石榴、火龙果等。

(4)含糖量在20%~30%的水果:甘蔗、鲜山楂、鲜枣、海棠等。

(5)含糖量在70%~80%的水果:蜜枣、葡萄干等。

4. 糖尿病患者吃水果注意事项

(1)血糖稳定,空腹血糖在7.8毫摩尔/升以下,餐后2小时血糖在10毫摩尔/升以下以及糖化血红蛋白在7.5%以下,可以在医师指导下选用含糖量低的水果。

(2)糖尿病患者每天只能吃一次水果,时间最好是选择在两个正餐之间。

(3)如果血糖忽高忽低,则不宜吃水果。

(4)吃水果后,尽量减少主食量的摄入。

## 二、痛风

### 1. 概念

痛风在临床上称为高尿酸血症。人体内嘌呤物质的新陈代谢发生了紊乱,尿酸(嘌呤的氧化代谢产物)的合成增加或排出减少,造成高尿酸血症。当血尿酸浓度过高时,尿酸即以钠盐的形式沉积在关节、软组织、软骨和肾脏中,所引起的组织的异物炎性反应,就叫痛风。血尿酸升高到一定程度后就会在组织尤其是关节及肾脏中沉积,从而引起关节炎的反复发作。严重者会出现关节活动障碍或畸形,临床上称为痛风性关节炎。尿酸在肾脏沉积后形成尿酸性肾结石及肾实质损害,临床上称为尿酸性肾病,又叫痛风性肾病,可引起肾绞痛发作、血尿、肾盂积水及肾功能损害,严重者引发肾衰竭及尿毒症,成为导致痛风病人死亡的主要原因之一。痛风是一种慢性终生疾病,病程可达数十年以上,并且具有间歇性发作的特点。

### 2. 发病机理

血液中尿酸长期增高是痛风发生的关键原因。

人体尿酸主要来源于两个方面:

(1) 人体细胞内蛋白质分解代谢产生的核酸和其他嘌呤类化合物,经一些酶的作用而生成内源性尿酸。

(2) 食物中所含的嘌呤类化合物、核酸及核蛋白成分,经过消化与吸收后,经一些酶的作用生成外源性尿酸。

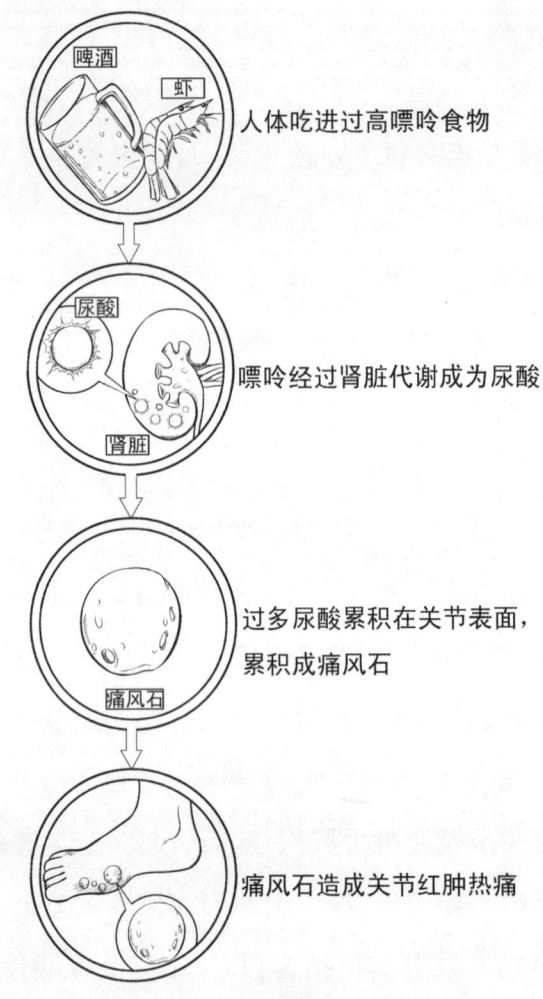

图 14-8　痛风发病机制

### 3. 临床表现

(1) 痛风早期:这个阶段多无症状。仅表现为高尿酸血症,而无关节炎、痛风石、肾结石等临床表现。

(2) 急性发作期:发病急,伴有剧烈关节疼痛,活动受限,尿酸浓度过高。关节剧烈疼痛,多发生在手指关节、踝关节、膝关节等部位。发作部位会出现红、肿、热、剧烈疼痛。通常在子夜(夜间 11 点至凌晨 1 点)发作,可使人从睡眠中惊醒。

(3)间歇期:该阶段的痛风症状主要表现是血尿酸浓度偏高。所谓的间歇期是指痛风两次发病的间隔期,一般为几个月甚至一年不等,如果没有采取很好的降尿酸治疗,发作会很频繁,痛感会加重,病程时间会延长。

(4)慢性期:该时期的痛风者在体内会有尿酸结晶沉积在软骨、滑液膜及软组织中,形成痛风石。由于血中的尿酸浓度持续增高,引起肾脏损害,出现痛风性肾病、慢性关节炎、痛风石等并发症。此时期痛风发作频繁,随着时间的延长,痛风石也会逐渐增大。

4. 诱因

(1)高嘌呤饮食是导致痛风急性发作的常见因素。

(2)饮酒容易引发痛风,因为酒精在肝组织代谢时,大量吸收水分,使血浓度加强,使饱和的尿酸加速进入软组织形成结晶,导致身体免疫系统过度反应而造成炎症。

(3)如天气突变、温度气压突变、吹空调等,都会导致关节受凉、受潮,从而引发痛风急性发作。

(4)过度疲劳。长时间加班加点工作、长途出差、过度的体力劳动、过度的体育锻炼,都有可能导致痛风急性发作。

(5)在日常生活中,痛风往往由两种或两种以上的诱因同时引起。如饮酒加进食多量的鱼、肉类;疲劳加受凉;精神刺激加饮酒;运动过度加关节劳损或扭伤等。

5. 合并症

(1)肾功能障碍/肾结石

(2)高血压/高血脂

(3)脑血管病变/脑梗塞

(4)缺血性心脏病/冠心病/心肌梗塞

(5)糖尿病

(6)肥胖

6. 照护须知

(1)照护者应密切观察老年人的心理活动,做好疾病的解释工作,消除不良因素。向痛风老年人宣教有关防治知识,使其能够正确对待疾病,积极配合治疗,树立战胜疾病的信心。

(2)血尿酸浓度超过 8% 且有肾功能损害迹象时,应在医生指导下进行排尿酸药物治疗,注意避免采用滞留尿酸盐排出的各种药物。

(3)痛风者应避免服用会降低尿酸排泄的维生素,如常见的烟酸、维生素 $B_1$、维生素 $B_{12}$ 等,除满足膳食营养素参考摄入量外,不宜长期大量补充这些维生素。在用秋水仙碱、丙磺舒治疗时,应避免摄入大剂量维生素 C,同时还应大量饮水,防止尿液浓缩,以促进尿酸的排泄。

(4)常见的消炎镇痛药物也应慎用。因服用后会产生恶心、呕吐、胃肠不舒服等感觉,还有部分老年人会出现消化性胃溃疡、消化道出血等严重反应。如痛风者需要服用此类镇痛药物,应在医生指导下正确使用,避免不良后果发生。

(5)在急性痛风发作期间,应在生活上多给予老年人照顾,协助翻身。主动询问老年人疼痛部位及程度,及时缓解老年人的躯体不适。痛风的老年人在发病期应尽量卧床休息,抬高患肢,必要时使用支被架,避免患肢受压。一般在关节疼痛缓解 72 小时后才可恢复活动。

(6)为防止关节畸形及肌肉萎缩,关节疼痛好转后,鼓励老年人适当运动,如散步、慢走、练气功、打太极等。

(7)在日常生活中,指导老年人控制高嘌呤饮食的摄入,蛋白质的摄入量控制在 0.8 克/公斤/日。避免体重超重引起肥胖,多食用富含碳水化合物的米饭、馒头、面条和蔬菜水果。应多食碱性食物,如白菜、油菜、胡萝卜与瓜类等,可促进尿液中尿酸溶解,增加尿酸排出量,防止形成尿酸性结石。切忌酗酒。避免暴饮暴食。注意烹调方法,肉、鱼最好是先用水煮,煮后弃汤(可减少嘌呤量),再食用;少用刺激性调味品。

(8)床铺、被褥、衣服要整洁无褶皱。鞋袜合适,袜口切勿过紧,鞋切勿过小过硬,防止足部损伤。

(9)护理时动作要轻捷,尽可能减少老年人的疼痛。

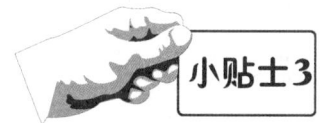

**高嘌呤食品**

1. 动物类:动物内脏、肝、肾、心、肺、肠、脑等;猪肉、牛肉、羊肉、火腿、香肠、鸡肉、鸭肉、鹅肉、肉馅、肉汁、浓汁肉汤及颜色深的肉类等。

2. 海产类:沙丁鱼、鲳鱼、带鱼、多春鱼、海鳗、带子、瑶柱、蚝、青口、虾米、小鱼干、鱼皮、鱼卵、贝壳类等。

3. 蔬菜类:菠菜、蘑菇、香菇、香蕈、花生米、豆制品、扁豆、酵母粉等。

4. 酒类:啤酒等。

## 第五节 精神神经系统疾病及护理

### 一、老年痴呆症(阿尔茨海默病)

老年痴呆症是一种进行性发展的脑细胞病变,表现为大脑功能渐渐衰退。

临床表现为认知损伤和记忆功能不断恶化并逐渐丧失。具体为精神性失用症、失语症、不能够认识事物,对事物的记忆、理解、语言、学习、计算及判断能力等均受到影响,日常生活能力进行性减退,并有各种神经精神症状和行为障碍。

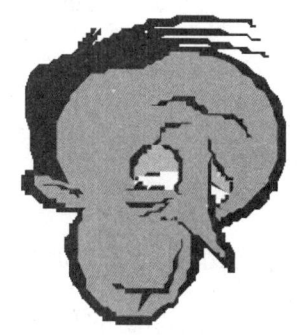

## 1. 认知的定义

主要功能:思考和解决问题的能力。

方向感:对于时间、地点、人物的判断。

计算能力:对数字的计算。

记忆:短期、中期、长期的记忆。

## 2. 病因

(1)脑部缺损 老年痴呆症多起病于老年期,未明的原发性退行性脑部缺损引致不同的智能衰退变性疾病,潜隐起病,病程缓慢且不可逆转。

(2)起病在 65 岁以前者为早老性痴呆,多有家族

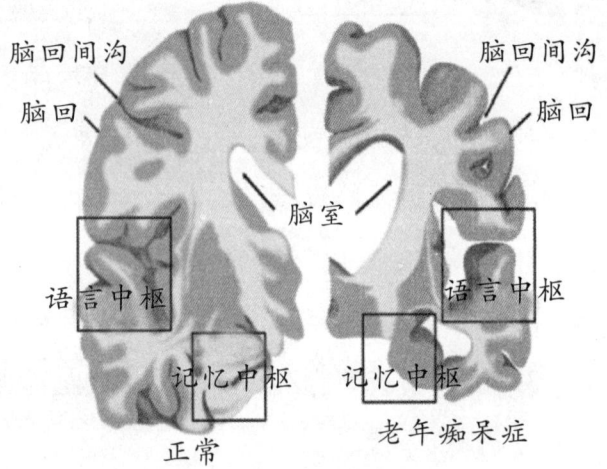

图 14-9　大脑解剖图

史,病情发展较快。临床上以智能损害为主,老年人表现为行为不正常等。血管性痴呆症因多次脑中风或患血管疾病令脑部受损而产生。

(3)其他原因:退化性病变,如帕金森症;情绪抑郁;营养不良;酗酒;甲状腺分泌失调;缺乏维生素,如 $B_{12}$、叶酸;脑部肿瘤／脑外伤;中毒(某些药物或金属所致);其他疾病的并发症,如艾滋病等。

## 3. 临床表现

(1)近期记忆力退化

易忘记近期的事物,而久远的记忆仍然保留,严重时远期的事物也会变得模糊。如:刚吃完饭就说自己没吃饭;刚见过儿女,又问儿女什么时候过来,等等。

(2)性格改变

①在日常生活中变得对事物不感兴趣,表现呆滞。

②有些老年人情绪波动大,爱发脾气,同以前的性格差别很大。

(3)判断力和思考能力衰退

①不能分辨是非,穿错衣服,失去计算能力。

②不能觉察周围环境所发出的危险讯号及可能出现的结果。如:发生火灾,痴呆症老年人不知应如何处理,只感觉周围人员慌张,随后自己也会害怕。

(4)"三失"症状(失语、失用、失认)

①失语症是不能说出想说的话,痴呆症患者自己觉得知道该怎样说,却表达不出来。

②失用症是指对以往熟练使用的工具现在无从入手,不知该如何使用。

③失认症是不能辨别面孔、不认识家人、认错亲人或混乱了亲属关系。

(5)精神和行为能力症状

①部分痴呆症老人会产生幻觉、幻听、妄想等精神病症状,出现与实际年龄不符的幼稚行为,出现较大的情绪波动。看到食物就吃,不知道饥饱,将喜欢的东西藏匿起来。

②已经无法遵守社会行为规范,如看到卖食物的就拿或者就抢,在公共场所或陌生人面前随意脱衣服,在同一地方不停地寻找东西,反复地做一件事情,随地小便等等。

(6)其他认知能力的丧失

①失去对抽象观念的理解能力,如不明白下午3点是早于下午4点的时间关系。

②说话词不达意,如指着某件熟悉物品却说不出物品的正确名称。

③失去空间的导向能力,如找不到自己的家,易走失。

④视觉退化,有可能看立体时变成平面,因而上下楼梯时易跌倒。

⑤失去时间的导向能力,常见现象是"日落症状",即从黄昏开始,痴呆老年人混乱感会越发明显。

⑥有些痴呆症老年人日夜颠倒,夜间精神振奋,到处走动,严重者会大声喊叫,骚扰其他人,影响他人的睡眠。

**4. 老年痴呆症的发展阶段**

(1)初期阶段／轻度痴呆症(约2~4年)

①常为首发及最明显症状,个人生活基本能自理,但逐渐出现健忘,丧失短期记忆。

②忘记重要的约会及许诺的事,记不住来者的姓名。

③处理日常家务时有困难,易遗失物件,常在周围寻找物件,总说物品被偷及有怪异行为。

④接受新鲜事物较为困难,对事物理解力下降,显得茫然难懂,看书读报后无法回忆起其中的内容。

⑤购买物品时忘记付钱,对于金钱及账目的管理出现问题。

⑥对周围环境兴趣减少,减少外出次数,感觉做任何事情都有困难。

⑦记不清具体的年、月、日及时间。

⑧100数字内的连减,如无法完成100减9再减10的连续运算。

⑨重复去卫生间,进食时不断咀嚼,重复地说一个字或问同一个问题。

⑩情绪改变,孤独、自私、不合群,对周围人较为冷淡,甚至对亲人漠不关心,情绪不稳,易激惹。

(2)中期阶段／中度痴呆症(约2~12年)

①不能独立生活,记忆障碍日益严重。

②用过的物品转身即忘,日常用品丢三落四,甚至出现丢失贵重物品的现象。

③刚发生的事情也会遗忘,不能回忆自己的工作经历,甚至不知道自己的出生年月及自己的家庭住址和亲友姓名。

④除有时间定向障碍外,地点定向也出现障碍,容易迷路走失,甚至不能分辨地点,如学校或医院等。

⑤失用表现为不能正确地以手势表达,无法做出连续的动作,如刷牙

动作等。

⑥因记忆力减退而出现错构和虚构。远期记忆力也受损,思维混乱,所说的话常令人难以明白。

⑦已不能继续工作,难以完成家务劳动,甚至洗漱、穿衣等基础的生活料理也需家人督促或帮助。

⑧经常坐立不安,特别是在黄昏和夜间。

⑨睡眠发生障碍,睡眠时间发生颠倒,部分老年人白天嗜睡,夜间不宁。

⑩情绪波动不稳,或因找不到自己放置的物品而怀疑被他人偷窃,出现片断的幻觉症状,常诉说看到或听到不存在的事情。

(3)末期阶段／严重痴呆症(维持1~3年)

①记忆力、思维及其他认知功能皆受损。忘记自己的姓名和年龄,不认识亲人。

②语言表达能力进一步退化,只有自发言语,内容单调或反复发出不可理解的声音,最终丧失语言能力。

③说话和理解能力日渐迟钝,很少与人沟通,甚至完全没有沟通。

④不能进行任何的日常自我照顾,失去控制大小便的能力,大小便失禁,完全依赖他人处理个人卫生。

⑤活动逐渐减少,逐渐丧失行走能力,甚至不能站立,需长期躺卧在床上。

⑥营养不良和脱水等现象造成体重下降,身体十分虚弱。

⑦睡眠时间长,甚至进入昏迷状态。

⑧最为明显的神经系统体征是肌张力增高,肌体屈曲。病程呈进行性。

⑨最后发展为严重痴呆,常因褥疮、骨折、肺炎、营养不良等继发躯体疾病或衰竭而死亡,或因感染而死亡,如肺炎、尿道感染。或因吞咽困难而窒息。

⑩一般经历8~10年,罕见自发缓解或自愈。

### 5. 老年痴呆症的行为

**表 14-2　老年痴呆行为表现**

| 非暴力行为 | | 暴力行为 |
| --- | --- | --- |
| ·重复句子或行为 | ·不停地脱衣穿衣 | ·伤害自己或他人 |
| ·叫喊 | ·针对性谩骂他人 | ·打人 |
| ·大小便失禁 | ·收集物品 | ·踢人 |
| ·游荡 | ·夜间不眠或坐立不安 | ·咬人 |
| ·拒绝接受照顾服务 | ·妄想、幻觉 | ·紧抓他人 |
| ·个人卫生差 | ·疑心重 | ·抛掷东西或毁坏物品 |
| ·呆滞或退缩 | ·焦躁不安 | ·用物件伤人 |
| ·不知饥饱 | ·精神错乱 | ·在被护理过程中有可能伤及他人 |
| ·随地小便 | ·不恰当性行为 | |

### 6. 老年痴呆症评估

老年痴呆症患者,病情会随着时间而恶化,因此照护者需要认识病程的不同阶段,给予及时的护理。对老年人问题进行全面的评估,主要集中在思维能力、心理状态、精神状态、自我照顾能力、个人需要及人际关系等方面。

(1)认知能力评估

评估范围包括时间、地点的导向,短期记忆,专注力及计算能力、语言能力等。

(2)思维能力评估

评估老年人有否思维混乱、昼夜颠倒,分析事情及处理事情是否有困难等。

(3)心理及情绪评估

评估老年人有否情绪问题,有无抑郁、焦虑、担忧及亲友关系是否健全等。

(4)行为评估

①了解老年人的行为及心理症状,收集其相关的细节资料。

②了解老年人出现异常行为的时间、次数、地点以及是在何情况环境下产生的。

(5)体能评估

评估老年人的肢体活动能力、平衡力、灵活性,有无跌倒,是否能够参加各类文娱活动。

(6)社交评估

评估老年人的过往史、喜好及以往的人际关系、社交模式。

(7)自我照顾及使用工具能力评估

①评估老年人的基本生活自理能力:自我照顾能力、个人卫生、进食、如厕。

②处理金钱、打电话、做家务及使用工具的能力。

对于老年痴呆症患者的整个评估,需要留意每一项问题。根据评估的结果,尽快为老年人撰写个人计划,提早介入、干预,减缓衰退的发展。

7. 照护目标

痴呆老人在日常生活上需要他人照顾的程度因人而异,若照顾不周会让老年人感到无助,但过多照顾也会让初期老年痴呆症患者觉得自己无用,自尊心易受损。因而,需要设法弥补痴呆老人的不足,而又要尽量维持老年人独立的自我照顾能力。

8. 照护须知

(1)安全保障

①保障老年痴呆症患者的人身安全,营造有安全感的生活环境。

②时刻注意老年人的饮食起居、行为言语,做出正确的判断,提前预防意外发生。

③居住环境中应设置无障碍通道,安装扶手,房间陈设简单、物体尽量固定,卫生间放置防滑垫,设有充足的照明。

④充分做好预防措施,可减少老年人意外伤害的发生。

(2)促进老年人的身心健康

给老年人安排有意义的活动及简单的工作,如布置餐桌、学做手工编织,可提升老年人的自我形象及满足感。

(3)增强意志力和定向力

①多让老年人外出活动,沿途要有合适标识,协助老年人识别不同方向及位置。

②带老年人外出,能增强老年人对时间和季节的导向及认知。

(4)制造不同环境下的刺激和挑战

①感官过敏或缺乏都会影响老年人的情绪,易产生行为上的混乱。

②为老年人提供均衡的感官刺激,可令老年人适度地用脑,延缓老年痴呆症的发展。

(5)扩大自主或自决范围

①在有安全防护的环境下,让老年人自己走动。自我控制走动时间的长短。

②训练老年人在安全环境下的判断能力。

③为老年人提供熟悉的家具,或按其意愿布置房间。

④鼓励老年人积极参与各项活动,让其在活动中增强自信和安全感。

(6)建立有益和亲切的关系

为老年人保留一些熟悉的照片、图画或小摆设,可帮助唤起老年人对往事的回忆,可令生活环境显得更加亲切及舒适。

## 二、老年抑郁症

### 1. 概念

老年抑郁症,是一种常见的老年人心理疾病,常表现为长期的情绪低落、思维迟缓以及言语动作减少。抑郁症严重影响患者的生活和工作,老年人抑郁的后果是极其严重的,易引发心肌梗塞、高血压、冠心病和癌症等疾病,甚至有可能危及生命。

抑郁又是自杀的最常见原因之一。

**2. 诱因**

(1)引起抑郁症的因素包括:遗传因素、体质因素、精神因素,中枢神经介质的功能及代谢异常等。

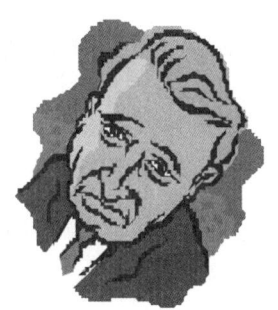

(2)退休后社会地位改变,收入减少,生活内容、意义、人际交往发生了根本变化。

(3)空巢现象,儿女远离使之产生孤独感。

(4)配偶离世,使老年人失去情感的依托。

(5)疾病缠身,如高血压、冠心病、糖尿病和癌症等。

(6)家庭发生重大事件后,老年人受到惊吓、焦虑。

**3. 临床表现**

要识别老年抑郁症并不困难,只要发现老年人具有持续2周以上的抑郁、悲观、焦虑情绪,且伴有下述症状,就要高度重视有否患老年抑郁症的可能。

(1)对日常生活失去兴趣:无愉快感,人际关系冷淡,不愿参与各项活动,放弃原来的爱好。

(2)性格变得自责、内疚、忧郁、悲观、孤僻、焦虑不安、沉默寡言,易发怒。

(3)出现严重失眠或睡眠过多。

(4)食欲不振或暴饮多食,体重减轻。

(5)终日愁眉苦脸,情绪低落,有空虚感,坐卧不安,精力明显减退,出现持续疲乏感,失去精神活力。

(6)思维判断力迟缓,反应迟钝,注意力不集中,思考能力下降,记忆力衰退,脑力和体力下降。

(7)绝望、厌世,产生自杀的念头。

### 4. 照护须知

(1) 求助心理医生给予心理疏导、心理支持,照护者多给予精神慰藉,解除其心理纠结。应找出老年人情绪低落的原因,协助老年人一起解决被困扰的问题。此过程需要家人的参与。

(2) 照护者在平日的护理中应多留意老年人的精神状况,有无异常行为,若老年人表现出异常的沉默及离群、抗拒与人交谈或参与活动,食量下降或不足,则表示老年人已有抑郁先兆,要特别关注。

(3) 照护者应注意抑郁老年人每餐的进食量。进食量很少者,应选择少食多餐,均衡饮食,在正餐之外加食水果或奶制品等保证营养,鼓励老年人多饮水,以防脱水或便秘。

(4) 尝试与老年人倾谈,鼓动其积极参加一些有益的活动,培养各种兴趣,树立积极、乐观的心态,正确对待"老化"及慢性病。勿让抑郁老年人长时间一人独处。在谈话过程中,须留意老年人是否有自杀的意图或倾向。聆听老年人的抱怨,尝试一起解决问题。随时提供援助。

(5) 照护者应定时向老年人家属和医生报告抑郁老年人的情况。

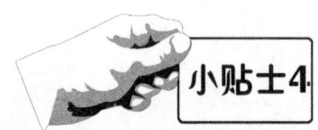

**老年痴呆症与抑郁症的区别**

都会出现健忘问题,最大的区别在于老年痴呆症患者是真的忘记了一切,而患抑郁症的老年人只是坚信自己已经忘记。

举例:

1. 早餐后,如问老年痴呆症患者早餐都吃了一些什么,他会说"还没吃",或根本就是答非所问。

早餐后,如问患抑郁症的老年人,他会说"不知道"或"我记不起来了"。如果医生强调并鼓励老年人回答所提出的问题,那么抑郁老人一定是记得的,能够回答,最终可以说出正确答案;痴呆老人的答案往往是不正确的。

2. 痴呆老人因为头脑逐渐失去思考判断功能,所以走在街上会完全没有方向感,甚至会迷路或走失,但这种事情并不会发生在抑郁老人身上。

### 三、帕金森氏综合征

1. 概念

帕金森氏病又称震颤麻痹,是中老年人最常见的中枢神经系统变性疾病。震颤是指头及四肢颤动、震摇,麻痹是指肢体某一部分或全部肢体不能自主运动。表现为动作缓慢,手脚或身体的某些部位震颤,身体失去柔软性、肌肉僵硬,生活无法自理,严重影响生活质量。

2. 临床表现

大部分帕金森氏病人在60岁后发病,偶有20多岁发病者。起病多较隐袭,呈缓慢发展,逐渐加重。

典型运动症状包括4个方面:运动缓慢;肌肉僵硬;姿势平衡障碍;震颤。如果出现2个方面的症状,就要考虑是否患有帕金森氏病。

(1)运动缓慢——头部前倾,躯干向前俯屈,上肢肘关节屈曲、下肢髋及膝关节略为屈曲,走路步距小,初行时较缓慢,继续行走就会越走越快,呈慌张步态,两上肢不做前后摆动。面容呆板,形若假面具。

(2)肌肉僵硬——伸肌、屈肌张力均增高,被动运动时有齿轮样或铅管样阻力感,分别称为齿轮样强直或铅管样强直。由于躯干两侧肌张力不平衡,患者可能出现躯干侧弯。

(3)姿势平衡障碍——由于平衡障碍,在行走时,易于向前倾跌。伴有躯干强直和姿势平衡障碍的患者常在试图坐下时,倒在椅子上。

(4)震颤——震颤早期常在静止时出现,在放松、安静的情况下肢体出现震颤,而在活动时震颤减轻或消失。震颤具有如下特点:节律性、幅度较大的震颤,首先从一侧手部开始,逐渐扩展到其他肢体。多见于头部和四肢,以手部最明显,手指表现为较大的节律性震颤(呈搓丸样运动)。震颤在随意运动和睡眠中消失。情绪激动时加重,情绪稳定时减轻。晚期震颤可呈持续性。

### 3. 并发症

帕金森氏综合征发展到中、晚期,常常并发高血压病、动脉粥样硬化、冠心病、糖尿病、慢性支气管炎、慢性胃肠炎、溃疡病、视听障碍、骨质增生、呼吸道感染、褥疮、败血症、心肾衰竭、肢体关节挛缩及畸形、全身衰竭等一系列症状。

### 4. 照护须知

(1)患帕金森氏综合征的老年人由于肌肉僵硬、运动障碍,日常生活中会出现诸多不便,需要家人及照护者给予更多的关怀和照顾。

(2)坚持锻炼。多散步;多做康复训练如拉划船器、玩球,运动自己的双手或双臂;踩脚踏运动器;多做伸背活动,以拉直弯曲的脊柱及放松双肩。

(3)步态锻炼时要求老年人双眼直视前方,身体挺直,起步时足尖要尽量抬高,先足跟着地再足尖着地,跨步要尽量慢,步子的跨度逐步加大。

(4)选择容易穿脱的尼龙粘贴扣衣服及开襟衫,最好不穿套头衫。穿无需系鞋带及防滑的鞋子。

(5)淋浴时放有防滑垫,并放置一把矮椅,让老年人坐着淋浴,以防跌倒。

(6)进食速度宜慢,饮水时可用有塑料吸管的水杯,或选用宽把手柄、重量较轻的水杯。

(7)手部的锻炼:病人的手往往呈一种奇特屈曲的姿势,掌指关节屈曲,导致手掌展开及握拳困难,应用手指垫反复做握拳和伸指练习的动作。

① 伸直掌指关节,展平手掌,用一只手抓住另一只手的手指向手背方向扳压,防止掌指关节畸形。

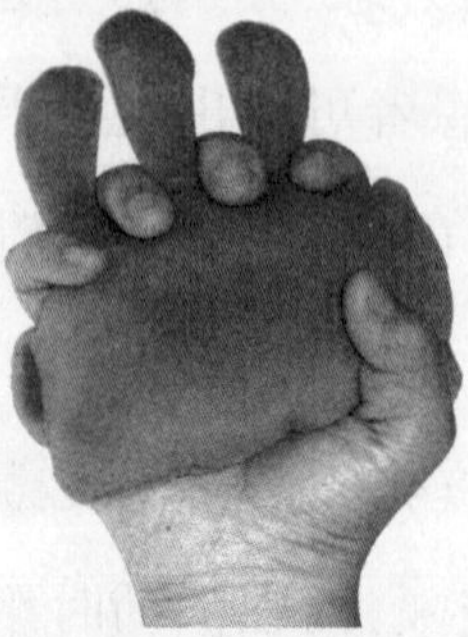

图 14-10 使用手指垫锻炼

②将手心放在桌面上,尽量使手指接触桌面,反复练习手指分开和合并的动作。

(8)患帕金森病的老年人会出现特殊面容——"面具脸",面部肌肉僵硬、表情呆板,需要加强面部表情肌的锻炼。

①皱眉动作:尽量皱眉,然后用力展眉,反复数次。

②眨眼动作:用力睁闭眼。

③鼓腮锻炼:首先用力将腮鼓起,随之尽量将两腮吸入。

④露齿动作:尽量将牙齿露出。

⑤吹哨动作:吹口哨。

(9)护理重点

老年人行动困难,特别是在起步时容易跌倒,照护者应特别留意,避免发生意外。

# 第六节　感官功能问题及护理

一、视力障碍

1. 临床表现

(1)眼外观以下眼睑肿胀为特征,眼睑松弛、下垂,角膜老化,在周边可出现灰白色混浊环。

(2)眼睛的结构变化:角膜和玻璃体透明度下降,瞳孔缩小,晶状体柔韧性差,睫状肌调节功能减退甚至丧失。血管的硬化变性影响眼部供血,出现老年性视网膜病变。

(3)出现老花眼:随着年龄的增长,晶体逐渐失去弹性,调节功能减退,以至于近距离工作或阅读时发生困难。

(4)眼睛的功能性变化:

①看清小物体的能力下降。

②迅速调节远近视力能力下降。

③分辨远近物体相对距离能力下降。

④对较短波长的颜色不敏感,难以识别蓝、绿、紫色。

⑤对强光特别敏感。

⑥视野缩小。

2. 照护须知

(1)评估老人对视力障碍的心理情绪反应,如担心、恐惧、焦虑等状态,并适时进行心理护理。

(2)定期检测视力,以确定视力下降的程度,确定视力减退对阅读、看电视、社会活动和日常生活的影响。

(3)青光眼每年检查2~4次,指导老年人正确佩戴适宜的眼镜,矫正视力。

(4)避免用眼过度,尽可能将精细活动及用眼活动安排在白天,尽量在白天参加各类活动。

(5)告知老年人及家属有下列情况时应及时就医:视物不清或视野收窄,眼球胀痛伴头痛,有模糊的盲点,中心视力差,视物扭曲等。

(6)避免阳光直射眼睛,必要时配戴太阳眼镜,保护眼睛。

(7)眼部手术后,老年人居住室内布置应简单、固定和实用。

(8)眼部手术后的老年人应采用健侧卧位,避免压迫患侧,不可在闭眼状态下按摩和施压,以免伤害正在愈合的组织。用温开水和消毒棉签清洗眼睛。

(9)术后戴眼罩,避免可能引起眼压升高的因素,如咳嗽、提重物、便秘、用力屏气、下蹲、长时间低头等。

3. 健康教育

(1)指导老年人遵医嘱正确使用眼药水,照护者帮助老年人注意眼药水是否过期、混浊、变色等。滴眼药水时药管不可触及角膜和巩膜。

(2)青光眼禁用阿托品、654-2类药物,慎用安定等。

## 二、听力障碍

### 1. 耳鸣

耳鸣是指人们在没有任何外界刺激情况下所产生的异常声音感觉,常感到耳朵里有一些特殊的声音,如嗡嗡声、铃声、嘶嘶声、轰鸣声、哨声等,但周围却找不到相应的声源,这种情况为耳鸣。

(1) 耳鸣的分类

老年性耳鸣、神经性耳鸣、突发性耳鸣、紧张性耳鸣、肾虚性耳鸣、耳部疾患耳鸣、全身性疾病所致耳鸣、药物毒性耳鸣等。

(2) 耳鸣响度分级

表 14-3　耳鸣响度分级

| 分级 | 响度 |
| --- | --- |
| 1级 | 耳鸣响度轻微,若有若无 |
| 2级 | 耳鸣响度轻微,但肯定听得到 |
| 3级 | 中等响度 |
| 4级 | 耳鸣较响 |
| 5级 | 耳鸣很响,有吵闹感 |
| 6级 | 耳鸣极响,犹如飞机起飞时的噪声 |

(3) 耳鸣程度分级

表 14-4　耳鸣程度分级

| 分级 | 耳鸣表现 |
| --- | --- |
| 轻度耳鸣 | 间歇发作,仅在夜间或安静的环境中出现轻微的耳鸣 |
| 中度耳鸣 | 持续耳鸣,在嘈杂的环境中仍感受到耳鸣 |
| 重度耳鸣 | 持续耳鸣,严重影响听力、情绪、工作和社交活动 |
| 极重度耳鸣 | 长期持续的耳鸣,患者难以忍受耳鸣带来的痛苦 |

### 2. 耳聋

听觉障碍,即不能听到外界声响的表现,轻者听而不真,重者不闻外声。

(1) 耳聋的原因及分类

造成耳聋的原因很多,遗传、产伤、感染、药物应用不当、免疫性疾病、生理机能退化、某些化学物质中毒等都能导致耳聋。

耳聋可分为老年性耳聋、神经性耳聋、突发性耳聋、噪音性耳聋、传导性耳聋、爆震性耳聋、外伤性耳聋、药物性耳聋等。

(2) 耳聋分级

按世界卫生组织(WHO)1980年耳聋分级标准,将平均语言频率纯音听阈分为5级。

表14-5 耳聋分级

| 分级 | 语言频率 |
| --- | --- |
| 轻度耳聋 | 近距离听话无困难,听力计检查纯音和语言听阈在26~40分贝 |
| 中度耳聋 | 近距离听话感到有困难,听阈41~55分贝 |
| 中、重度耳聋 | 近距离听大声说话有困难,听阈56~70分贝 |
| 重度耳聋 | 在耳边大声呼喊方能听到,听阈71~90分贝 |
| 全耳聋 | 听不到耳边大声呼喊的声音,纯音测听听阈超过91分贝 |

3. 照护须知

(1) 提供心理护理,帮助老年人正常认识衰老现象和疾病特征,消除精神紧张及心理障碍,尊重和关心老年人,使他们树立良好的生活信心。

(2) 评估老年人听力下降程度,双耳听力是否有差异。对老年人不理解的语言应耐心给予解释、重复。

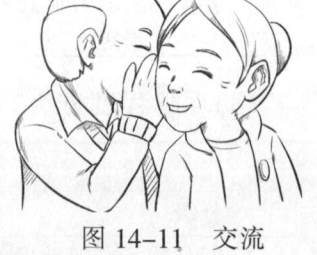

图14-11 交流

(3) 注意非语言交流方式的使用和信息传递。适度使用触摸传递信息,以表示对老年人的关爱和认可态度。

(4) 指导老年人配戴适合的助听器,以改善听力功能。

(5) 加强耳部卫生,防止外耳道进水,注意挖耳的深度,不可损伤鼓膜。

(6) 饮食行为指导,注意合理膳食,加强营养,老年人应控制盐、糖的摄入,有效预防高血压、糖尿病。

(7) 戒除不良嗜好,多食新鲜蔬果,维持足够的营养摄入,避免原发疾病的加重。戒烟、酒,少食辛辣刺激性食物,保持大便通畅。

(8)积极参加各项有益健康的体育活动。

**4. 健康教育**

(1)教会老年人用手掌按压耳朵和用食指按压环揉耳屏,每日3~4次,以增加耳膜活动,促使局部血液循环,防止听力下降。

(2)协助佩戴助听器,帮助老年人了解助听器的性能,协助听话训练。

(3)老年人助听器初次佩戴每天先戴1~2小时,几天后逐渐延长佩戴时间,而且可分上、下午戴,待完全适应后才可整天佩戴,否则易产生听觉疲劳,引起头痛。

(4)助听器应保持清洁、干燥,避免掉地上。

(5)不使用时应打开电池盖,长期不用应取出电池,放入干燥盒内进行保存。

(6)经常清洁外耳道,以防助听器的传声孔堵塞。

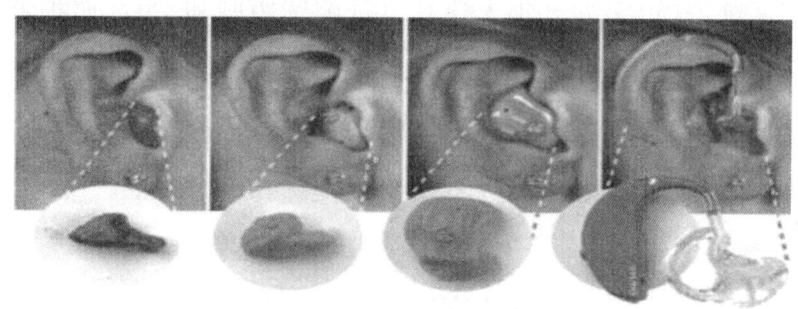

图14-12 不同类型助听器

### 三、语言障碍

**1. 临床表现**

(1)方言:部分老年人只会讲自己家乡的方言,不会讲普通话。

(2)老年人与照护者之间语言不协调,产生交流障碍。

(3)老年性耳聋,无法沟通。

(4)脑中风后遗症,失语。

**2. 照护须知**

(1)面对方言产生的障碍,照护者应细心聆听,根据老年人的表情手势做适当猜测,如仍无法领会,可找老年人的同乡做翻译。

(2)照护者与老年人沟通时勿用专业术语,或应根据情况尽量放慢语速,同时留意老年人所讲意思。

(3)对老年性耳聋者,照护者可靠近老年人耳边说话,语速要慢,或让老年人戴上助听器。

(4)对失语性老年人,照护者可每日耐心地辅导老年人进行语言训练。
训练内容:

①发音器官的训练:如伸舌、卷舌、舌尖接触牙齿、闭口、吹口哨、鼓腮、咳嗽等。

②构音练习:如发舌齿音,指导老年人把舌尖翘起接触上颌。

③单词练习:先易后难,循序渐进。

④物名发音练习:令老年人注视实物,模仿照护者说出该物名称,反复练习,直至正确为止。

⑤朗诵练习:识字的老年人让其自行朗读短剧和文章,照护者随时纠正发音和错误。

⑥会话练习:训练老年人在集体活动中进行语言交流的能力,培养其反应能力、记忆力、语言运用能力。

3. 注意事项

(1)照护者训练老年人的语言能力时要有足够的耐心,避免因老年人说不清而急躁埋怨,使老年人产生自卑感。

(2)在训练老年人语言能力时,照护者要多鼓励老年人,并加以肯定,以增强老年人的自信心,逐步恢复语言功能。

(3)照护者和老年人沟通时,要用通俗易懂的语言加适当的肢体语言,使老年人明白照护者的意思。

(4)对于语言障碍者,照护者需与其面对面交流,不能用电话对讲。

# 第七节　长期卧床三大并发症的护理

高龄老年人由于各种疾病或残障的影响,久病卧床不起,导致日常生活能力减退,部分或完全需要他人照护。一旦久病卧床,会发生许多并发症,故预防是十分重要的。

长期卧床的主要并发症有:压疮、坠积性肺炎、泌尿系统感染、便秘、肌肉萎缩、关节功能活动障碍。

## 一、压疮

### 1. 概念

压疮是由于局部组织长期受压及严重的营养不良使血液循环受阻、细胞缺乏氧气及营养所致,最终令皮肤细胞坏死,出现损伤及溃烂。

### 2. 压疮形成的因素

表14-6　压疮因素

| 内 在 因 素 | 外 在 因 素 |
| --- | --- |
| ·局部组织长期受压 | |
| ·组织衰老与退化 | ·压力——垂直作用在单位面积上的力 |
| ·感觉功能障碍 | ·摩擦力——是两个表面接触的物体相互运动时互相施加的一种物理力 |
| ·血液循环不良 | |
| ·营养不良或脱水 | ·剪切力——指血流与血管内皮间的摩擦力 |
| ·活动能力减退 | |
| ·身体过于肥胖或过瘦 | ·潮湿的环境 |
| ·神经系统或免疫系统疾病 | |
| ·局部刺激 | |

### 3. 压疮的多发部位

压疮易发生于身体受压处和缺乏脂肪组织保护、无肌肉包裹或肌肉层较薄的骨骼隆突处。

身体受压图解

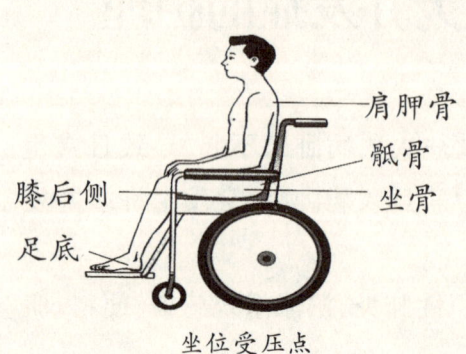

坐位受压点

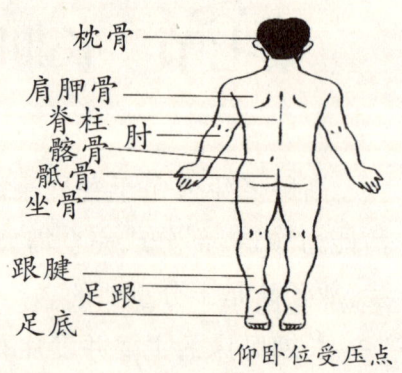

仰卧位受压点

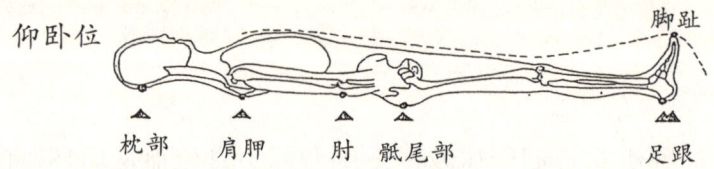

仰卧位：枕部　肩胛　肘　骶尾部　足跟

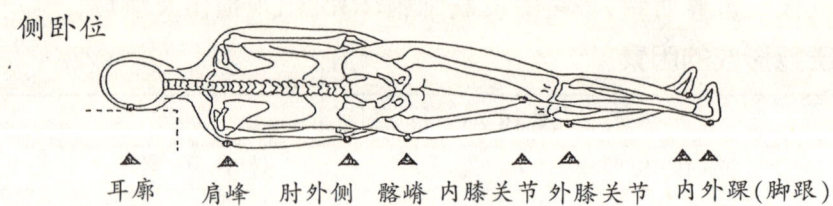

侧卧位：耳廓　肩峰　肘外侧　髂嵴　内膝关节　外膝关节　内外踝（脚跟）

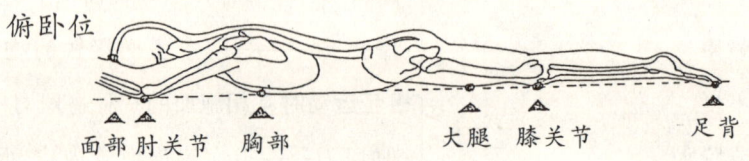

俯卧位：面部　肘关节　胸部　大腿　膝关节　足背

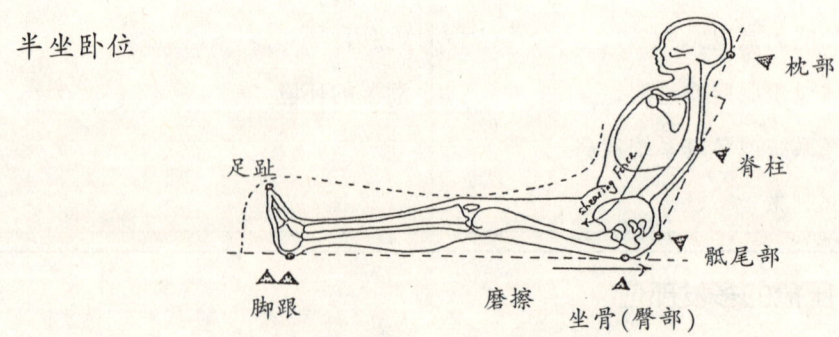

半坐卧位：脚跟　磨擦　坐骨（臀部）　骶尾部　脊柱　枕部　足趾

图 14-13　各种坐、卧姿受压点

表 14-7　身体卧姿的易受压点

| 仰卧位 | 侧卧位 | 俯卧位 | 半坐位 |
| --- | --- | --- | --- |
| 枕骨 | 耳廓 | 额头 | 骶尾部 |
| 肩胛部 | 肩峰 | 面颊 | 臀部 |
| 肘部 | 肘外部 | 下巴 | 足跟 |
| 骶尾部 | 髋部 | 肩部 | |
| 足跟部 | 髂嵴部 | 胸部 | |
| | 膝关节(内外侧) | 髋部 | |
| | 脚踝(内外侧) | 膝关节 | |
| | | 脚趾 | |

**4. 分期**

(1)淤血红润期(Ⅰ期):局部皮肤红、肿、热、痛或麻木,转移受压点30分钟后仍不消失,但皮肤完整性未受破坏。

(2)炎性浸润期(Ⅱ期):红肿部位继续受压,血液循环仍得不到改善,静脉回流受阻,局部静脉瘀血。受压部位呈紫色、皮下可触及结节、受压部位水肿、皮肤表面出现水疱、有渗液流出,局部有痛感。

(3)浅度溃疡期(Ⅲ期):表皮水疱逐渐扩大、破溃,真皮层疮面有黄色渗出液,感染后表面有脓液覆盖,致使浅层组织坏死,形成溃疡,病人感觉疼痛加重。

(4)坏死溃疡期(Ⅳ期):为压疮严重期。坏死组织侵入真皮下层和肌肉层,感染可向周边及深部扩展,可深达骨膜。坏死组织发黑,脓性分泌物增多,有臭味,严重者细菌入血易引起败血症,造成全身感染。

**5. 照护须知**

(1)对于长期卧床的老年人需要进行充分的评估,减少压疮的发生率。对高危人群做到重点交班、重点观察、重点护理,减少剪切力和受压的种种危险因素。在院舍,对于外来时带入的压疮者,尽到告知义务,及时评估,并制定积极的护理措施。

(2)运用防压、减压辅助器具,对于不便翻身者,适当地选择气垫床。对于长期坐轮椅的老年人,最易受压的部位是坐骨结节,每20~30分钟移动一次受压部位,让老年人在椅内做前倾、后仰、侧斜等动作,达到护理目的,利用压点移动的原理使老年人身体各处受力均匀。

(3)在易受压的部位给予支托,可选用软枕、抱枕、厚棉垫等垫于受压点及空隙处以加大支撑面积,使受力均匀,避免局部受压时间过长,导致压疮的形成。为减少压迫,最好能够做到身不离垫,天天检查,及早发现。

(4)提高照护者对压疮危险因素的正确评估,一旦发生压疮,应采取积极的护理措施,尽量减轻老年人的痛苦。让老年人尽可能地自己活动,变换不同的体位,以减轻局部组织受压,做到定时翻身,每2小时翻身一次,必要时30~60分钟翻身一次,翻身时避免推、拉、拖、拽等动作,保护老年人免遭外界的机械性损伤,翻身后填写翻身记录表。

(5)保持老年人皮肤的清洁,尽量避免皮肤接触大小便、伤口渗液和汗液。定期清洗,进行清洁时,水勿过热,勿用力搓擦皮肤,尽量使用含碱量低的沐浴露,避免因皮肤干燥而引起瘙痒,沐浴后适当地涂抹润肤霜。

(6)保持床铺清洁、干燥、平整、无褶皱、无渣屑。床铺上的渣屑要及时清理,对于大小便失禁或出汗多的老年人,应及时更换床单、衣物,并用温水擦洗皮肤,加强皮肤清洁护理。对于大小便失禁者,可选择使用透气性能好的中单。

(7)可进行局部、背部或全身按摩,以促进血液循环,力量由轻到重,每次3~5分钟。如皮肤持续发红,则表明软组织已受损,按摩必将会加重损伤,需停止按摩。

(8)加强营养,做到饮食均衡,少食多餐,保证蛋白质、糖、脂肪、维生素及微量元素的合理供给。鼓励老年人多进食鲜牛奶、瘦肉、鱼、粥、蔬菜等,多吃易吸收、消化的食物,适当补充蛋白质粉。对有咀嚼吞咽障碍的老年人,可给予鼻饲或适当给予静脉营养支持。

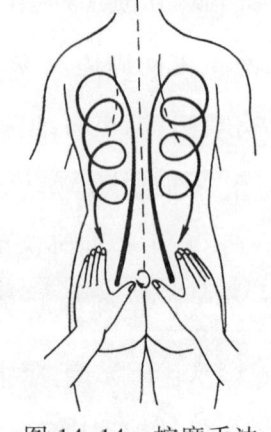

图14-14 按摩手法

(9)在加强皮肤护理的同时,应积极治疗原发病。压疮的发生常常是在许多原发病的基础上并发的,如糖尿病,血糖控制不好也是影响压疮愈合的不利因素。

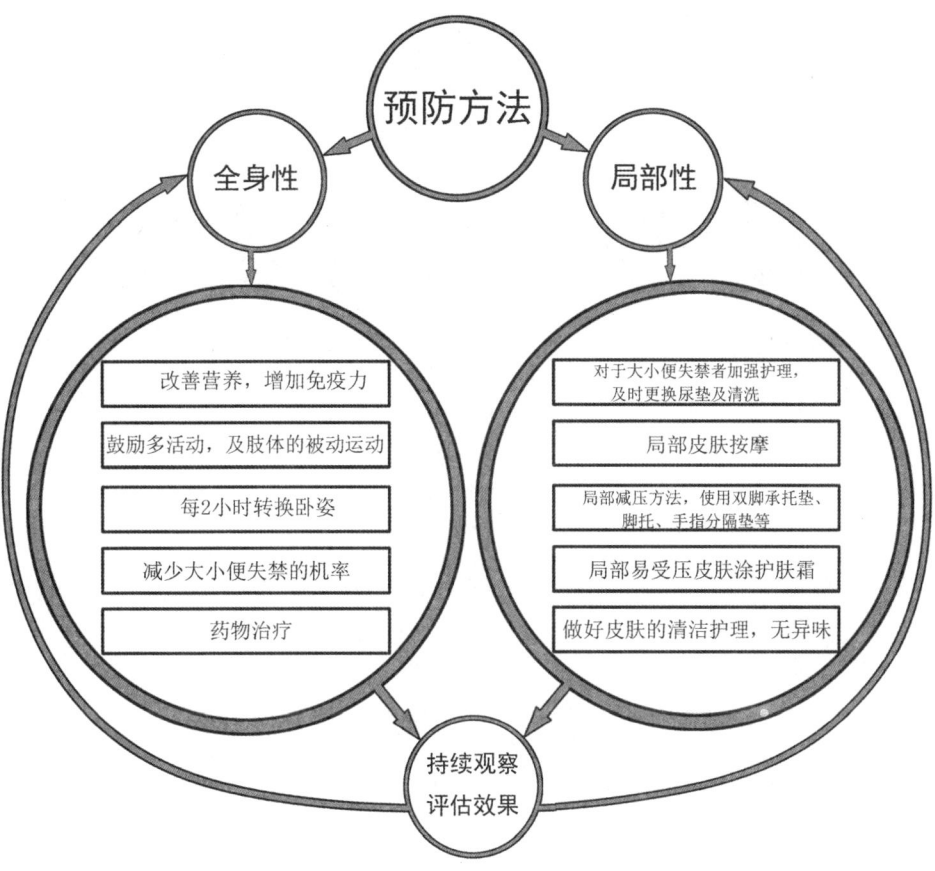

图 14-15 压疮护理流程

6. 压疮的预防方法

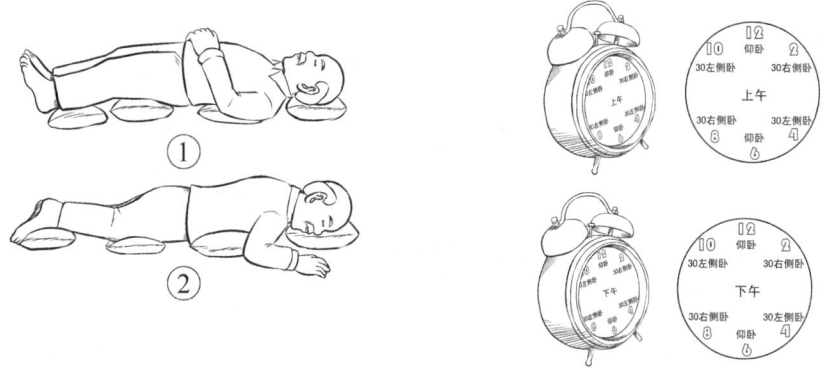

图 14-16 压疮预防方法示意图

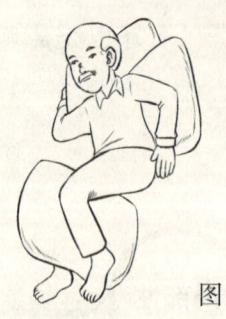

侧身成 30°，严禁作 90°。

半卧时床头不应超过 30°，尤其尾骶部有压疮。

图 14-17　压疮侧身示意图

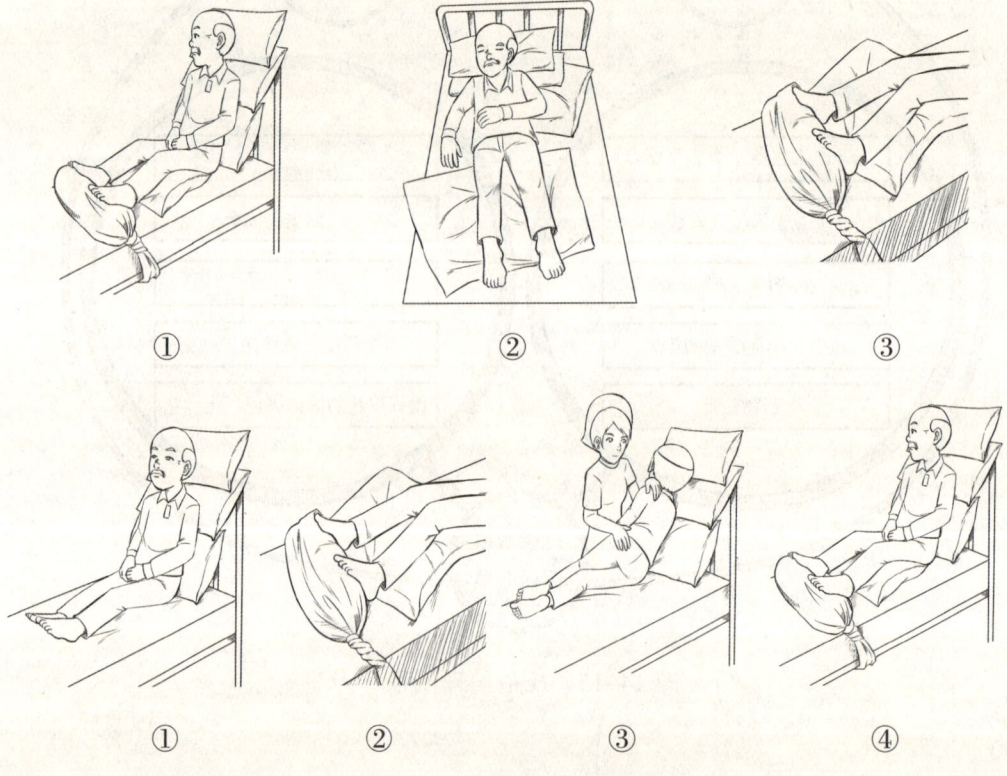

图 14-18　压疮不同姿势

## 7. 注意事项

(1) 做到床头交接班，注意查看压疮老年人的皮肤，确保责任分明。

(2) 消除引发压疮的原因，对老年人做日常护理时，做到"七勤"：勤翻身、勤擦洗、勤按摩、勤整理、勤更换、勤交代、勤记录。

(3) 避免老年人直接卧于橡胶单或塑料布上，以防刺激皮肤或加重压疮。

(4) 经常清洁老年人床铺，保持床铺及身体的清洁、干燥。

(5)不可给老年人使用破损的便盆,以免擦伤老年人的皮肤。

(6)翻身时注意观察老年人的皮肤情况,做好各项记录,发现问题及时报告医生。

## 二、坠积性肺炎

### 1. 病因

多见于严重消耗性疾病,尤其是临终前由于心功能减弱、长期卧床、营养不良,使肺底部长期处于充血、瘀血、水肿状态而致。

### 2. 临床表现

(1)坠积性肺炎属于细菌感染性疾病,多为混合感染,以革兰染色阴性菌为主。

(2)起病隐匿,临床表现多不典型,没有其他肺炎所特有的发烧或体温升高,临床症状易被原发病掩盖,易导致漏诊及诊断延误。

(3)老年人精神委靡,全身乏力,食欲减退,胸闷、气促,时有咳嗽、咳痰,以因痰液黏稠而不易咳出或由于老年人衰弱而无力咳出或呛咳为主要特点。

若长期卧床出现上述症状时,应高度怀疑其患有坠积性肺炎,并及时拍 X 光胸片及做有关检查,明确诊断。

### 3. 照护须知

(1)做好心理护理,多鼓励、多关心老年人,使其树立信心,促使其早日康复。

(2)对于存在语言沟通障碍的老人,采用非语言交流。通过眼神、表情、动作或空间距离来进行。

(3)治疗原则主要是以治疗原发病为主,按医嘱进行积极的抗炎、止咳、祛痰及对症治疗等。

(4)痰液黏稠不易咳出,可采用超声雾化,用生理盐水加入适量抗生素湿化气道,稀释痰液,促使痰液排出。

(5)鼓励老年人尽量自行将痰液咳出,无法自行咳出者,也可选择体位排痰。将老年人床头摇高 30°~50°,床头垫软枕,体位取半卧位或卧位,交替转换,有利于呼吸道分泌物的引流。拍背促使痰液的排出,每 2~3 小时翻身 1 次,每日拍背 3~4 次,每次 3~5 分钟,保持正常的肺功能,避免血流停滞于肺底部。翻身、拍背时注意保暖,室温保持在 22℃~26℃。

(6)翻身时避免推、拉、拽、扯造成皮肤擦伤,必要时在骨隆突处或身体的受压点处垫气圈或软垫。

(7)每天房间内开窗自然通风 2~3 次,每次 20~30 分钟,保持室内空气清新。为尿失禁、长期卧床的老年人及时更换尿垫、及时清洗,做好皮肤护理,保持身体清洁、干燥、无异味。

### 4. 注意事项

(1)有效控制感染,促进排痰,保持呼吸道畅通。

(2)注意观察老年人有无胸闷、气促或出现口唇发绀。

(3)应重视长期卧床老年人坠积性肺炎的预防。

(4)卧床老年人如有吞咽障碍,给予鼻饲时,应避免误吸或呛咳,以防导致或加重坠积性肺炎。

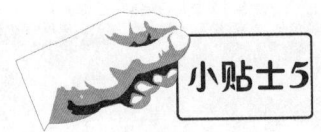

**小贴士5**

#### 拍背的方法

1. 让老年人取侧卧位或坐位;
2. 照护者左手扶住老人肩膀;右手掌屈曲成杯状,手腕微屈成 150°角;
3. 由外向内,由下向上,有节奏地轻轻拍打背部或胸前壁;
4. 不可用掌心或掌根;
5. 拍打时用腕力或肘关节力,力度应均匀一致,以能忍受为度;
6. 通过拍背,使支气管、细支气管内痰液因振动而产生咳嗽反射;
7. 鼓励老年人进行咳嗽及深呼吸,痰液由小气管到大气管咳出。

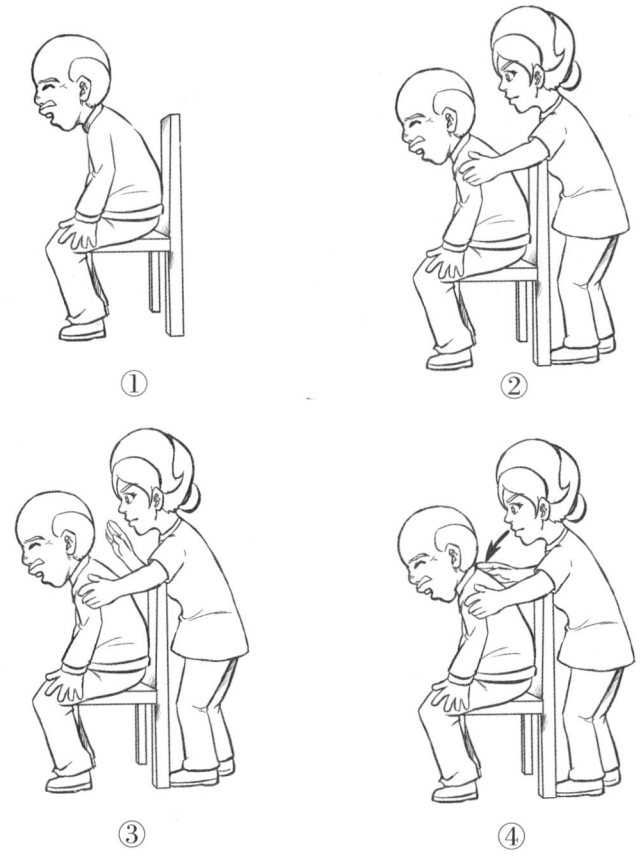

图 14-19　拍背的方法

### 三、泌尿系统感染

1. 病因

（1）尿路梗阻及尿流不畅时，细菌易于生存繁殖，易发感染。

（2）由于老化，肾脏及膀胱均处于相对缺血状态，骨盆肌肉松弛、习惯性便秘等可加剧局部黏膜的血循环不良，抵抗力下降。

（3）男性老人前列腺分泌减少，使其局部抵抗力减退；女性患尿路感染，多以糖尿病为首要因素。此外，肾的退行性变化，也是尿路黏膜防御功能下降的原因之一。

（4）老年人生理性渴感减退，饮水减少以及肾小管尿浓缩、稀释功能改变，又因长期卧床，因而易导致泌尿系统感染。

(5)根据感染部位不同,划分为上尿路感染和下尿路感染。

①上段尿路:肾、输尿管。

②下段尿路:膀胱、尿道。

2. 临床表现

(1)排尿异常:尿路感染常见的排尿异常是尿频、尿急、尿痛,也会有尿失禁和尿潴留。慢性肾盂肾炎引起的慢性肾功能衰竭的早期也会出现多尿,后期会出现少尿或无尿的情况。

(2)尿液异常:尿路感染可引起尿液异常,常见的有细菌尿、脓尿、血尿等。

(3)腰痛:腰痛是上尿路感染的临床常见症状之一。肾脏包膜、肾盂、输尿管受刺激或张力增大时,均可使腰部产生疼痛感觉。肾及肾周围炎症,如肾脓肿、肾周围炎、肾周围脓肿、急性肾盂肾炎等,常引起腰部持续剧烈胀痛。慢性肾盂肾炎引起的腰痛常为酸痛。下尿路感染一般不会引起腰痛。

3. 照护须知

(1)现代医学模式已从传统的生物医学模式向社会心理医学模式转变,心理治疗逐步为大家所重视。老年人尿路感染的原因较为复杂,其中情绪波动,如生气、悲伤、急躁等,都可诱发或加重尿路感染的概率。若能保持心情舒畅,消除紧张情绪,常能使病情减轻,复发减少,直至痊愈。

(2)加强健康宣教,指导老年人进行适当的体育锻炼,如快走、慢跑、练气功、打太极等,以增强体质,改善机体的防御机能,从而减少细菌侵入机体的机会。加强营养摄入,增强抗病能力,预防尿路感染的发生。

(3)注意个人卫生,保持阴部清洁,对长期卧床的老年人应做好生活护理。外阴部潮湿、分泌物较多,细菌易生长繁殖。男性包皮过长容易引起尿路感染,坚持每晚清洗外阴部,可用1:1000的高锰酸钾溶液(水的颜色以淡粉色为宜),也可用温水。勤换内衣裤,保持皮肤、黏膜清洁。洗澡时宜选择淋浴。

(4)老年人身体多虚弱,抗病能力低下,常成为尿路感染反复发作、迁延不愈的病理基础。在给予药物治疗的同时,加强饮食调养,饮食宜清淡,应多吃新鲜瓜果、蔬菜等。在缓解期,宜多吃滋补益肾的食物,如瘦肉、鱼虾、木耳等,以增强体质,提高机体免疫力。在发作期,以清淡易消化而富含营养的食物为主。

(5)若患有糖尿病、高血压病、肾病等,应积极治疗原发病。糖尿病的老年人要定期做尿常规,如果尿中白细胞超标,应警惕尿路感染的发生。生活要有规律,保证充足的睡眠。

(6)鼓励老年人多饮水,增加尿量。每天喝水1200~2000毫升,以加强尿流的冲洗作用,并可减轻疼痛。

(7)多饮淡茶水或白开水,可选择食疗,进食绿豆汤、冬瓜汤、梨及各类水果。少食用菠菜,因菠菜中含有较多的草酸,草酸与钙结合可生成难溶的草酸钙,慢性尿路感染患者容易因此形成结石。

(8)戒烟限酒,少食辛辣刺激之物,如辣椒、蒜、香料等。

(9)毛巾及内裤最好用沸水蒸煮消毒,再晾干备用。

(10)留置尿管老年人应严格执行无菌操作,认真做好护理,做好膀胱冲洗和集尿袋更换工作,定时放尿,引流袋位置不能高于膀胱位置,保持会阴部及周围皮肤清洁,防止细菌逆行感染。

尿液滞留膀胱愈久,细菌的数量愈多,大肠杆菌的菌数每20分钟增加一倍。细菌愈多,愈不舒服。解决尿道疼痛的最佳方法是多喝水或流质食品,稀释尿液排出病菌。如果尿液清澈,表示水摄入量足够。如果尿液颜色深,表示水摄入量不足。

### 个案分享

胡大妈,69岁,每天下午打麻将,每次均是几小时。近日排小便时有烧灼感,并有尿频、尿急等不适症状。

讨论:1. 大妈患了什么病?应该怎样治疗?怎样护理?怎样做好个人卫生?

2. 你认为胡大妈长时间坐着打麻将是否合适?如何改善?

陈伯,78岁,对近期发生的事容易遗忘,出门经常找不到自己的家,间歇出现大小便失禁的现象。

讨论:陈伯患什么疾病的可能性较大?应该如何护理?

**老年抑郁症自测表**

表14-8 自测表

| 序号 | 内容 | 是 | 否 |
|---|---|---|---|
| 1 | 你对自己的人生大致感觉满意吗? | ☐ | ☐ |
| 2 | 你对自己现在的生活基本满意吗? | ☐ | ☐ |
| 3 | 你认为现在活得有意义吗? | ☐ | ☐ |
| 4 | 你感到生活空虚吗? | ☐ | ☐ |
| 5 | 你多数的时间里精神都好吗? | ☐ | ☐ |
| 6 | 你大多数时间里都会感到快乐吗? | ☐ | ☐ |
| 7 | 你对活动的兴趣明显下降了吗? | ☐ | ☐ |
| 8 | 你感觉精力充沛吗? | ☐ | ☐ |
| 9 | 你常有无助感吗? | ☐ | ☐ |
| 10 | 你是否经常无法集中注意力? | ☐ | ☐ |
| 11 | 你是否常感到烦躁及坐卧不安? | ☐ | ☐ |
| 12 | 你是否对过去的事情很忧虑? | ☐ | ☐ |
| 13 | 你感到比大多数同龄人的记忆力要差吗? | ☐ | ☐ |
| 14 | 你认为大多数人境况比你好吗? | ☐ | ☐ |

续上表

| 序号 | 内　容 | 是 | 否 |
|---|---|---|---|
| 15 | 你常感到厌烦吗？ | ☐ | ☐ |
| 16 | 你担心将会遇到一些不好的事情吗？ | ☐ | ☐ |
| 17 | 你觉得现在活得毫无价值吗？ | ☐ | ☐ |
| 18 | 你对自己的处境感到绝望吗？ | ☐ | ☐ |
| 19 | 你是否不愿意参加社交与聚会？ | ☐ | ☐ |
| 20 | 你是否时常觉得想哭？ | ☐ | ☐ |

1. 老年痴呆症的表现有哪些？如何护理患老年痴呆症的老人？

2. 抑郁症的九种表现是什么？

3. 怎样护理患帕金森氏症的老年人？

4. 脑中风分为哪两种不同类型？中风观察流程是怎样的？

5. 糖尿病的典型症状"三多一少"是指什么？并发症有哪些？

6. 长期卧床的老年人三大并发症是什么？

# 第十五章 老年人意外事件处理

## 第一节 噎食的急救

### 一、噎食概念

呛噎是指进食时,食物误入气管或卡在食道第一狭窄处,压迫呼吸道的情形。表现为进食过程中,突然出现严重呛咳、呼吸困难甚至窒息,有的老年人会出现面色苍白或紫绀。

### 二、噎食诱因

1. 吞咽功能障碍。多发生于失能老年人,脑中风、鼻咽癌化疗等使口腔唾液腺分泌减少的老年人等。

2. 有的老年人因性子急,在食物干涩的情况下,囫囵吞咽,食物容易堵在咽喉部的会厌部位,发生呼吸困难,甚至窒息。

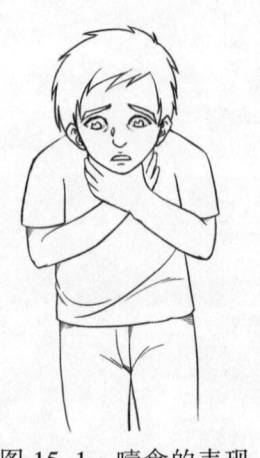

图 15-1 噎食的表现

### 三、避免噎食须知

1. 绝不可让老年人仰卧位进食,需卧床进食者,可令老年人取侧卧位或将床头摇高后给予进食。

2. 吃药前先饮少许温水,再吞服药物。

3. 佩戴假牙者,注意进食速度。不可囫囵吞咽,致使假牙脱落误入食道。

### 四、噎食急救

1. 老年人发生噎食时,应分秒必争,就地急救。迅速清除口腔内积存食物,取出假牙及喉部的阻塞物。

2. 对于自理老年人,如食物阻塞在咽喉部,鼓励尽量吐出食物。如不能配合者,可试用汤勺柄刺激老年人舌根部,以引起呕吐,促使食物吐出。

3. 若上述方法无效,对意识清醒者,可采用立位腹部冲击法将食物排出;意识不清醒者,可采用卧位腹部冲击法。如以上做法皆无效,尽快转送医疗机构,进行急救。

### 五、腹部冲击法操作流程

#### 1. 坐位/站立位腹部冲击法

步骤一:拍打背 5 次

(1)照护者用一只手用力拍打噎食者的背部。试着让老年人咳出异物。

(2)如阻塞物一旦松脱,照护者迅速用手掏出老年人口腔内的所有食物。

(3)拍打位置是两肩胛骨之间,连续拍打 5 次。

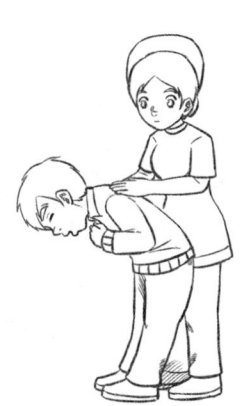

图 15-2  拍背方法

步骤二:进行 5 次腹部挤压

(1)如果拍打无效,可选择腹部挤压。

(2)照护者站在老年人背后,双手掌相叠交,掌心放在老年人胸骨下方或脐上2厘米处。

(3)以每3秒一次的频率向上、向后用力冲击挤压。连续按压5次。

步骤三:重复步骤一、二

(1)重复以上步骤3次。

(2)如果无效,即刻拨打"120"。

(3)在阻塞物未排出或医疗救援到达之前重复以上步骤。

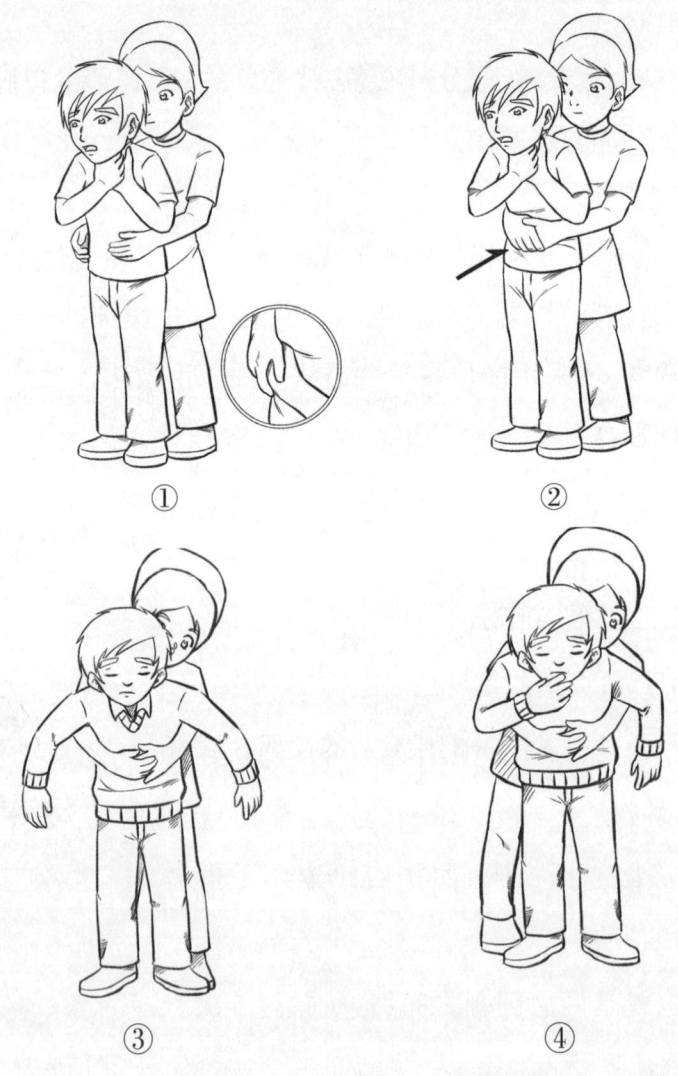

图15-3　噎食后腹部冲击法流程

2.卧位腹部挤压法

(1)噎食后先施背部拍击法,使阻塞物松脱。如未成功,可用腹部挤压法。即双手掌相叠交,掌心放在老年人胸骨下方或脐上2厘米处。

(2)老年人一旦窒息,迅速令老年人取仰卧位,头尽量后仰保持呼吸道畅通。

(3)照护者双手掌相叠交,两臂伸直,用力向胸部上方挤压。连续4~6次,利用膈肌向上的冲击力,将食物推出气管。

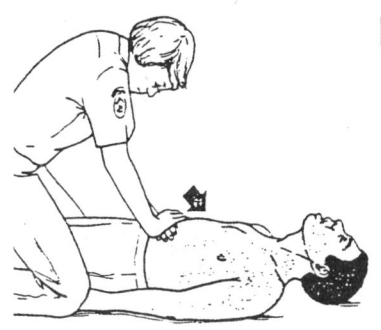

图 15-4　噎食卧位挤压法

(4)一旦心跳、呼吸停止,要迅速进行心肺复苏。

## 六、抢救要诀

一喊:通过喊老年人,察看有无应答,了解意识情况。

二掏:照护者迅速将老年人口腔阻塞物掏出,如配戴假牙,应迅速取出,保持呼吸道通畅。

三拍:照护者尽快嘱老年人低头弯腰,拍打其背部,促使阻塞物排出。

四挤:拍背如无效,尽快进行腹部挤压法。

五吸:必要时吸痰、吸氧。

六测:注意监测生命体征,判断意识程度、瞳孔、呼吸、脉搏、血压、体温等情况。

## 七、注意事项

1. 照护者给老年人喂饭时,态度要和蔼亲切,不要急躁,不可催促,仔细观察老年人进食的状况。尽量小口喂食,留出充足的咀嚼时间以便于吞咽。

2. 进食时应保持正确体位,以坐位或半坐位为宜,不能坐立的老年人取侧卧位。切不可仰卧位进食。

3. 对于失能老年人、患有精神症状的暴食者和抢食者,应由专人护理,控制其进食速度、进食量。

4. 老年人进食时要集中注意力,避免边吃饭边说话。

5. 进餐结束 30 分钟后方可做口腔护理,不宜在进餐饱食后即刻做口腔护理或口腔检查,以免刺激咽喉部,引起恶心、呕吐。

6. 餐后选择坐位或半卧,保持该体位 30 分钟左右。

## 八、预防及自救

1. 对老年人进行有关知识的宣教,加强心理护理。

2. 教育老年人进食时要细嚼慢咽,不能狼吞虎咽。若出现咀嚼或吞咽障碍,及时采取措施,防止噎食的发生。

3. 进食时注意体位的选择,掌握喂食的速度,降低并发症的发生,如吸入性肺炎等。

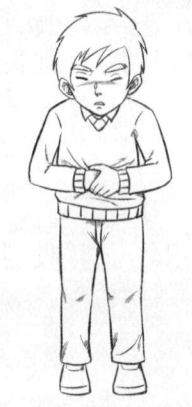 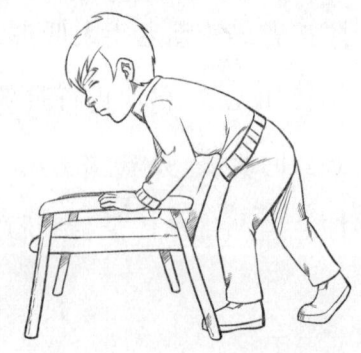

握拳向后上方压挤　　　　用椅背或桌缘快速压挤

图 15-5　噎食自救法

# 第二节　窒息的急救

## 一、窒息的概念

人体的呼吸过程由于某种原因受阻或出现异常,由此产生的全身各器官组织缺氧、二氧化碳潴留而引起的组织细胞代谢障碍、功能紊乱和形态结构损伤的病理状态称为窒息。

## 二、窒息病因

1. 气道及肺部痉挛

刺激性气体进入气道,如浓烟等。

2. 气道阻塞

(1)异物如呕吐物、松脱的牙齿、食物误入气管,水误入气管(溺水)。

(2)舌根后坠、喉部损伤、颈部组织肿胀,如烫伤、腐蚀。

3. 气道(颈部)受压

颈部受外力紧勒,如上吊或被塑料袋、绳索紧勒气管以致呼吸困难。

4. 胸部受压

山泥或沙石覆盖、人群挤压、车祸导致胸部损伤等。

5. 肺部受伤

(1)控制呼吸的神经受损。

(2)中毒、触电、颈部脊髓损伤。

6. 氧气障碍

(1)一氧化碳中毒或氰化物中毒。

(2)弥漫的浓烟使空气中含氧不足,如火灾。

## 三、临床表现

1. 呼吸变浅、快,有杂音(鼾声、气泡声),呼吸困难甚至停止。

2. 脉搏快而弱,甚至触摸不到。

3. 脸、唇、甲床发绀。

4. 神志混乱,反应迟钝,出现眩晕、口吐白沫、昏迷。

### 四、急救原则

1. 保持气道通畅：立即找出并解决窒息原因，如清除口腔阻塞物。

2. 维持呼吸：确保空气流通，有足够的氧气进入窒息者的肺内。如患者无自主呼吸，即刻进行人工呼吸，有条件者给予吸氧。

3. 维持血液循环：如颈或股动脉无搏动，立即实施胸外心脏按压。

4. 观察与记录：每10分钟观察老年人意识清醒程度，监测并记录呼吸、脉搏、血压、瞳孔、尿量等数据。

5. 立即求助"120"，转送医院进一步抢救治疗。

## 第三节　昏迷的急救

### 一、昏迷的概念

昏迷是意识完全丧失的一种严重情况。对语言无反应，对各种反射如吞咽反射、角膜反射、瞳孔对光反射等，都呈现出不同程度的丧失。

### 二、病因

1. 大脑病变引起的昏迷：脑出血、脑梗塞、脑外伤、脑肿瘤、脑炎、中毒性脑病等。

2. 全身疾患引起的昏迷：酒精中毒、糖尿病酸中毒、尿毒症、肝昏迷、一氧化碳中毒等。

### 三、观察处理

在日常生活中，身边的老年人如果突然出现意识障碍，应采取积极措施：先大声呼叫，如无反应，考虑是否脑中风，或有无跌倒致颅脑外伤而昏迷，立即求助"120"，转送医院进一步抢救治疗。

1. 鉴别老年人是否昏迷的方法

（1）用棉花芯轻触一下老年人的角膜，正常人或清醒的老年人都会出现眨眼动作，而昏迷者，特别是深昏迷的老年人会毫无反应。

(2)可将棉花芯放在老年人的鼻孔前,通过观察棉花芯来判断有无呼吸。

2. 护送转院途中的注意要点

(1)使老年人取平卧位,头转向一侧,以保持呼吸道通顺。

(2)密切观察病情变化,监测血压、呼吸、脉搏等生命体征。

(3)老年人有活动性假牙,应立即取出,以防误入气管。

(4)经常呼唤老年人,以了解意识情况。

(5)对躁动不安的老年人,要加强保护,防止意外损伤。

(6)注意给老年人保暖,防止受凉。

四、照护须知

1. 保持呼吸道通畅,令老年人取平卧位的同时,必须将其头部转向一侧,当老年人有痰或口中有分泌物和呕吐物时,要及时吸出,防止窒息及吸入性肺炎的发生。

2. 对昏迷者,每2~3小时翻身一次。每次翻身变换体位时,轻叩老年人背部等以预防褥疮的发生。

3. 及时处理排泄物,及时更换潮湿的床单、被褥和衣服。对需用尿裤或尿垫的老年人,定时更换尿裤或尿垫,更换时需注意观察外阴部的皮肤情况,加强护理,每日定时用热水擦拭清洁外阴部。插导尿管者,每次清理尿袋时要注意无菌操作,导尿管的位置要低于膀胱。

4. 对于躁动不安的老年人一定要加用床挡,必要时使用安全保护带,防止老年人坠床、摔伤。保持四肢功能位置,防止足下垂及肌肉萎缩,定时做被动活动和肌肉按摩。

5. 对眼睛不能闭合的老年人,可涂用抗生素眼膏,并在双眼上加盖湿纱布,以防结膜炎、角膜炎的发生。

6. 对于昏迷不醒的老年人,仔细观察末梢循环,如四肢末梢循环不好、肢体冰冷者要注意保暖。可选择热疗,如通过热水袋保暖,使用时一定要注意水温不可过高,一般低于50℃,并注意观察皮肤颜色,以免发生烫伤,并加强口腔护理,每日2~3次;定时擦身更衣、注意皮肤的清洁与卫生。

7. 长期卧床及昏迷的老年人容易便秘,每天可取新鲜水果榨汁给予鼻饲,每日早晚帮助老年人按摩腹部。超过3天未解大便者,应遵医嘱给予缓泻药,必要时可用开塞露帮助排便。

8. 应给予老年人高热量、易消化的流质食物,不能吞咽者给予鼻饲。根据评估适当给予鼻饲,每次鼻饲量在200毫升左右,每日4~6次。鼻饲食物可选择牛奶、米汤、菜汤、肉汤和果汁等。需要鼻饲者,做好所用餐具的清洗、消毒工作,防止交叉感染的发生。

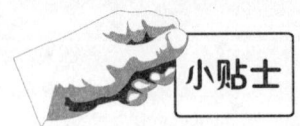

**昏迷老人照护须知**

在帮助老年人翻身时,切记:不可将尿袋抬至高于老年人卧位的膀胱水平,以免尿液返流造成泌尿系统感染。

做好"三短":头发、指甲、趾甲应保持短而清爽。

做好"六洁":口腔、头发、手足、会阴、肛门、皮肤应保持清洁。

# 第四节 跌倒、烫伤的急救

## 一、老年人跌倒

### 1. 跌倒的因素

(1)内在的原因

①年龄上的生理变化。由于年龄增加,导致行动迟缓,应变能力及肢体的活动协调性减退。

②大脑认知的损伤,不安全的身体状况。

③疾病的影响。如视力减退,白内障,视野缩小,感官知觉变迟钝,听力减弱。

④小脑、内耳平衡失调,功能渐退,触觉与感觉减弱,肌肉紧张性增加。

⑤骨质疏松,体位性低血压。

⑥脑血管意外、心脏病、帕金森氏症引致的步履不稳、平衡不良,老年痴呆症认知能力失调。

⑦过多地混合使用药物。

(2)外在的原因

①不安全的环境所引发的意外。如地面或地毯不平整,厕所和浴室地面湿滑,厨房地面油腻,地板花纹过多以致出现视觉差。

②不合体的衣物,如睡衣过长或裤子过长,鞋子不合适或穿拖鞋所致。

③老年人的床铺过低或过高,厕所的坐便器过低或过高。

④过频地更换家具摆放的位置,室内障碍物过多,浴室或楼梯缺少扶手。

⑤因天黑视物不清,室内光线暗淡或不适当的照明。

⑥环境的改变。老年人未能适应新环境的转变,如迁往新居、养老院、医院等。

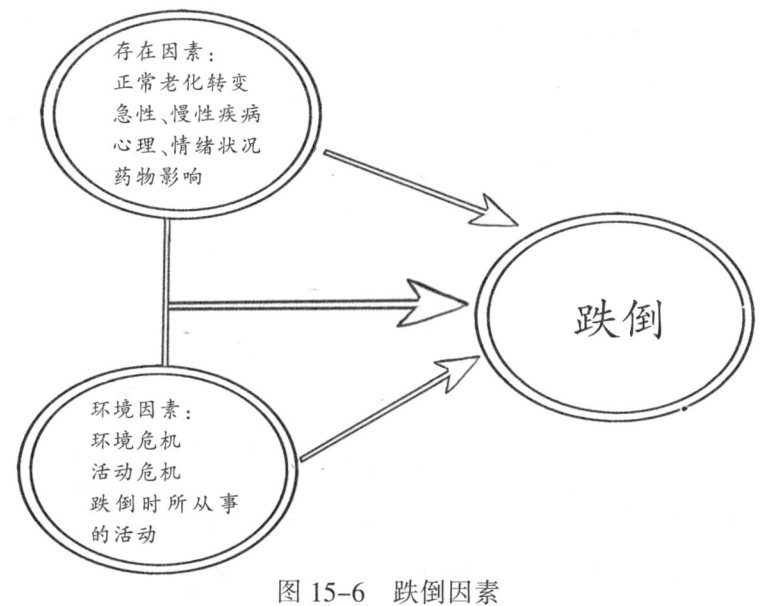

图15-6 跌倒因素

**2. 外伤的种类**

(1)挫伤:老年人跌倒时,受到钝器或厚重物品的撞击,造成皮下组织损伤,出现局部瘀血、肿胀、淤斑或形成血肿。

(2)擦伤:老年人跌倒时,被粗糙物品或地面的砂石水泥摩擦局部,造成机体组织表皮剥脱,表面创面有擦痕、出血点和渗出少许血液。

(3)扭伤:老年人跌倒时,外力作用在机体的某关节部位,使关节异常扭曲,超过正常的生理范围,造成关节组织的损伤,表现为关节肿胀和运动障碍。

### 3. 跌倒评估

(1)寻找跌倒的因素。

(2)了解既往病史。

(3)环境危险评估,纠正所有可以改变的致使跌倒的因素。

(4)身体检查,活动能力评估。

(5)预防并避免跌倒和受伤,要教会老年人怎样防止再次跌倒,如何康复等。

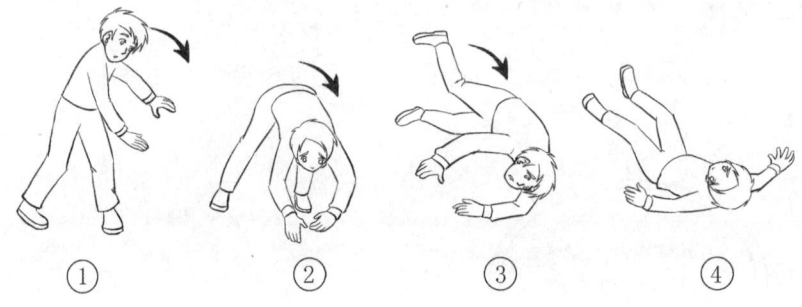

图 15-7　跌倒的不同姿势

### 4. 老年人跌倒的恶性循环

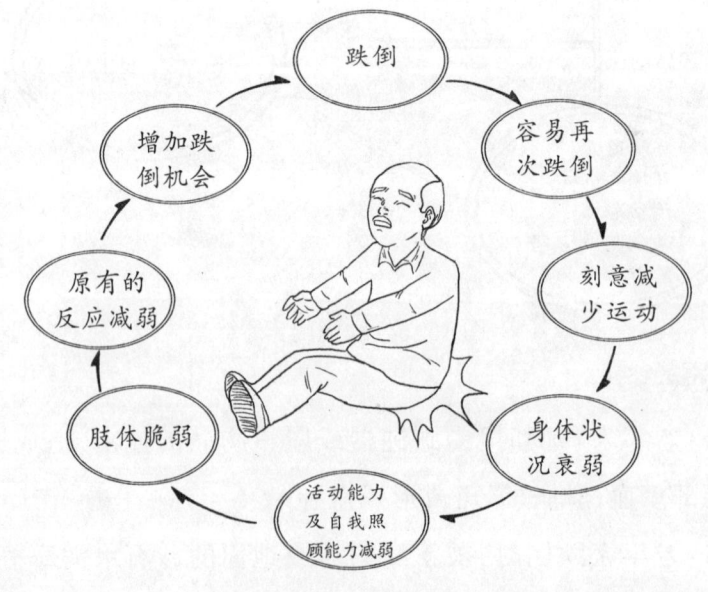

图 15-8　跌倒

## 5. 急救措施

(1) 不要急于移动

发现老年人摔倒,不要急于移动,使之就地处于自然安全体位。

(2) 迅速检查受伤部位

①观察皮肤有无出血、瘀血、肿胀等异常情况。

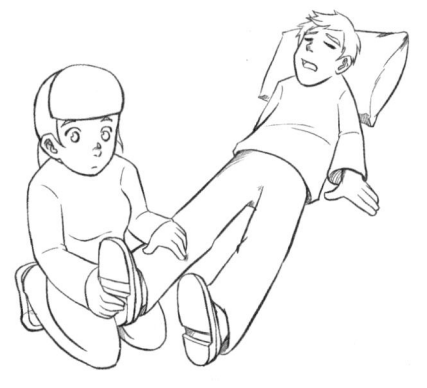

图 15-9　急救检查

②对于神志清醒者,询问跌倒的过程,最先落地的部位及疼痛部位。

③检查受伤部位有无肿胀、瘀血、压痛或畸形等情况,如老年人肢体活动有异常,有可能发生骨折,应及时报告医生。

④在检查肢体和软组织损伤的同时,注意是否有内脏的损伤,注意观察老年人有无头痛、恶心、呕吐、腹痛、胸痛等,如发现有异常,及时转院就诊。

(3) 局部的简单处理

①如发现伤口大量出血,迅速止血,可采用压迫止血法。

②擦伤或浅表的伤口用生理盐水冲洗表面污物,然后用75%的酒精或碘伏进行伤口皮肤的消毒处理,并包扎。较大的伤口经上述处理后,送医院进一步检查及处理。

③发现局部挫伤或扭伤时,早期给予冷敷,必要时送医院进一步诊治。

④出现骨折,及时给予固定,转送医院诊治。

## 6. 注意事项

(1) 发现老年人摔倒,先进行现场急救,在未明确伤情时,勿急于搀扶老年人起身或挪动,以免引起不良后果。

(2) 如摔倒的老年人已意识不清且有呕吐,应将其头部转向一侧,以防误吸呕吐物,引起窒息。

(3) 注意观察有无外耳道流血现象。

(4)如是局部挫伤或扭伤红肿,切忌立刻做热敷或局部按摩,在外伤初期的 24 小时内可冰敷,嘱其多休息,少活动。

(5)老年人由于骨质疏松,易发生手腕部的桡、尺骨骨折和大腿的股骨颈骨折。

(6)搬动时最好选择多人搬运法,同时扶住头部、腰背部、臀部、腿脚部搬动,注意动作要一致、缓慢、平稳。

### 7. 对老年人跌倒的记录

(1)老年人跌倒时的症状,如头晕、心慌、气喘、神志不清、抽搐、大小便失禁、呕吐等。

(2)在过去的一年里有无跌倒记录。

(3)跌倒的地点。

(4)跌倒时所从事的活动。

(5)跌倒的时间及躺卧在地的时间。

(6)跌倒的姿势,身体着地的部分。

(7)跌倒引致的损伤。

## 二、烫伤

### 1. 概念

随着年龄的增长,老年人的感觉能力逐渐减退,导致感觉不灵敏、反应迟钝、行动协调性差等,一不小心会被热液、热气、明火等烫伤或烧伤。

### 2. 危险因素

(1)随着年龄的增长,老年退行性改变,很多老年人会出现行动迟缓,手颤,端拿东西不稳的情况,热水瓶灌入开水时也易溅烫身体的其他部位。热水瓶的爆破或被打翻,洗澡时没有先进行水温调试,使用高压锅烧煮食物时气阀失灵等,都可能造成严重的烫伤。

(2)保暖物品使用不当,如使用热水袋、电热毯、暖手宝等物时,因温度过高,外表无包裹或包裹不严,直接接触到皮肤,造成局部烫伤。

### 3. 烫伤分度

一度烫伤:烫伤只损伤皮肤表层,局部轻度红肿、无水泡、疼痛感明显,并有火辣辣的刺痛感。

二度烫伤:烫伤是真皮损伤,局部红肿疼痛,有大小不等的水泡。

三度烫伤:烫伤的位置在皮下,脂肪、肌肉、骨骼都有损伤,并呈灰或红褐色,可致局部组织坏死。

### 4. 预防

(1)提醒老年人使用电热器具时注意温度,火源旁边切不可放易燃物品。

(2)用火后应即刻熄灭火源,严禁躺在床上吸烟。

(3)烹调时不要急于移动盛有热液的容器,预防热液倾溅,盛放热液时不要超过容器的 2/3,以防因双手颤抖而倾倒、泼洒。

(4)做饭打开锅盖时,先将锅盖慢慢顺着锅边推开一半,等大部分水汽释放后再全部掀开。

(5)沐浴时,应严格掌握水温,调试水温至适宜后再冲澡,包括泡脚、坐浴、清洗阴部及肛周等。

(6)根据老年人情况,评估其能否正确掌握使用新型的电热器具、炊具、燃气具等,并指导其安全使用。

(7)若需要使用热水袋、电热毯、暖手宝等,应注意温度要低于50℃,外表用布包裹。

(8)老年人若需使用理疗仪器,需先详细了解使用方法后方可操作。

### 5. 烫伤的急救处理

(1)烫伤处理的原则是首先除去热源,立即脱离险境,再脱去衣、袜,将创面用冷水冲淋或浸洗半小时,如被化学药品或强酸、强碱烧伤,应立即脱去衣服,用大量流动清水冲洗。对于小面积烫伤者可选用湿润烧伤膏涂抹创面。

(2)对烫伤的创面处理尤为重要,先剃除伤区及其附近的毛发,剪除过长的指甲。对创面周围的健康皮肤,用肥皂水及清水洗净,再用浓度为

0.1%的新洁尔灭液或浓度为75%的酒精溶液擦洗消毒。创面用生理盐水清洗,去除创面上的异物、污垢等。

(3)保护小水泡勿损破,大水泡可用注射空针抽出水泡液,或在低位剪破放出水泡液。水泡已破或污染较重者,应剪除泡皮,创面用纱布轻轻辗开,上面覆盖一层液状石蜡纱布或薄层凡士林油纱布,外加多层脱脂纱布及棉垫,用绷带均匀加压包扎,注意包扎松紧要适度。

(4)大面积严重烫伤者,暴露疗法可选择使用支被架。

(5)对于严重烫伤者,及时转送医院。在转送途中,可用干净布覆盖创面以减少感染机会,切不可在创面上涂紫药水或膏类药物,影响病情观察与处理。

(6)对于严重烫伤者,注意观察老年人的呼吸情况,保持其呼吸道畅通。在转送医院途中如出现休克或呼吸、心跳停止,应立即进行人工呼吸或胸外心脏按压。有合并外伤或骨折等情况应做相应处理,注意保持无活动性出血。

(7)烫伤者出现烦渴时,可服用少量的热茶水或淡盐水,绝不可以在短时间内饮服大量的开水,防止伤者出现脑水肿。

# 第五节　走失的预防

## 一、危险因素

1. 疾病因素:失智、大脑神经损伤、精神疾病等认知障碍。

2. 认知不足:对失智早期症状认识不足,特别是"空巢"老年人,缺乏与人的交流,家人也没有预防性安全措施。

3. 生活环境的改变:改变居住地,对周围环境不熟悉,外出离家较远、时间较长,以致迷路走失。

## 二、预防措施

1. 准确、动态评估老年人的认知能力。

2. 给老年人营造良好的生活环境,增强其心理上的安全感。

3. 对于初次来到新环境生活的老年人,让其尽快熟悉周边环境,外出时应有专人看护。

4. 对于中晚期失智者、严重精神症状者,如需外出,必须有专人陪伴。

5. 对于有可能走失的老年人,院方与家属要配合,劝服老年人不要随意外出。

6. 外出时做好出入登记,若没按时返院,尽早与家人联络。外出者可配戴安全信息卡,卡上注明联系电话及本人特殊病症,如发生意外急救时,可从卡上了解老年人的基本信息以争取时间。

7. 条件允许,可按社区建立老年人信息库,给老年人佩戴电子定位手表等。有条件的院舍对于曾经有走失记录的老年人应建立跟踪系统,从而能随时确定老年人的位置。

8. 加强老年人的功能锻炼,如智力康复训练、自理能力训练等。可为老年人提供报纸、杂志、电视,开展下棋、打麻将等院内活动,尽量减少老年人外出走失的概率。

---

**个案分享**

1. 刘伯,70岁,平时性情比较急躁。周末的时候,子女们来看望老人,带来炸鸡翅。当子女们离开后,刘伯开始自己食用。由于刘伯性子急,加之油炸食物比较干硬,老人囫囵吞咽后,鸡骨没有吐出,竟然卡在了咽后壁。当时老人呼叫说话等均发不出声音,面色渐渐变成紫色,这时被值班人员发现,迅速将刘伯口腔中的食物全部掏出并拍其背,后刘伯面色渐转为正常,呼吸趋于平稳。

讨论:(1)老年人发生噎食的原因有哪些？如何避免？

(2)应该吸取什么样的教训？

2. 李大妈,81岁。大妈的儿女送来汤圆并给予喂食。由于汤圆又热又滑,李大妈吞咽时,整个汤圆阻塞在咽后壁,出现窒息。虽即刻进行抢救,但有一定的难度,随即送往医院,但由于窒息时间过长,老人因抢救无效去世。

通过此事,应该吸取的教训有：

(1)对老年人要经常进行有关知识的宣教。

(2)对于家人送来的食物,一定要严加把关,并与老人的家人及监护人多沟通。

(3)老年人的食物一定要有选择性,过硬、过黏、过滑、过烫有骨渣、鱼刺的食物禁止食用。

3. 邓阿婆,79岁,步态不稳,需持拐杖,但每日坚持散步。邓阿婆常常穿拖鞋外出,照护者多次劝说仍无效。一次外出上台阶时不慎跌倒,左腿疼痛明显,不敢活动,即刻去医院拍片,结果股骨颈骨折。

讨论:(1)评估阿婆当时跌倒的危险因素有哪几方面？

(2)应如何指导老年人的日常生活起居？

思考题

1. 噎食后的腹部冲击法应如何操作？

2. 窒息后的急救原则是什么？

3. 如何鉴别老年人是否昏迷？

4. 老年人跌倒的原因有哪些？

5. 烫伤分为几度？如何处理？

6. 如何防止老年人走失？你有什么更好的护理方法？

# 第十六章 各种生命体征的检测

## 第一节　意识评判

### 一、意识障碍分类及临床表现

表 16-1　意识障碍评估

| 意识障碍分类 | 临 床 表 现 |
|---|---|
| 意识模糊 | ·往往突然发生，意识轻度不清晰，表现为迷茫，为时短暂<br>·醒后定向力、注意力、思维内容均无变化<br>·情感反应强烈，如哭泣、躁动等<br>·常见于车祸引起的脑震荡或强烈的精神创伤后 |
| 嗜睡状态 | ·意识较不清晰，整天睡<br>·唤醒后定向力仍完整，意识范围不缩小<br>·注意力不集中，如不继续对答，又重新陷入睡眠状态<br>·思维内容开始减少<br>·常见于颅内压增高或器质性脑病的早期 |

续上表

| 意识障碍分类 | 临床表现 |
|---|---|
| 朦胧状态 | ·意识不清晰,主要表现为意识范围的缩小<br>·可以感知较大范围的事物,但对其中的细节感知模糊<br>·定向力常有障碍,思维内容也有变化,可出现片断的错觉、幻觉<br>·情感变化多,可高亢,可深沉,也可缄默不语。此状态往往突然中止,醒后仅保留部分记忆<br>·常见于癔症发作时 |
| 混浊状态 | ·又称精神错乱状态,意识严重不清晰<br>·定向力和自知力均差,思维凌乱,出现幻觉和被害妄想<br>·神情紧张、不安、恐惧,有时尖叫<br>·症状波动较大,时轻时重,持续时间也较长<br>·可恶化成浅昏迷状态,也可减轻成嗜睡状态<br>·常见于中毒性或代谢性脑病 |
| 谵妄状态 | ·意识严重不清晰<br>·定向力差,自知力有时相对较好<br>·注意力涣散,思维内容变化多,常有丰富的错幻觉,而以错视为主,常形象逼真,因此恐惧、外逃或伤人<br>·急性谵妄状态多见于高热或中毒,如阿托品类药物中毒<br>·慢性谵妄状态多见于酒精中毒 |
| 昏睡状态 | ·又称浅昏迷状态,意识严重不清晰<br>·对外界刺激无任何主动反应,仅在疼痛刺激时才有防御反应<br>·有时会发出含混不清的、无目的的喊叫<br>·无任何思维内容,整天闭目似睡眠状<br>·反射无任何变化,咳嗽、吞咽、喷嚏、角膜等脑干反射均存在 |

续上表

| 意识障碍分类 | 临床表现 |
|---|---|
| 昏迷状态 | ·意识严重不清晰<br>·对外界刺激无反应,疼痛刺激也不能引起防御反应<br>·无思维内容,不喊叫,吞咽和咳嗽反射迟钝<br>·腱反射减弱,往往出现病理反射 |
| 深昏迷状态 | ·最严重的意识障碍<br>·一切反射包括腱反射和脑干反射均消失<br>·肌张力低下,有时病理反射也消失 |
| 木僵状态 | ·是一种特殊的意识状态,意识不清<br>·又称睁眼昏迷、去大脑状态或植物人<br>·昼夜睁眼不闭,不食、不饮、不排尿、不解便、不睡眠<br>·对外界刺激无反应<br>·植物神经功能紊乱突出,如多汗、皮脂腺分泌旺盛、心跳不规则、呼吸紊乱、尿便潴留或失禁等<br>·常见于弥散性脑病的后遗症、脑外伤 |

## 二、临床判断

1. 第一步:给予语言刺激——唤醒反应

(1)可被唤醒——嗜睡

(2)大声呼唤才醒——昏睡

(3)无法唤醒——昏迷

2. 第二步:判断昏迷程度,给予痛觉刺激——疼痛反应

(1)有反应——浅昏迷

(2)重刺激才有反应——中昏迷

(3)无反应——深昏迷

### 三、意识障碍临床分级

表 16-2　意识障碍分级

| 分 级 | 意识清醒水平 | 对疼痛反应 | 唤醒反应 | 无意识自发动作 | 腱反射 | 光反射 | 生命体征 |
|---|---|---|---|---|---|---|---|
| 嗜睡 | 意识清醒水平下降 | 明显 | 能被唤醒,也能正确地回答问题 | + | + | + | 稳定 |
| 昏睡 | 意识清醒水平较前者降低 | 迟钝 | 需高声喊叫或较强烈的疼痛刺激方可唤醒 | + | + | + | 稳定 |
| 浅昏迷 | 意识清醒水平较前者降低 | 较前者迟钝 | 高声喊叫不能唤醒 | 可有 | + | + | 无变化 |
| 中昏迷 | — | 重刺激才有 | — | 很少 | — | 迟钝 | 轻度变化 |
| 深昏迷 | — | — | — | — | — | — | 显著变化 |

## 第二节 瞳孔反应

眼睛中的虹膜呈圆盘状,中间有一个小圆孔,称之瞳孔。

### 一、正常瞳孔

1. 呈正圆形,多为黑色透明。

2. 直径一般为 2.5~4 毫米。

3. 两侧等大、等圆。

4. 对光反应灵敏。

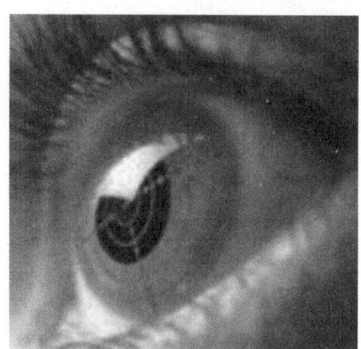

图 16-1　瞳孔

### 二、异常瞳孔

1. 瞳孔直径小于 1.5 毫米或大于 5 毫米。

2. 边缘不规则。

3. 色泽异常。

4. 对光反应迟钝或无反应。

5. 用药物缩瞳或扩瞳时,最小可到 0.5 毫米,最大可到 8 毫米。

6. 小于 2 毫米者叫瞳孔缩小,大于 5 毫米者叫瞳孔扩大。

### 三、瞳孔扩大

1. 交感神经的兴奋可导致扩瞳肌肉收缩,从而扩散瞳孔。

2. 近视眼的瞳孔大于远视眼。

3. 当人在看到引起兴趣的物品或者兴奋的时候,瞳孔会扩大。

4. 情绪紧张、激动时瞳孔会扩大。

5. 可卡因、阿托品、新福林、肾上腺素等药物都可使瞳孔扩大。

6. 颅内血肿、颅脑外伤、大脑炎、煤气中毒、青光眼等可使瞳孔扩大。

7. 瞳孔扩散可以用来判断死亡。

## 四、瞳孔缩小

1. 眼睛遇到强光时,虹膜括约肌收缩导致瞳孔缩小以保护眼睛。这个过程受脑干支配。

2. 老年人瞳孔会比较小。

3. 人看到厌恶或憎恨的对象的时候,瞳孔会收缩。

4. 面部交感神经受损可导致单侧瞳孔缩小。

5. 吗啡、海洛因、匹罗卡品等药物会导致瞳孔缩小。

6. 深呼吸、脑力劳动、睡眠时瞳孔会缩小。

7. 脑桥出血、有机磷中毒、患虹膜睫状体炎、肿瘤,瞳孔会缩小。

8. 医学上用失去瞳孔反射来判定死亡。

## 五、从瞳孔的颜色看眼睛疾病

1. 瞳孔呈白色:常见于白内障、虹膜睫状体炎、青光眼、眼外伤、高度近视或全身性疾病,如糖尿病。

如发现自己的瞳孔变白,应去眼科、内科做详细检查。

2. 瞳孔呈青绿色:常见于青光眼。

正常眼球内具有一定的压力,当眼压过高时,可由于角膜雾状水肿及眼内一系列改变,使瞳孔发出青绿色反光,眼球会变得像硬橡皮一样,双眼胀痛欲裂。

3. 瞳孔呈红色:常见于眼外伤或某些眼底出血疾患。

根据眼内出血的多少,瞳孔可呈不同的形态,视力也出现不同程度的损害。

# 第三节　体温的测量与观察

## 一、概念

体温(temperature,简写作 T)是身体内产热与散热平衡的结果。通常所说的体温指的是身体内部(胸腔、腹腔和中枢神经)的温度,又称体核温度。

## 二、正常体温

1. 腋下体温 36℃~37℃。

2. 口腔温度比腋下体温高 0.2℃~0.4℃。

3. 直肠温度比口腔温度高 0.3℃~0.5℃。

4. 人体的温度相对恒定,正常人在 24 小时内体温略有波动,相差不超过 1 度。

## 三、基础体温

基础体温(Basal Body Temperature,BBT)又称静息体温,是指人经过 6~8 小时的睡眠以后,比如在早晨从熟睡中醒来,体温尚未受到运动饮食或情绪变化影响时所测出的体温。基础体温通常是人体一昼夜中的最低体温。

1. 清晨(02:00—06:00)活动量少,体温最低。

2. 午后(14:00—18:00)活动量多,体温较高。

## 四、温度的换算公式

体温计有摄氏体温计和华氏体温计两种。

1. 摄氏温度(Celsills temperature):℃

2. 华氏温度（Fahrenheit temperature）：℉

摄氏温度与华氏温度的换算公式华氏度=32+摄氏度×1.8

3. 摄氏温度把冰点温度定为0℃，沸点定为100℃。

4. 华氏温度把冰点温度定为32℉，沸点定为212℉。

### 五、影响体温的因素

表16-3　影响体温的因素

| 影响体温增高的因素 | 影响体温降低的因素 |
| --- | --- |
| 剧烈运动 | 饥饿 |
| 高温环境 | 寒冷环境 |
| 饱餐后 | 睡眠 |
| 热水浴后 | 忧郁情绪 |
| 情绪激动 | 年龄增大，机能衰退 |
| 妇女月经期前 | |
| 妊娠期 | |
| 发烧 | |

### 六、异常体温

#### （一）体温过高

**1. 概念**

体温过高是因产热增加而散热减少，导致体温高于正常范围，又称为发热。体温高于42℃会有生命危险，脑细胞会严重受损。

**2. 发热程度的判断**

(1) 低热：37.4℃~37.9℃

(2) 中度发热：38℃~38.9℃

(3) 高热：39℃~40℃

(4) 超高热：>40℃

**3. 常见热型**

将体温绘制在体温单上，互相连接，就构成了体温曲线，各种体温曲线的形状称为热性。

(1)稽留热

①体温持续在39℃~40℃；

②持续时间达数天或数月；

③24小时内波动范围不超过1℃；

④常见于肺炎球菌性肺炎、伤寒等。

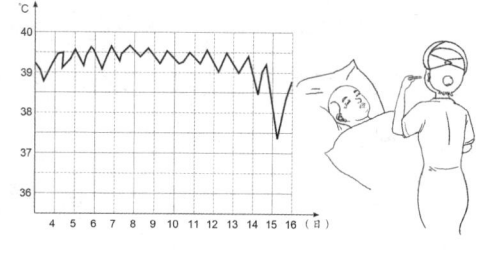

(2)弛张热

①体温在39℃以上；

②波动幅度大；

③24小时内温差达2℃以上；

④体温最低时仍高于正常水平；

⑤常见于败血症、风湿热、重症肺结核、化脓性疾病等。

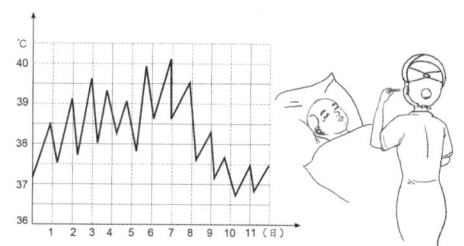

(3)间歇热

①体温骤升至39℃以上；

②时间持续数小时或更长；

③骤升后下降至正常或正常以下；

④经过一个间歇又反复发作,即高热与正常体温交替出现；

⑤常见于疟疾、急性肾盂肾炎等。

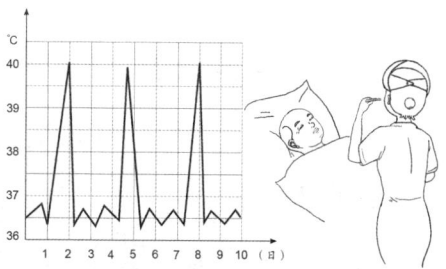

(4)不规则热

①体温在24小时中变化无规律；

②持续时间不定；

③常见于流感、肺结核、风湿热、支气管肺炎、癌性发热等。

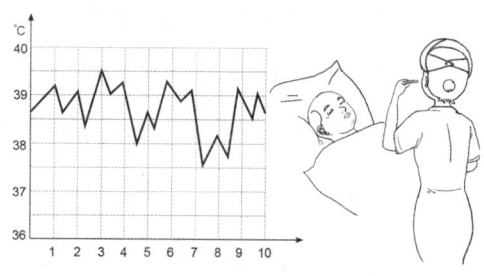

图16-2 不同的热型

### 4. 照护须知

(1)加强心理护理:观察老年人的心理状态,缓解焦虑、紧张的情绪。

(2)观察热度:高热老年人应每4小时测量1次体温;体温(口腔温度)降至38.5℃以下时,改为每天测量4次;体温降至正常后,连续测量2天。

(3)降温:可选用物理降温或药物降温的方法,物理降温有局部和全身冷疗两种。

(4)补充营养和水分:少量多餐,食用易消化的高热量、高蛋白、高维素的流质或半流质食物。

(5)多休息,预防并发症的发生。

(6)注意口腔护理、皮肤护理。

## (二)体温过低

### 1. 概念

体温在35℃以下称为体温过低。常见于全身衰竭的危重患者,某些休克、极度衰弱、重度营养不良者在服用退热药后发生急剧降温反应,可导致体温过低。

(1)轻度:32℃~35℃(89.6℉~95.0℉)

(2)中度:30℃~32℃(86.0℉~89.6℉)

(3)重度:30℃(86.0℉)以下,出现瞳孔散大,对光反射消失。

(4)致死温度:23℃~25℃(73.4℉~77.0℉)

### 2. 临床表现

皮肤苍白、口唇耳垂呈紫色、全身轻度颤抖、心跳呼吸减慢、血压降低、尿量减少、意识障碍,甚至昏迷。

### 3. 照护须知

(1)了解老年人的病史,评估体温过低的病因。

(2)多与老年人接触,及时发现其情绪的变化,做好心理护理。

(3)给予毛毯、棉被、热水袋、电热毯等保暖措施,给予温热水。

(4)密切观察病情,监测生命体征,至少每小时1次,直到体温恢复至正常且保持稳定。

## 七、水银体温计

1. 体温计的分类

(1)口表(身圆头细)

(2)肛表(身圆头粗)

(3)腋表(身扁头细)

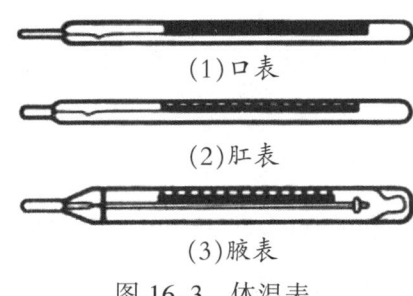

(1)口表

(2)肛表

(3)腋表

图16-3 体温表

2. 体温计的消毒

(1)为防止交叉感染,将体温计先浸泡于消毒液容器内。

(2)每次用后将体温计用清水冲干净,然后放入浓度为75%的酒精溶液内浸泡15分钟,再用清水过净,用消毒纱布擦干,存放在清洁盒内备用。

## 八、体温测试方法

1. 测量用物准备

(1)已消毒的体温计

(2)弯盘(内衬纱布)

(3)记录本、笔、有秒针的表

(4)测肛温需另备润滑剂(凡士林或石蜡油)、棉签、卫生纸

2. 三种测量体温的方法

(1)腋测法

此法不易发生交叉感染,是测量体温最常用的方法。

①正常温度:正常范围在36℃~37℃,比口腔温度低0.4℃。

②基本操作过程:擦干腋窝汗液,

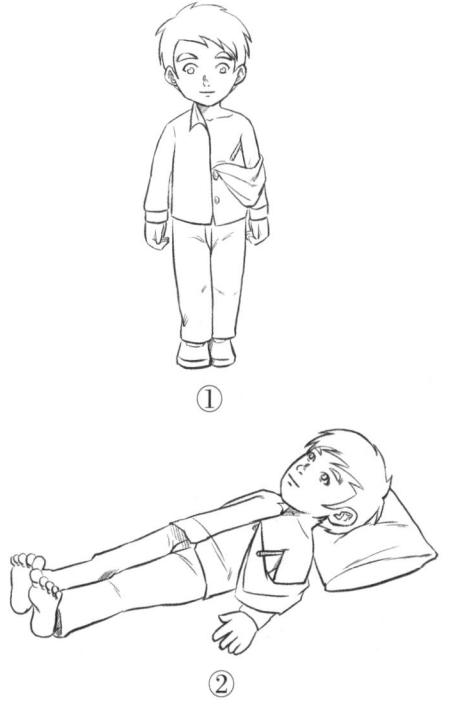

图16-4 腋表测量法

将体温表的水银端放于腋窝处,与皮肤贴紧,用上臂将体温表夹紧,不能乱动。测量5~10分钟后,取出来读数。

③腋表探热不适宜的人群:瘦弱者;热水浴后者;该部位曾热敷或冷敷。

(2)口测法

①正常温度:正常范围在36.3℃~37.2℃,比直肠温度低0.5℃左右。

②基本流程:测量前,要将体温计的水银甩至35℃以下;用浓度为75%的酒精溶液消毒体温表,放在舌下,上下唇紧闭;切勿用牙齿咬体温计;测量3~5分钟后,取出来读数。

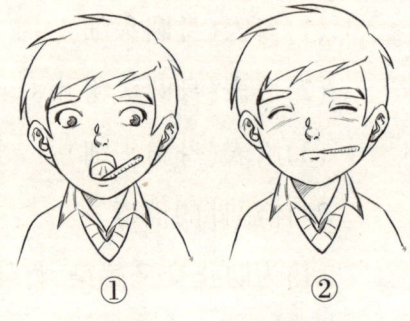

图16-5 口表测量法

③口表探热不适宜的人群:昏迷不醒者;神志不清或不合作者;呼吸困难,剧烈咳嗽者;口腔有溃疡,嘴部不能够闭合,或刚进行过口腔手术者。

④测试前有做运动、沐浴、吸烟、进餐、喝冷热饮品者,则需要先休息15分钟左右后方可进行。

(3)肛测法

①正常温度:正常范围在36.5℃~37.7℃。

②基本流程:体位可取卧位、侧位、俯卧、屈膝仰卧位;润滑肛表水银端;插入肛门3~4厘米;测量3~5分钟后,取出来读数;测试后协助穿好衣、裤,取舒适体位。

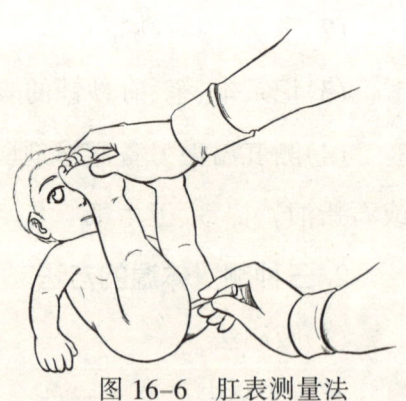

图16-6 肛表测量法

③适宜人群:多用于昏迷者或小儿。

**3. 注意事项**

(1)报告体温时,要注明测定的部位。

(2)注明以上为摄氏度或华氏度。

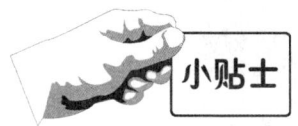

## 水银体温计的使用

### 一、水银体温计破碎后的处理

水银体温计内的物质为水银,化学名称为汞,常温下是一种银白色液体。

体温计装有水银的一头玻璃很薄,有时一不小心就可能会摔碎或碰破,水银掉落在地面或室内桌椅等处后,马上会形成很多水银珠。由于水银的沸点低,在常温下易蒸发,温度越高越易蒸发,主要以蒸汽形式经呼吸道进入人体内,也可经皮肤接触进入体内。易被地板间隙,墙壁及衣服等吸附。

### 二、碰触水银后的临床表现

水银对人体的危害主要是损害神经系统表现:头痛、头昏、乏力、恶心、呕吐、食欲不振、口腔黏膜炎、腹痛、指颤、肢体麻木或疼痛、精神障碍等。也可发生皮炎,在人体容易出汗的部位如:面部、颈部、腋下、大腿腹股沟处等,大面积的红斑、丘疹和毛囊炎,且有痒感等。

### 三、水银洒落处理方法

1. 体温计破碎,要及时清理玻璃碎屑防止刺伤皮肤。

2. 洒落的水银珠用纸或其他工具进行收集,使其集中到一处,放进可以封口的小瓶中,加上少量水,然后盖上瓶盖,瓶上注明"废弃水银"标识性记号,交给社区居委会废液管理人员处理或送到环保部门进行统一处理。

3. 对收集不起来掉入缝隙的水银珠,可以撒些硫磺粉,硫磺与水银结合形成难以挥发的、性质稳定的硫化汞,然后再将硫磺粉收集到塑料袋中,封闭口袋,并在袋上注明"废弃水银"标识性记号,交给专业人员处理。

### 四、注意事项

1. 千万不可把收集起来的水银直接倒入下水道,以免污染地下水源。

2. 对破碎体温计水银的处理不可忽视,不可随便清扫、随意处理,切不可直接倒入垃圾中与生活垃圾一起丢弃。

3. 不可使用吸尘器去清除洒落的水银,由于吸尘器的热度和抽吸作用,可以加快和扩大汞的蒸发速度和在空气中的散播。切勿用拖把清理水银,以免拖把清洗不彻底,污染其他环境。

4. 硫磺易燃,使用时一定要严禁烟火,防止安全隐患的发生。不可让小孩拨弄玩耍水银珠,易扩大污染面,对健康不利。处理时最好戴上手套、口罩。注意开窗通风。

# 第四节　呼吸的测量与观察

## 一、概念

呼吸(Respiratory Rate,简写作 RR),是指机体在新陈代谢过程中,需要不断从外界环境中摄取氧气,并把身体产生的二氧化碳排出体外,这种机体与环境之间进行气体交换的过程,称为呼吸。

## 二、正常呼吸

1. 人的呼吸过程包括三个互相联系的环节。

(1)外呼吸:包括肺通气和肺换气,气体在血液中的运输。

(2)内呼吸:指组织细胞与血液间的气体交换。

(3)潮气量:正常成年人安静时呼吸一次以 6.4 秒为最佳,每次吸入和呼出的气体量大约为 500 毫升。

当人用力吸气,一直到不能再吸的时候为止;然后再用力呼气,一直呼到不能再呼的时候为止,这时呼出的气体量,称为肺活量。正常成年男子的肺活量为 3500~4000 毫升,正常成年女子的肺活量为 2500~3500 毫升。

2. 呼吸的基本特征

胸壁自动收缩,频率和深度均匀平稳,有节律地起伏,一吸一呼,为一次呼吸。

(1)呼吸率与脉率之比约为 1:4。

(2)呼吸有规律、无声、无痛、不费力,而且是在不自觉中进行的。

(3)男性及儿童以腹式呼吸为主,女性以胸式呼吸为主。

(4)体温每升高 1℃,呼吸频率大约增加 3~4 次/分。

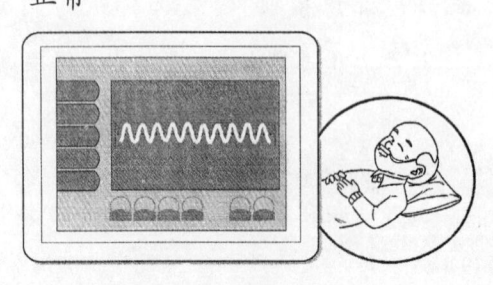

规律而舒适,节律在 12~20 次/分
图 16-7　正常呼吸

(5)呼吸频率成年人每分钟 12~20 次;老年人每分钟 12~18 次;新生儿每分钟 44 次。

### 三、呼吸异常

呼吸有声、有痛感、鼻翼扇动、费力咳嗽、有痰、发绀。

#### 1. 呼吸过速

(1)呼吸频率超过 24 次/分,称为呼吸过速,也称气促。

(2)常见于发热、疼痛、甲状腺功能亢进等。

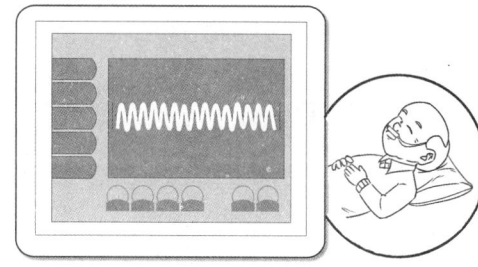

图 16-8　呼吸过速

#### 2. 呼吸过缓

(1)呼吸频率低于 12 次/分。

(2)常见于颅内压增高、巴比妥类药物中毒等。

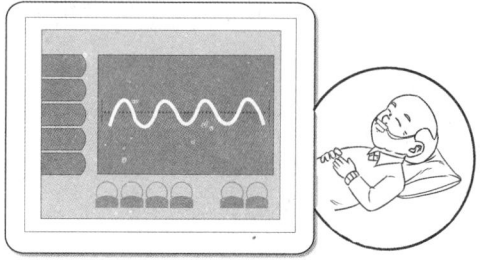

图 16-9　呼吸过缓

#### 3. 潮式呼吸

又称陈-施式(Chyne-Stokes's)呼吸,是一种周期性的呼吸异常现象。

(1)发生机理:当呼吸中枢兴奋性减弱时,呼吸减弱至停,造成缺氧及血中二氧化碳潴留;通

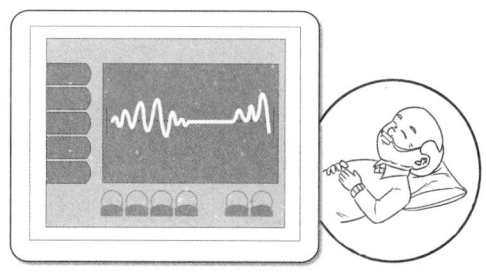

图 16-10　潮式呼吸

过颈动脉体和主动脉弓的化学感受器反射性地刺激呼吸中枢,引起呼吸由弱到强;随着呼吸的进行,二氧化碳排出,使二氧化碳分压降低,呼吸再次减弱至停止,从而形成周期性呼吸。

(2)特点:开始呼吸浅慢,以后逐渐加快加深,达高潮后又逐渐变浅变

慢,而后呼吸暂停数秒(5~30秒)后恢复,上述状态的呼吸如此周而复始。其呼吸运动呈潮水涨落般的状态,故称潮式呼吸。

(3)常见于脑溢血、颅内压增高。

### 4. 间断呼吸

又称毕奥氏(Bior's)呼吸,其表现为呼吸和呼吸暂停现象交替出现。

(1)发生机理:同潮式呼吸,为呼吸中枢兴奋性显著降低的表现,但比潮式呼吸更为严重,多在呼吸停止前出现。

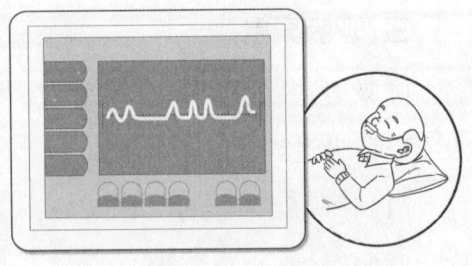

图16-11 间断呼吸

(2)特点:有规律地呼吸几次后,突然暂停呼吸,暂停周期长短不同,随后又开始呼吸,如此反复交替出现。

(3)常见于颅内病变、呼吸中枢衰竭。

## 四、呼吸深、浅度异常

### 1. 深度呼吸

又称库斯莫氏(Kussmaul's)呼吸,是一种快而深有规则的费力呼吸。

常见于尿毒症、糖尿病等引起的代谢性酸中毒。

### 2. 浮浅性呼吸

表现为呼吸浅而快。

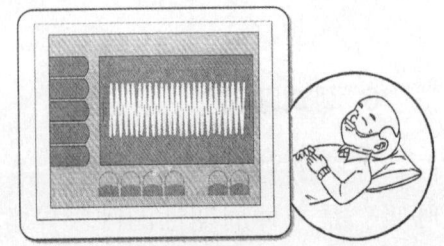

图16-12 深度呼吸

常见于胸壁疾病或外伤;若呼吸表浅不规则,有时呈叹息样呼吸,则见于濒死的老年人。

## 五、呼吸音响异常

1. **蝉鸣样呼吸**——吸气时有一种高音调的音响,多由于声带附近阻塞,使空气进入发生困难所致。

常见于喉头水肿、痉挛、喉头有异物的老年人。

2. **鼾声呼吸**——由于气管或支气管有较多的分泌物蓄积,使呼气时发出粗糙的鼾声。

常见于深昏迷的老年人。

### 六、呼吸困难

主观上感到空气不足,呼吸费力;客观上可见呼吸用力,张口抬肩,鼻翼扇动,辅助呼吸肌也参加呼吸运动,呼吸频率、深度、节律均有所改变,可出现紫绀。

根据临床上表现,可分为:

#### 1. 吸气性呼吸困难

(1)吸气费力,吸气时间明显长于呼气时间,辅助呼吸肌收缩增强。

(2)出现三凹征(胸骨上窝、锁骨上窝、肋间隙凹陷)。

(3)常见于喉头水肿、喉头有异物者。

#### 2. 呼气性呼吸困难

(1)呼气费力,呼气时间明显长于吸气时间。

(2)常见于支气管哮喘、肺气肿者。

#### 3. 混合性呼吸困难

(1)吸气和呼气均费力,呼吸的频率增加而表浅。

(2)常见于肺部感染和肺水肿、胸膜炎、气胸、心功能不全者。

### 七、呼吸变速的因素

表 16-3　影响呼吸的成因

| 呼吸加快的因素 | 呼吸减慢的因素 |
| --- | --- |
| – 年龄越小,呼吸越快 | |
| – 剧烈运动后 | |
| – 劳动后 | – 睡眠 |
| – 情绪激动、悲伤、紧张、恐惧 | – 疲倦 |
| – 体温升高,如发热、感染 | – 老年人稍慢 |
| – 受寒、饥饿 | – 药物,如抑制呼吸的吗啡 |
| – 大出血 | – 安眠药中毒 |
| – 休克 | – 颅内压增高,如脑积水、脑出血 |
| – 药物,如咖啡因 | |
| – 环境温度升高、海拔增加 | |

表 16-4　呼吸一览表

| 呼吸 | 描述 |
|---|---|
| 正常 | ·呼吸均匀<br>·胸壁自动收缩，频率和深度均匀平稳，有节律地起伏，一吸一呼 |
| 频率 | ·呼吸过速：呼吸频率超过 24 次/分<br>见于发热、疼痛、甲状腺功能亢进等<br>·呼吸过缓：呼吸频率低于 12 次/分<br>见于颅内压增高、巴比妥类药物中毒等 |
| 浅慢 | ·呼吸困难，胸骨上窝、锁骨上窝和肋间隙出现三凹征明显<br>·呼吸由浅快转为浅慢，节律紊乱，常出现下颌呼吸和呼吸暂停；呼吸音减低，口唇发绀加重<br>·四肢末端发绀、发凉，昏睡或昏迷，甚至惊厥<br>·严重者可出现脑水肿（球结膜水肿或视神经乳头水肿）<br>·脑疝（两侧瞳孔大小不等）等危重改变<br>·鼻翼扇动<br>·使用辅助呼吸器 |
| 音响 | ·呼吸时气道呼吸音增加，包括鼾声、喘鸣、蝉鸣 |

## 九、测量呼吸的步骤

1. 在老年人处于舒适及休息的状态下进行。

2. 观察老年人胸部或腹部起伏次数，一吸一呼为一次，计数 1 分钟。

3. 在测量脉搏之前或之后，照护者的手应抚按在老年人的手腕处。

4. 危重老年人呼吸微弱不易观察时，取少许棉花置于鼻孔前，观察棉花被吹动的次数，计数 1 分钟。

如发现鼻翼扇动、呼吸有声、发绀等情况，应扶老年人坐起，舒缓呼吸困难，及时报告医生。

## 十、测量呼吸时的注意事项

1. 测呼吸前如有剧烈运动、情绪紧张或激动等，应嘱老年人先休息 30 分钟后再测量。

2. 调节室内空气,调整体位,保持呼吸道通畅。

3. 呼吸受意识控制,测量时尽量分散老年人的注意力。

4. 有针对性地做好老年人的心理护理,消除其恐惧与不安。

5. 根据医嘱给药,酌情给予氧气吸入,必要时可用呼吸机辅助呼吸。

# 第五节 脉搏的测量与观察

## 一、脉搏的概念

在每个心动周期中,动脉内的压力随着心脏的收缩和舒张而发生的周期性波动所引起的动脉管壁的搏动,称为动脉搏动,简称脉搏(Pulse,简写P)。

1. 脉率

脉率即每分钟脉搏搏动的次数。

2. 脉节律

脉节律是指脉搏的律性。它反映了左心室的收缩功能。

(1)正常脉节律:整齐、规律、均匀、间隔时间相等、强弱一致、无间歇。

(2)异常脉节律:不整齐、无规律、间隔时间不相等、强弱不一致、有间歇。

## 二、脉率一览表

表16-5 脉率一览表

| 正常脉率 | 老年人 60~70 次/分 | 成年人 60~100 次/分 | 脉率增加 >100 次/分 | 脉率减慢 < 60 次/分 |
|---|---|---|---|---|

续上表

| | | | |
|---|---|---|---|
| 脉率增加（速脉）生理方面 | - 酷热天气<br>- 刚做完运动<br>- 新陈代谢增加，如餐后<br>- 情绪影响，如兴奋、恐惧、剧痛<br>- 吸烟<br>- 女性比男性稍快<br>- 幼儿比成人快 | 脉率减慢（缓脉）生理方面 | - 卧床休息<br>- 新陈代谢减低，如饥饿<br>- 情绪影响，如忧虑 |
| 病理方面 | - 发热<br>- 大出血<br>- 贫血<br>- 缺氧<br>- 疾病，如甲亢<br>- 更年期综合征 | 病理方面 | - 脑部受伤，颅压增高<br>- 严重大出血<br>- 房室传导阻滞<br>- 甲状腺功能低下 |

### 三、测量用物

1. 手表或秒表

2. 笔和记录本

3. 必要时备听诊器

### 四、测量部位

桡动脉是心脏与手的"桥动脉"，常选用身体浅表靠近骨骼的动脉，常用的是最靠近拇指侧手腕上的桡动脉。其次是靠近外耳道处的颞动脉和颈部两侧的颈动脉。

### 五、测量方法

1. 诊脉前，老年人情绪应该稳定，避免精神紧张、过度活动及兴奋。

2. 让老年人选择舒适的平卧位或坐位,老年人手腕放于舒适的位置。

3. 测量时用食指、中指、无名指并排按在被检查者的桡动脉上。不可单一用拇指诊脉,以免拇指小动脉搏动与老年人的脉搏搏动相混淆。

4. 正常脉搏节律规则,搏动力量均匀,手指按下时有弹性感。一般情况下,体温升高1℃,脉搏每分钟增快10~20次。

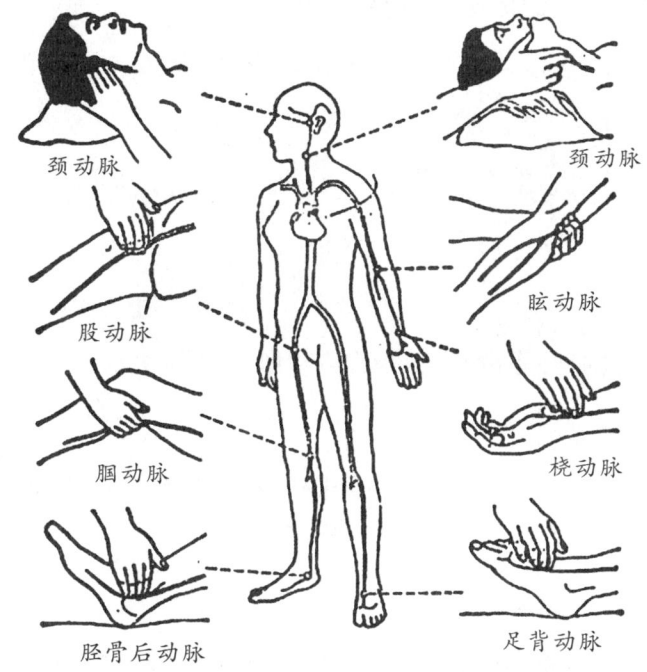

图 16-13　人体动脉解剖示意图

5. 压力大小以能摸到脉搏跳动为准,计数1分钟。

6. 对于偏瘫老年人,诊脉时应该选择健侧肢体进行测量。

### 六、异常脉搏的处理

1. 了解脉搏检测的重要性,指导老年人自己正确测量脉搏。

2. 如发现脉率增快或减慢,脉搏的节律不整齐时,要及时报告医生。认真执行医嘱,进行处理。

3. 安慰老年人,消除顾虑。协助做各项检查,如心电图等。

## 第六节　血压的测量与观察

### 一、血压的概念

血压(Blood Pressure,简写作 BP)是指人体血液在血管内流动时,对血管壁产生的侧压力,包括收缩压、舒张压。

通常指动脉血压或体循环血压,是人体重要的生命体征。

1. 一个心动周期:

(1)心室在收缩时→动脉血压上升达最高值

↓

收缩压(Systolic Pressure)

(2)心室舒张末期→动脉血压下降至最低值

↓

舒张压(Diastolic Pressure)

(3)收缩压－舒张压=脉压差

2. 脉压

(1)脉压增大:是反映动脉弹性差的指标。

常见于甲状腺功能亢进、主动脉瓣关闭不全和动脉硬化等患者。

(2)脉压减小:多是由收缩压降低引起的。生理性或病理性也可由舒张压升高所致。

常见于主动脉瓣狭窄、心包积液、严重心力衰竭等患者。

(3)双侧上肢血压异常:正常双侧上肢血压差别为5~10mmHg,若超过10mmHg则属异常。

常见于多发性大动脉炎、先天性动脉畸形等患者。

3. 上下肢血压异常:正常下肢血压高于上肢血压,为20~40mmHg,若下肢血压低于上肢血压则属异常。

常见于主动脉缩窄、胸腹主动脉型大动脉炎等患者。

## 二、正常血压(以肱动脉为标准)

血压的单位:毫米汞柱(mmHg)

1. 正常成人(安静状态下)

(1)收缩压 90~139mmHg(12~15kPa)

(2)舒张压 60~89mmHg(8~11.8kPa)

3. 脉压差 30~40mmHg(4~5.3kPa)

单位的换算公式：1mmHg×0.133＝1kPa；1kPa×7.5＝1mmHg。

2. 血压水平分类

血压指标　收缩压/舒张压 mmHg

1. 理想血压 120/80mmHg

2. 正常血压 130/85mmHg

3. 正常高值 130~139/85~89mmHg

平均正常血压参考值(单位：mmHg)

表16-6　正常血压参考值

| 年龄<br>（岁） | 收缩压<br>（男性） | 舒张压<br>（男性） | 收缩压<br>（女性） | 舒张压<br>（女性） |
| --- | --- | --- | --- | --- |
| 16~20 | 115 | 73 | 110 | 70 |
| 21~25 | 115 | 73 | 110 | 71 |
| 26~30 | 115 | 75 | 112 | 73 |
| 31~35 | 117 | 76 | 114 | 74 |
| 36~40 | 120 | 80 | 116 | 77 |
| 41~45 | 124 | 81 | 122 | 78 |
| 46~50 | 128 | 82 | 128 | 79 |
| 51~55 | 134 | 84 | 134 | 80 |
| 56~60 | 137 | 84 | 139 | 82 |
| 61~65 | 148 | 86 | 145 | 83 |

三、影响血压改变的因素

表16-7　影响血压的因素

| 血压升高 | 血压降低 |
| --- | --- |
| － 精神紧张 | － 休克 |
| － 情绪激动 | － 大量失血 |
| － 吸烟 | － 脱水 |
| － 饮酒 | － 心肌梗塞 |
| － 摄入食盐量过多 | － 急性心力衰竭 |
| － 剧烈运动后 | － 肾上腺皮质衰竭 |
| － 若环境寒冷，末梢血管收缩 | － 环境：高温，皮肤血管扩张 |

续上表

| 血 压 升 高 | 血 压 降 低 |
|---|---|
| - 昼夜与睡眠,傍晚血压升高<br>- 更年期<br>- 血管硬化<br>- 妊娠毒血症<br>- 肾病<br>- 药物 | - 昼夜与睡眠,清晨血压偏低<br>- 体位性:由卧位转变直立位<br>- 药物:服用降压药物 |

## 四、血压计的种类

水银柱式血压计　　　弹簧式血压计　　　电子血压计

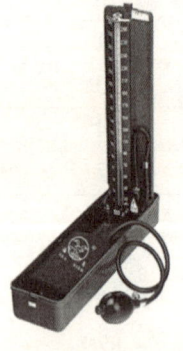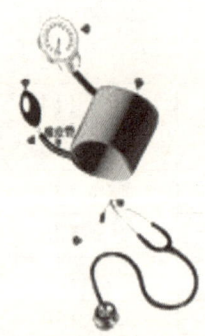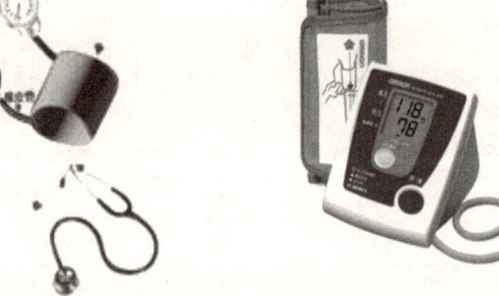

图 16-14　血压计种类

## 五、测量方法

### 1. 水银柱式血压计操作步骤

（1）测前先休息 5~10 分钟,臂裸露。

（2）坐位：肱动脉平第四肋软骨水平；卧位：肱动脉平腋中线水平。

（3）手臂要有扶托,手掌向上,肘部伸直并外展。

（4）血压计放置于上臂旁与心脏同一水平位置。

（5）驱净袖带内的空气,并将袖带紧贴绕

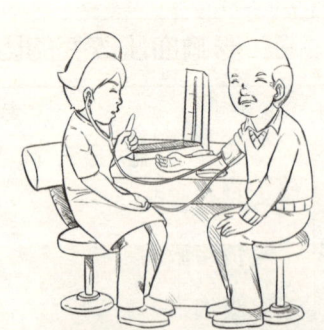

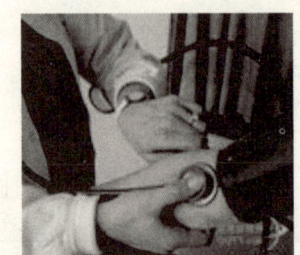

图 16-15　水银柱血压计测量方法

于上臂。袖带下缘在肘窝以上 2~3cm。

(6)用手捏橡皮球将气驱入。

(7)当听到第一声响亮拍击声时,水银柱凸面垂直高度数值为收缩压。

(8)当动脉搏动音减弱或消失时,水银柱凸面垂直高度数值为舒张压。

(9)获得舒张压读数后,应快速放气至"0"位。

**2. 电子血压计操作步骤**

(1)物品预备:

按下开关键,先测试血压计是否有足够的电源,备用会出现符号"888"。

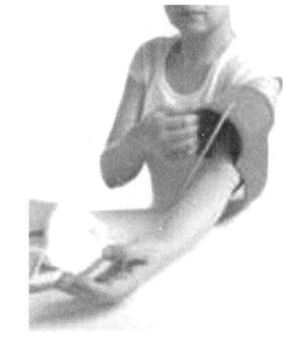

(2)施行程序

①测试前 30 分钟免除体力活动。

②选择舒适的坐姿位。

③除去过多的衣服,令上臂裸露。

④手臂要有扶托,手掌向上,肘部伸直并外展。

⑤血压计放置于上臂旁,上臂与心脏处同一水平位置。

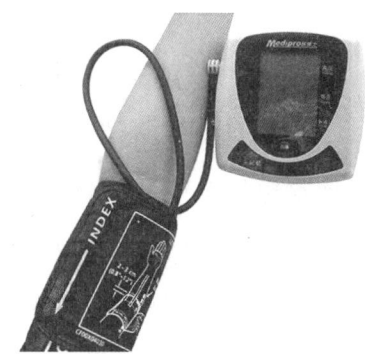

⑥正确放置束臂带于肘关节 1~2cm 上,束臂带胶管放置在肱动脉位置上方,确保胶管无屈曲。

⑦按起动键,血压计束带会自动充气,在自动放气时出现相关读数,记录所测血压。

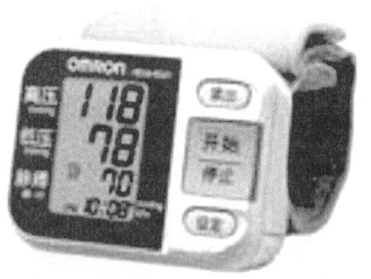

⑧关掉血压计。

注:如果出现"E"或"EE",表示有误差。

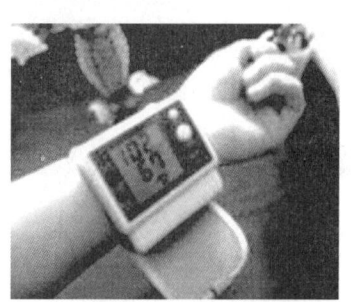

图 16-16　电子血压计测量方法

(3)操作后

①除去束臂带,整理被检查者的衣袖及衣服。

②收拾各物品,将束臂带折叠整齐放回盒内,归放原处。

③记录,如发现有异常,及时通报医生。

### 六、测量血压注意事项

1. 注意袖带的宽窄是否合适,水银是否充足,玻璃管有无裂缝,加压球有无老化、漏气,听诊器是否完好。

2. 测量血压前如情绪紧张或有运动、吸烟、进食等活动,应安静休息20~30分钟后再测。

3. 需要密切观察血压者,并做到四定:定时间、定部位、定体位、定血压计。

4. 发现血压听不清楚或有异常时应该重测,更换水银柱式血压计。注意要将水银柱降至"0",休息片刻再测,必要时采用双上臂对照。

5. 血压测量的选择,以水银柱台式最好。血压计要定期进行计量检定,以保持其准确性,并应放置平稳,切勿倒置或振荡。

6. 向袖带充气时不可过高、过猛,用后应排空袖带内的空气,并卷好。橡胶球须放于盒内固定位置,凡水银柱下有开关者,用毕应将开关关闭。

7. 如发现水银柱里出现气泡,应调节或检修,不可带着气泡测量。

8. 应防止血压计本身造成的误差,如水银不足,则测得的血压偏低;水银柱上端通气小孔被阻塞,空气进出有困难,会造成收缩压偏低、舒张压偏高的现象。

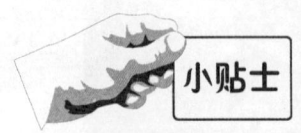

### 血压计的使用

一、操作方法的不当

1. 正常的操作方法:使用前先打开水银开关,这时水银会从水银壶内涌到玻璃管内,与管子的零刻度平齐,当使用完毕,需要关闭水银开关的时候,必须将血压计向右倾斜,使水银完全退至水银壶内,再关上开关。

2. 错误的操作方法:当使用后,这时仍会有一小部分水银还回不到水银壶内,直接关闭水银开关,这样存在玻璃管内的水银就很容易从管内跑到管外。

3. 水银壶开关坏了,出现关闭不严,或水银壶有裂纹,易出现水银外泄。

4. 在玻璃管的下端有一个鸡皮垫,时间过长垫子老化易发硬,无弹性,这时不能够与玻璃管完会贴紧,很易使水银外泄。

5. 压计上端有一带拉簧的压片,起到压住玻璃管的作用,如果拉簧松了,造成玻璃管与鸡皮垫接触不紧,当给袖带加压时,有可能水银被压力挤出玻璃管外。

二、处理建议

1. 当水银泄漏后,血压值是测不准的,示值会偏大,有可能会把正常血压者测成高血压者。如果家庭使用的水银柱式血压计,出现水银外泄时,请及时将血压计送到当地的技术监督局或市质监局计量测试所进行处理。

2. 血压计中的水银缺少,必须是在计量核检时,给予添加一定量的水银。如无水银外泄,也需要每一年或按照产品要求定时需要矫正。如实在修不好的血压计,就不要再使用,做报废处理。

# 第七节　体重与身高的测量

一、测量目的

1. 作为用药依据及评估治疗效果。

2. 协助疾病的诊断。

3. 了解老年人体质指数。

4. 测评疾病治疗成效的指标。如:充血性心力衰竭、体液过量、肾衰竭。

5. 根据老年人体重的增减,了解老年人所获取的营养是否充足。

6. 对于肥胖的老年人,可以根据体重适当地控制饮食的摄入量。

7. 当体重变化超过 3 公斤幅度范围时,一定要寻找原因。

## 二、测量设备及用品

1. 磅秤含连身测量尺

2. 登记体重的记录表

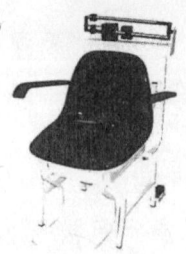 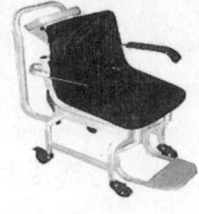 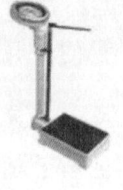

机械式坐磅秤　　　电子数码式坐磅秤　　　磅秤

图 16-17　磅秤的种类

## 三、测量步骤

1. 将准备用品放置于老年人身旁。

2. 向老年人解释清楚,必要时请老年人先排空膀胱。

3. 调准磅秤指针归"0"位。

4. 协助老年人脱下外套与鞋子,站在磅秤上。

5. 当磅秤的指数呈稳定停止时,记录体重指数。

6. 将身高测量尺升至老年人的头顶最高位置,记录身高数。

7. 让老年人安全离开磅秤,协助其穿好鞋子与外套等。

8. 如有需要,每次测量体重时,选择固定时间,早餐前测量较为准确。

## 四、注意事项

1. 使用相同的磅秤并尽可能在一天的相同时间测量。

2. 测量时衣服的穿着应尽量相同,如有大衣或外套,应脱去后再测量。

# 第十六章 各种生命体征的检测

3. 老年人如有造瘘袋，应该倒弃袋内的引流液。

4. 测量体重时，安全是非常重要的，如果老年人无法站稳或无法站立，应选用坐式磅秤。

### 个案分享

陈伯76岁，患高血压20余年，一直坚持服药治疗。陈伯的生活习惯是在每日晚餐时饮白酒，约3两，有吸烟史。

讨论：如何指导陈伯改变目前的生活习惯？怎样进行健康理念宣教？

1. 意识障碍怎样分级？

2. 如何粗略判断昏迷？

3. 体温、呼吸、脉搏、血压的正常值是多少？怎样观察？

# 第十七章 老年人康复训练及运动

## 第一节 康复训练

### 一、康复的概念

世界卫生组织(WHO)指出：康复是指综合地、协调地应用医学、教育、社会、职业等方面的措施对残疾者进行训练和再训练，使病、伤、残者(包括先天性残疾)已经丧失的功能尽快地、最大可能地得到恢复和重建，使他们在体格上、精神上、社会上和经济上的能力得到尽可能的恢复，使他们重新走向生活，走向工作，走向社会。

康复医学是一门新兴的学科，是20世纪中期出现的一个新的概念。临床医学以疾病为主导，康复医学则以功能障碍为主导。康复医学包括对功能障碍的预防、诊断、评估、治疗、训练和处理。康复医学运用药物和非药物方法，减轻和消除人的功能障碍，弥补和重建人的功能缺失，并最终帮助病人恢复健康。

## 二、康复训练的目的

康复训练是康复医学的一个重要手段,主要是通过训练使残疾者的肢体恢复正常的自理功能,用训练的方法尽可能使残疾者的生理和心理都得到康复,改变其生活,增强其自立能力,恢复其独立生活、学习和工作的能力;提高残障人士生存质量,使残障人士能在家庭和社会中过着有意义的生活。

## 三、康复训练须知

1. 选择合适的康复时机是非常重要的。

2. 康复治疗计划是建立在康复评定的基础上的,由康复治疗小组共同制订,并在治疗方案实施过程中逐步加以修正和完善。

3. 康复评定应贯穿于整个治疗过程。

4. 康复治疗的过程应注意循序渐进,并与日常生活和健康教育相结合。

5. 常规的药物治疗和必要的手术治疗应并举。

## 四、康复医学治疗内容

1. 物理疗法:包括物理治疗、运动疗法、体育疗法。

这里具体介绍一下体育疗法。

(1)体育疗法的概念

体育疗法也称体疗,是现代康复医学的重要内容和手段,是一项医疗性的体育活动。它通过特定的体育活动方法来治疗疾病及恢复机体功能,在预防医学、临床医学和康复治疗中占有很重要的地位。

(2)体育疗法的对象

①躯体或身心功能上有缺陷的人

②慢性疾病者

③老年人

④残疾者

⑤疾病恢复期者等

(3)体育疗法的目的

体育疗法是维护和促进老年人健康的一种简单、经济、有效的方法。它可以使老年人摆脱疾病的困扰,适应生活需要,从而提高生活质量。

①体育疗法是积极主动的疗法,有利于调动老年人走向康复的积极性。目前有一些疾病还没有特别有效的治疗手段,如癌症术后的恢复期,老年人往往会对疾病产生忧虑、恐惧、绝望感,对生活失去信心。通过康复俱乐部,让老年人和患癌症的人走出误区,产生生的希望,去追求生命的光彩,能够相互守望,相互扶持,延长生存期。因此,体育疗法有较好的辅助治疗作用。

②体育疗法可调节人的情绪,增强机体的免疫功能。体育运动能够给人们带来身心的愉悦和欢畅,能有效地扭转患病后的压抑情绪,解除心理压力,消除紧张状态。如骑自行车、跑步、上下楼梯等体育运动,可提高大脑皮质的兴奋度,活跃全身各系统的功能,是人体不可缺少的生理性刺激。适量的运动也可活跃内分泌系统和网状内皮系统的功能,增强网状内皮系统的吞噬能力,从而提高身体抵抗外邪侵袭和内因干扰的能力,达到防病治病的目的。

③体育疗法是一项自然疗法。运动可以分为特殊场合运动和非特殊场合运动两种。人体的神经和运动系统保证了人的自然功能即运动的正常发挥。通过体疗,可以调整人体的神经系统,改善机体血液循环和新陈代谢,通过增加血流量,能将局部的代谢产物输送到体外。体育疗法不受时间、地点和设备条件的限制,方法简单易学,便于推广,如集体舞、广播操等都属于非特殊场合运动,运动量较小。只要坚持正确的活动,就一定有利于健康的恢复。

④维持和改善组织器官的正常形态和功能。由于老年人生理期的改变,某些器官组织长期运动不足,肌肉、关节就会出现退行性变化,如肌肉

萎缩、关节活动受限以致行动迟缓。通过体育疗法,加强肢体的功能训练,可以缓解肌肉痉挛,松解肌肉粘连,松解关节囊和韧带的粘连挛缩,增加关节的活动幅度,维持和改善组织器官的正常形态和功能。

(4)医疗体育项目及要求

①项目

保健体操——广播体操、简化太极拳、集体舞等。

医疗体操——徒手、器械、呼吸、颈项、腰背体操等。

器械运动——主动性器械治疗,包括牵引等。

医疗运动——跑步、散步等。

②要求

应根据老年人病情、体力、性别、体育锻炼基础的不同,有选择性地运用,同时又要避免单调枯燥,要灵活多样、动静结合、持之以恒、循序渐进、适时而又及早地施用。

活动量:由小到大,循序渐进。

次数:由少渐多、由易到繁。

时间:由短到长,逐渐延长。

运动应以主动运动为主,被动运动为辅。关节活动受限者,可由他人帮助进行适当的被动锻炼。当炎症和疼痛减轻后,则应做一些活动以增强肌力,防止关节挛缩。如上肢功能障碍,可使老年人做上肢伸展、屈伸、旋转等运动;如下肢功能障碍,可做随意屈伸、行走、散步等运动。有时要稍忍痛进行关节功能锻炼。

可经常做体操、手部抓握、提举、持物、玩健身球、蹬车运动及理疗等。功能锻炼需要长期坚持,不是一朝一夕就能达成目标的。

2. 作业疗法:包括功能训练、职业训练及日常生活训练方面的作业疗法。

3. 言语疗法:对患有失语、构音障碍、听觉障碍的残疾者进行训练。

4. 心理疗法：对心理和行为有异常的人进行心理支持或治疗。

5. 康复工程：利用矫形器、假肢及辅助器械等，来补偿生活自理能力和感官的缺陷。

6. 康复护理：预防继发性残疾的发生，如生活起居护理、体位转移、皮肤护理、造瘘口护理、各种辅助器械的使用指导等。

7. 中国传统医学疗法：中医针灸、按摩、推拿等。

# 第二节　有氧运动与无氧运动

## 一、有氧运动

通过有氧代谢提供能量的低中强度运动称为有氧运动。在运动时肌肉收缩必须有能量供应，而能量一是通过糖和脂肪酸的有氧氧化提供；二是通过无氧糖酵解提供。

有氧运动是人体在氧气充分供应的情况下进行大于15分钟、最好是30~60分钟的运动（耐力运动），使得心（血液循环系统）、肺（呼吸系统）得到充分有效的刺激，全身各组织、器官得到良好的氧气和营养供应，从而改善心、肺功能，预防骨质疏松，调节心理和精神状态，使身体维持最佳的功能状态。

在运动过程中，身体的新陈代谢加速，需要消耗更多的能量。人体的能量是通过身体内的糖、蛋白质和脂肪分解代谢供给的。在运动量不大时，比如在慢跑、打羽毛球、跳舞等情况下，机体能量的供应主要来源于脂肪的有氧代谢。经常进行以有氧代谢提供能量的有氧运动，有利于身体各项功能的恢复。

## 二、无氧运动

无氧运动是相对有氧运动而言的。

无氧运动是指肌肉在"缺氧"的状态下从事的高速剧烈或急速爆发的运动。例如,举重、百米冲刺、摔跤等,此时机体在瞬间需要大量的能量。在正常情况下,有氧代谢是不能满足身体此时的需求的,人体内的糖来不及进行氧气分解,因而不得不依靠"无氧供能",于是糖就进行无氧代谢,迅速产生大量能量,这种状态下的运动就是无氧运动。这种运动会在体内产生过多的乳酸,导致肌肉疲劳,不能持久,运动后常感到肌肉酸痛和呼吸急促。

### 三、有氧运动与无氧运动的区别

有氧运动和无氧运动是按照运动时肌肉收缩的能量是来自有氧代谢还是无氧代谢而划分的,而不是简单地根据运动项目来划分的。两者区别详见下表。

表17-1 有氧运动与无氧运动的区别

| | 有 氧 运 动 | 无 氧 运 动 |
|---|---|---|
| 运动特点 | ·运动强度低<br>·有节奏<br>·不中断,持续时间较长<br>·是一种恒常运动 | ·运动强度高<br>·持续时间短<br>·非常剧烈<br>·急速爆发性运动<br>·是剧烈的竞技运动方式<br>·常见于各种体育比赛 |
| 运动时间 | ·不少于40分钟~1小时<br>·每周坚持3~5次 | ·瞬间<br>·短时间 |
| 运动项目 | 例如:步行、快走、慢跑、滑冰、游泳、骑自行车、打太极拳、舞太极剑、打乒乓球、跳健身舞、跳绳、扭秧歌、跳扇舞、抖空竹、跳韵律操、练健身气功、做瑜伽等 | 例如:举重、百米冲刺、摔跤、赛跑、投掷、跳高、跳远、拔河、肌力训练等 |

续上表

| | 有 氧 运 动 | 无 氧 运 动 |
|---|---|---|
| 能量来源 | 有氧供能<br>·氧气能充分酵解体内的糖分<br>·消耗体内多余脂肪 | 无氧供能<br>·产生大量丙酮酸、乳酸等代谢产物<br>·不能通过呼吸排除 |
| 运动后的表现 | ·增强和改善心肺功能<br>·预防骨质疏松<br>·调节心理和精神状态 | ·酸性产物堆积在细胞和血液中,造成肌肉酸痛、疲乏无力,甚至造成肌肉、关节损伤<br>·出现呼吸、心跳加快或心律失常,严重时会出现酸中毒<br>·增加肝肾负担 |

# 第三节 老年人运动强度的掌握

有氧运动需要一定的持续时间,只有这样才能达到一定效果。一般情况下,如果没有先天性疾病或相关运动禁忌疾病,每次有氧运动强度达到适当心率后,至少持续20分钟以上。

确定有氧运动运动量大小的方法有多种,最简单的方法是根据运动时的心率(脉率)来确定。

## 一、计算公式

有氧运动的适当脉率=(220-年龄)×(60%~85%)

适当脉率的强度为中等偏上的运动强度。此公式适用于大多数没有明显疾病的人,也就是健康人。这是指健康的运动者,体弱多病者不在此列。

在运动过程中不可能测心率或脉率,通常是在运动刚结束时计数15秒钟的脉搏次数乘以4,或计数30秒钟的脉搏次数乘以2,就得到每分钟的脉搏次数,即脉率。

举例：30 岁男子，他锻炼时的心率范围是多少呢？

(220-30)×(60%~80%)=有氧运动时每分钟应达到的心率数

220-30=190；190×60%=114 次/分

220-30=190；190×80%=152 次/分

得到的数值：下限为 114 次，上限为 152 次。

这名男子在锻炼过程中进行有氧运动时每分钟应达到的心率：

不低于 114 次/分；不超过 152 次/分为宜。

## 二、老年人运动量的标准

对于年龄在 50 岁以上并伴有不同程度慢性疾病的老年人，做何种运动才算达到运动量？量度运动量有很多不同的方法，以下介绍两种：

### 1. 心跳速率

(1) 以每分钟的心率(心率即脉率)作为判断标准

运动时应达到的最大心率为：170 与年龄之差

即 170-年龄=有氧运动时每分钟应达到的心率数

例 1：一位 70 岁的老年人，其运动时的心率范围是多少呢？

170-70=100 次/分

这位老年人运动时的心率范围应该以 100 次/分为宜。

(2) 按运动强度计算

轻微运动量——最高心率(脉率)=(220-年龄)×(50%或以下)；

普通运动量——最高心率(脉率)=(220-年龄)×(50%~75%)；

剧烈运动量——最高心率(脉率)=(220-年龄)×(75%或以上)。

例 2：一位 70 岁老年人，他缓慢跑步后，计数的脉率是 115 次/分。

轻微运动量：(220-年龄)×50%或以下

(220-70)×50%=75 次/分

剧烈运动量：(220-年龄)×75%或以上

(220-70)×75%≈112 次/分

这位老年人所得到的范围,下限为75次/分,上限为112次/分。

即:计数的脉率是115次/分,公式计算上限为112次/分,缓慢跑步对这位老年人来说是剧烈运动,不适宜。

### 2. 主观感受

以自己的主观感觉来作出判断。当做完运动后,按照自己的辛苦程度给予评分。

表17-2 运动强度评分表

| 级别 | 0 | 1 | 2 | 3 | 4 | 5 | 6 | 7 | 8 | 9 | 10 |
|---|---|---|---|---|---|---|---|---|---|---|---|
| 运动强度 | 静止状态 | 非常非常容易 | 非常容易 | 容易 | 较容易 | 适中 | 较吃力 | 吃力 | 非常辛苦 | 非常非常辛苦 | 极度辛苦 |
| | 热身阶段 ||| 训练阶段 |||||| 危险阶段 |||

## 三、如何做有氧运动

1. 循序渐进是所有运动锻炼的基本原则。

2. 坚持有氧运动,简单的要点是"一三五":

"一":一天至少运动1次。

"三":每天运动不少于30分钟。

"五":每周运动5次。

当然,主要是根据个人体质情况而定。运动最好能够一次完成,对于年老体弱者或有困难者,也可分解成2~3次完成,每次10~15分钟。

3. 在运动开始前,应做好准备活动。运动结束后,要有15分钟的放松活动,不要突然停止运动。

4. 选择运动环境:有氧运动一般要选择地面广阔平坦、空气清新流通、有花草树木的地方,这是因为这些地方氧气比较充足。有些老年人在马路边上锻炼,不太合适,因为路上车辆多,尾气污染严重,对健康不利。

5. 选择时间:不适宜天还没有亮就出门锻炼,应该是等太阳出来后再运动,因为此时温度较为适宜;同时,只有太阳出来后各种植物才能进行光合作用,从而释放氧气,这时人体在排出二氧化碳同时,可以吸进更多的新鲜氧气,锻炼的效果会更好。

6. 选择适合自己的运动:需要掌握自己的体能状态、兴趣及身体状况。由于老年人的机体老化,对于运动的种类要有选择性。应多选择一些低碰撞性的运动,例如慢走、游泳、打太极拳、舞太极剑、打羽毛球、打乒乓球、跳社交舞、跳健康舞等。

7. 自我感觉要适度:掌握好运动量和运动强度的重要指标。有轻微的呼吸急促、心率有所增快、周身微热、面色微红、微微出汗等状态,表明运动较为适量。运动量过小则无汗,运动量过大则出汗过多,对身体都不利。对于老年人来说,运动量过大更为不利。

### 四、运动的种类

1. 耐力训练——可以加强心肺功能,增加老年人活动的持久性。
2. 重力训练——可以增强肌力,上下楼梯更有力,跌倒的机会亦减少。
3. 耐力训练与重力训练的区别详见下表。

表17-3 运动种类

| 运动种类 | 目的 | 方法 | 次数 | 阶段 | 注意事项 |
|---|---|---|---|---|---|
| 耐力训练<br>·打太极拳<br>·游泳<br>·慢跑<br>·跳舞等 | ·促进血液循环<br>·加强心肺功能<br>·控制体重 | ·保持在中度运动量为佳<br>·运动量应循序渐进 | ·每星期3次以上<br>·每次持续20~30分钟 | ·递增运动时间<br>·递增运动速度 | ·没有运动习惯的老年人,初做锻炼时目标应订得略低<br>·量力而行 |

续上表

| 运动种类 | 目的 | 方法 | 次数 | 阶段 | 注意事项 |
|---|---|---|---|---|---|
| 重力训练<br>·强化肌肉运动<br>·阻力运动<br>·举哑铃等 | ·结实肌肉<br>·增强肌力<br>·增强自我照顾能力<br>·预防跌倒 | ·肌肉先慢慢收缩<br>·停1秒钟<br>·然后再慢慢放松 | ·每星期2~3次<br>·每个动作做8~12次为一组，可做3组 | ·增加重量<br>·转换训练，锻炼不同的肌肉群 | ·不应连续2天做同一组肌肉的训练<br>·肌肉收缩时呼气，放松时吸气 |

# 第四节　老年人运动注意须知

## 一、相关要点

1. 患有心肌梗塞或心功能不全者，应首先有效控制和治疗心肌缺血和心力衰竭，待病情稳定，心功能得到改善后，由医生对病情做出评估，再制订合理的运动方案。

2. 高血压者应在充分控制血压后，再开始做有氧运动。

3. 腹泻、呕吐、感冒、发热时不要急于做有氧运动。

4. 饭前、饭后一小时不适宜做运动。

5. 不宜空腹做长时间的运动，以免发生低血糖反应。

6. 做运动时，应穿着舒适的运动服或轻便的衣服，裤子不可过长，以免绊倒自己，运动鞋一定要合适，不可过大。

7. 有高血压或低血压的老年人，在做头、颈部上、下、左、右方向的旋转时不可太急速，以免头晕甚至发生晕厥。

8. 双膝关节的转动幅度不可过大，以免损伤双膝关节软组织。

9. 患帕金森氏症的老年人运动量不宜太多，建议每天做2次运动，每次运动30分钟，然后休息。

10. 中风的老年人在行走时要注意平衡协调，正确使用安全助行器，以防跌倒。

## 二、运动不同阶段中的注意事项

表 17-4　运动中注意要点

| 运动不同阶段 | 注　意　事　项 |
|---|---|
| 运动前 | ·选择适合自己的运动<br>·避免空腹做运动,运动前可进食少许食品,如:饼干、面包、牛奶、果汁等<br>·饱餐后,应最少休息 1 小时后才可做运动,不可过饱做运动<br>·留意身体预警,发烧、胸闷、心前区不适、眩晕、恶心、呕吐等尽量不要运动<br>·运动前,应先做热身及伸展运动 |
| 运动中 | ·选择在树荫下做运动,不可在阳光直接照射下做运动<br>·避免上下楼梯或在斜坡上、不平整地面做运动<br>·正确、安全地使用运动器材<br>·如身体不适,即刻停止运动 |
| 运动后 | ·运动后应及时补充水分,多饮水<br>·运动后不可马上洗冷水澡或热水浴,先休息一下,让肌肉及体温恢复常态后再冲凉 |

## 三、出现以下情况应立即停止做运动

1. 心慌、气短、胸闷、心前区疼痛

2. 头痛、头晕

3. 过度换气、呼吸困难

4. 恶心、呕吐、大汗淋漓

5. 受伤、抽搐

6. 四肢无力、疲惫不堪、过度疲劳

# 第五节　运动创伤与处理

运动应该在有充分的准备及安全的环境下进行。若在运动中受伤,应立即停止该运动,保持冷静,并向周边的人求助,若伤情较重应立即转送医院治疗。

## 一、常见的运动创伤及处理方法

### 1. 抽筋

抽筋的学名称肌肉痉挛,是一种肌肉自发的强直性收缩。发生在小腿和脚趾的肌肉痉挛最常见,发作时疼痛难忍。

为避免出现抽筋,尽量减少抽筋带来的疼痛,在运动前后应知晓以下事项。

(1)运动前:做好热身运动。

(2)运动时:一旦发生腿抽筋,可以马上用手抓住抽筋一侧的大脚拇趾,朝其作用力相反的方向扳伸屈脚趾,并坚持1~2分钟,再慢慢伸直脚,然后伸腿,用双手按摩小腿肚子,即可收效。

①小腿后面的肌肉抽筋时,可将脚板翘起,尽量伸直膝关节。

②小腿前面的肌肉抽筋时,可压住脚,用力扳伸屈脚趾。

(3)运动后:可用热疗来减轻疼痛,每次做15~20分钟。

### 2. 皮肤损伤

(1)若有皮肤擦伤,可用生理盐水清洗伤口,然后用无菌纱布包扎伤口。

(2)若伤口太深,出血不止,应尽快送往医院诊治。

## 3. 扭伤

（1）如局部受伤引致肿胀，需检查有无骨折。

（2）在无骨折的情况下，24 小时之内可用冷疗，抬高肢体，或用弹性绷带包扎患处。

（3）受伤 24 小时之后，可以选用活络油外擦。

## 4. 骨折

若关节变形或不能活动，要考虑骨折的可能性，应尽快送往医院诊治。

（1）骨折的正确搬运方法

● 按搬运人数分类

① 徒手单人搬运法：搬运者将受伤者的一侧上肢搭在自己肩上，然后一手抱住受伤者的腰部，另一手肘部托起大腿，手掌部托其臀部。

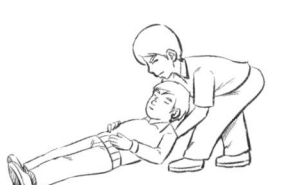
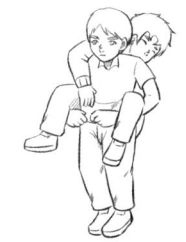

图 17-1　徒手单人搬运法

适用于体重较轻及神志不清的伤员的搬运。

② 徒手双人搬运法（双人拉车式）：一个搬运者上肢分别托住受伤者的双腋，另一个搬运者托住受伤者的双下肢。

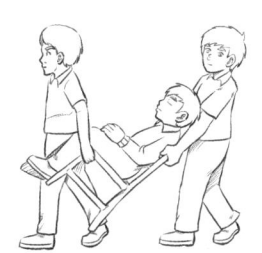
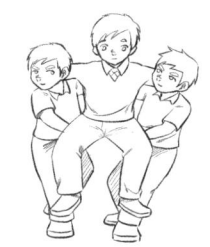

图 17-2　双人搬运法

适用于非脊柱损伤者的搬运。徒手搬运还可用轿式，或椅子式运送法。如有担架或简易担架，可采用双人担架搬运。

③ 多人平托搬运法（三人搬运法）：受伤者取平卧位。三人站在同一方向，分别托住受伤者的头部、颈部、胸部、腰部、臀

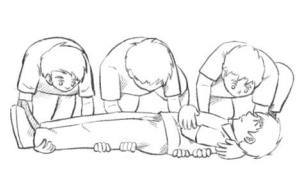
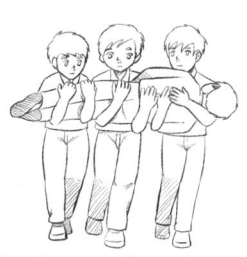

图 17-3　多人平托搬运法（三人搬运法）

部、大腿,三人必须同时用力,一起抬起,一起放下。

适用于脊柱损伤者。第一人的双手托住受伤者的头颈部和腰部,第二人的双手托住受伤者的臀部上方和下方,第三人的双手托住受伤者的膝盖上方和踝关节处。相邻的双手要紧挨着。

● 按伤患类型分类

① 脊柱骨折伤员搬运:骨折的脊椎骨容易损伤脊髓,不能活动和负重。需选择多人平托搬运法。绝不允许采用错误的搬运方法,如一人抱头、一人抱脚的不一致搬动。

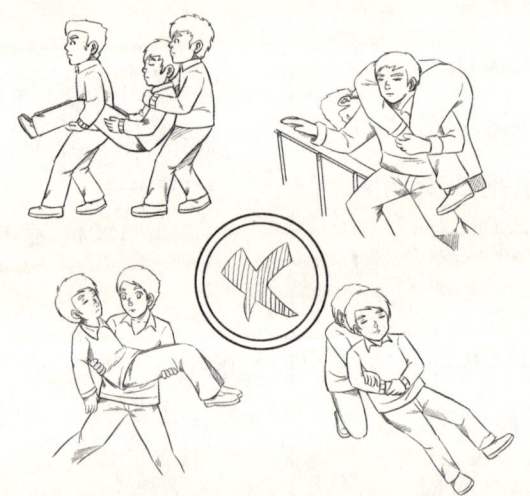

图 17-4　脊柱骨折搬运的错误方法

② 颈椎骨折搬运:应有专人牵引和固定头部,然后按脊椎伤员平抬搬运,略垫高颈、肩部,并固定好颈部和头部,防止头、颈扭转和前屈。

③ 胸、腰椎骨折搬运:受伤者应取俯卧位,胸部稍微垫高。

④ 骨盆骨折搬运:受伤者取仰卧位,用三人搬运法。两髋、膝关节呈半屈膝位,腘下垫以衣物或被褥,减少腹部张力,两下肢略外展,减轻疼痛。受伤者的脊柱需在同一轴线上,不可以弯曲。搬运者同时踏步走,或同步放置在硬板上。放置在硬板上时要将受伤者的双膝屈膝。

(2) 搬运时注意事项

① 搬运动作要轻巧、迅速,尽量减少震动和颠簸。

② 搬运前应做好受伤者的初步急救处理,要先止血、包扎、固定,再搬运。

③搬运过程中严密观察受伤者的伤情变化，观测生命体征，及时处理。

## 二、老年人运动原则

1. 每天维持适量的运动，如打太极拳、散步、慢跑、打乒乓球等，有助于肺部的扩张，并可增强体能。

2. 运动量不宜过大，不可过分剧烈，不要过分弯腰低头，以免头晕跌倒。

3. 运动耐力较差的或不能够外出的老年人，可在室内做一些简单的运动。

4. 每次运动的时间最少 15 分钟，如有需要，可在运动中作短暂的休息。

## 三、老年人适宜的运动

### 1. 筋肌伸展运动

（1）上肢锻炼

双手指交叉，掌心向外，尽量向前伸直双手臂；维持十秒钟，放松双手，重复十次。

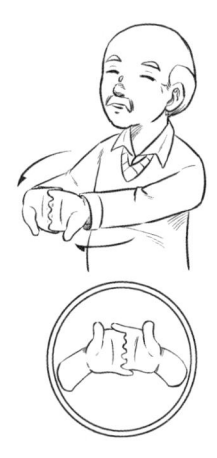

（2）下肢锻炼

单只手抓住栏杆，一条腿弓箭步，另一条腿伸直，让小腿后的肌肉有轻微的拉紧感觉，站稳维持十秒钟；左右腿各做十遍。

注意：如在动作时膝关节有不适感，应立即停止锻炼。

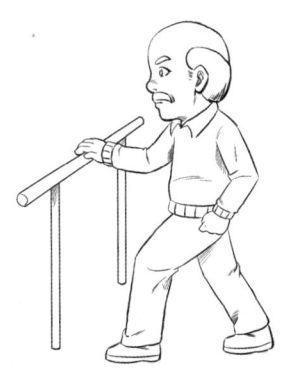

图 17-5　筋肌伸展运动

2. 肌肉强化运动

(1)上肢锻炼

双手先按着座椅扶手,推直手肘部,将身体向上伸直,然后慢慢地将身体恢复原位。

单只手拿起适当重量的物体,重1~2斤,向上推,手肘部尽量伸直,然后慢慢放回原位,左右手各做十遍。

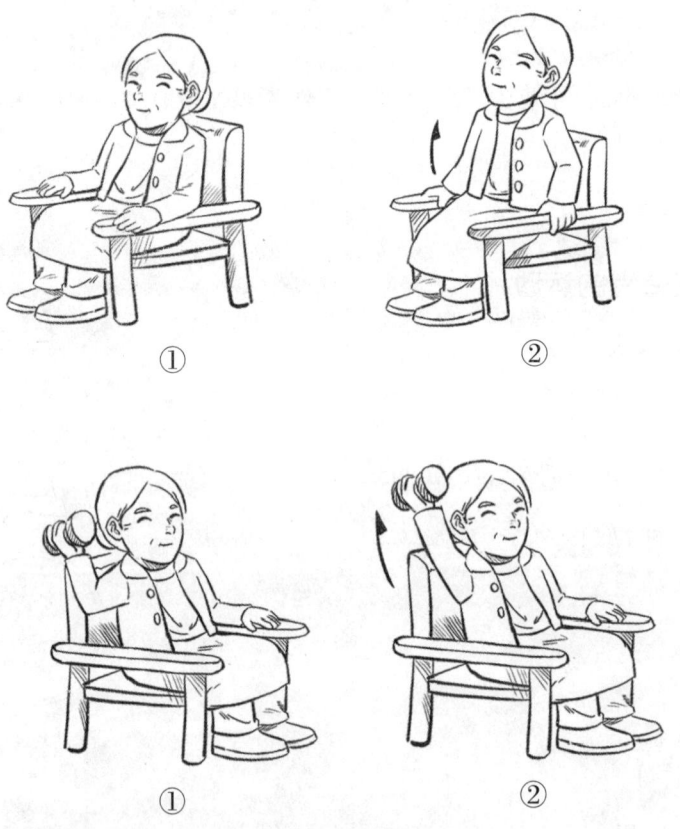

图 17-6 上肢运动

## 第十七章 老年人康复训练及运动

（2）下肢锻炼

坐稳，在踝部绑上重1~2斤的小沙包，伸直膝关节，维持五秒钟，然后慢慢放下，左右腿各做十遍。

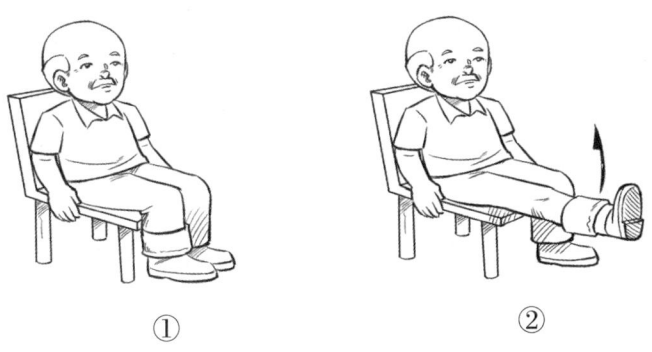

图 17-7　下肢锻炼（座位上大腿肌肉的锻炼）

站稳，双手抓住栏杆，保持双下肢伸直，提起一侧腿，离地约五秒钟，然后慢慢将腿收回，左右腿各做十遍。

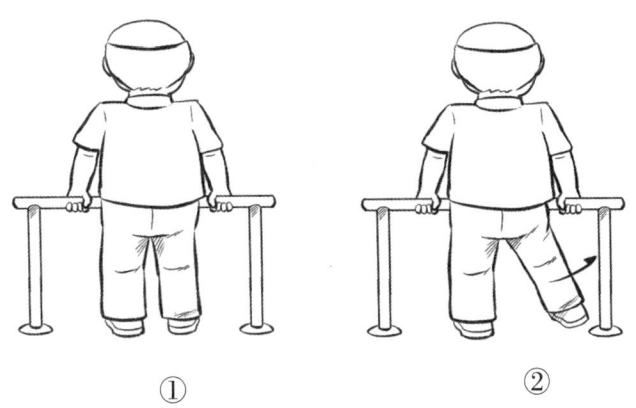

图 17-8　下肢锻炼（站立体臀中肌的锻炼）

站稳,双手抓住栏杆,保持双手肢伸直,慢慢提起后脚跟,维持五秒钟,然后慢慢放下,重复动作十遍。

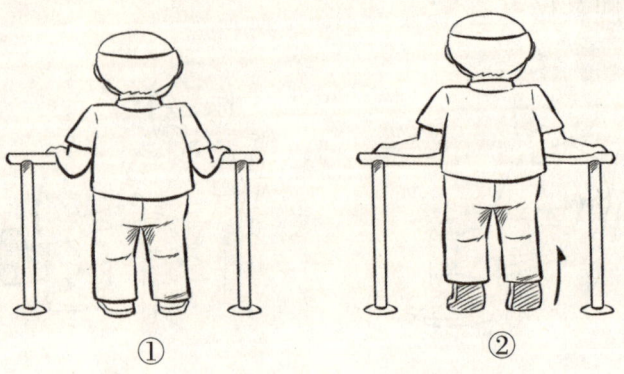

图 17-9　下肢锻炼(站立位小腿肌肉的锻炼)

站稳,双手抓住栏杆,保持双下肢伸直,轻微屈膝成扎马步,维持五秒钟,然后站起,重复动作十遍。

注意:如果动作中膝部关节有不适,则应该停止锻炼。

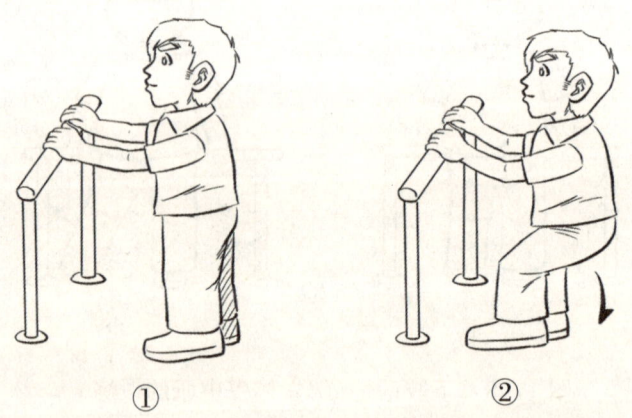

图 17-10　下肢锻炼(站立位大腿肌肉的锻炼)

## 二、在运动中应注意保护的人体组织

表17-5 运动中人体组织的保护要点

| 不适表现 | 宜 | 不宜 |
| --- | --- | --- |
| 膝关节炎 | ·站立运动时,要扶稳栏杆,站稳,保持身体平衡,防止跌倒 | ·上下楼梯/在斜坡上/地面不平整处做运动<br>·大幅度屈膝转动腿部<br>·使用阻力大的脚踏车 |
| 腰背疼痛 | ·防止背部着凉,掌握正确坐姿、站姿 | ·快速转身或扭转身体 |
| 颈部疼痛 | ·做颈部运动时,要坐稳,防止跌倒<br>·颈部旋转速度要缓慢、方向幅度要小<br>·旋转幅度不能过猛 | ·颈部做360°旋转 |
| 肩关节疼痛 | ·肩关节的摆动、摇摆幅度尽量要大一些 | ·活动过速 |
| 糖尿病 | ·运动时备带适量的糖块、果汁,以备低血糖不时之需 | ·空腹做运动<br>·做剧烈运动以致血糖过低而造成危险 |

### 六、老年人运动的错误方法

错误一:屈膝转动腿部

害处:易损伤膝关节

错误二:双手执单杠左右摇摆身体

害处:易扭伤腰部、肩部

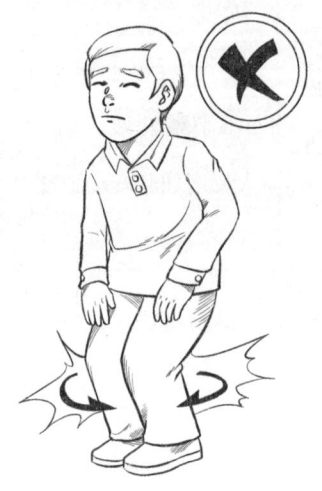
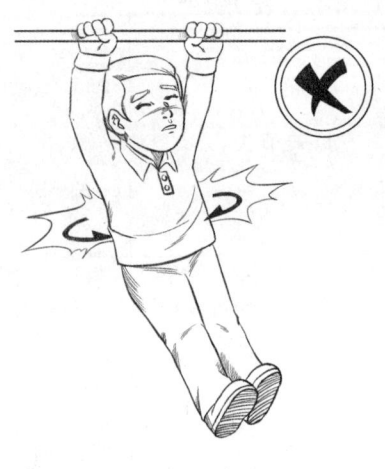

错误三:360°旋转颈部

害处:易扭伤颈部及造成脑供血不足

错误四:伸直双脚做仰卧起坐

害处:易扭伤腰部

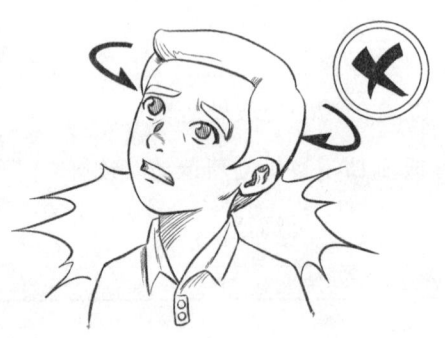
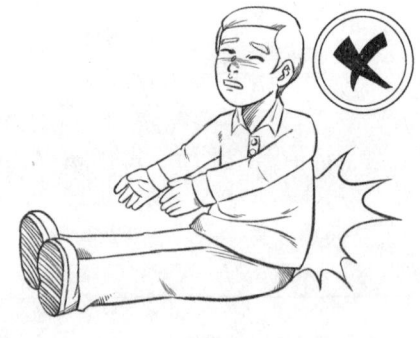

1. 有氧运动与无氧运动的区别是什么?
2. 老年人如何做有氧运动?
3. 老年人运动需要注意什么?

# 第十八章 临终关怀

## 第一节 临终关怀的概念

临终关怀是指对老年人在生命过程的最后时刻所给予的关心和照料。临终关怀是近代医学领域中新兴的一门边缘性交叉学科,是社会需求的表现和人类文明发展的标志。

临终关怀不应以延长临终者生存时间为重点,而应以提高临终阶段生命质量为宗旨。

## 第二节 临终关怀的主要内容

一、临终关怀人员应具备良好的职业道德,富有同情心、爱心、耐心、责任心,应经过专门训练,具有丰富的经验、熟练的操作技能,还应具有心理学知识,正确树立死亡观念,尊重生命的价值。

二、对生命有正确的理解。热爱生命,尊重科学,顺应人情,善解人意,精心护理，崇尚圆满，尽量满足人在生命的最后阶段渴望得到理解和尊重的需要。

三、做好生活护理，重视临终老人的起居、饮食、排泄、呼吸、循环、皮肤等综合护理。

四、维护老年人的尊严。最大限度满足其要求，使其舒适、平静、安详地走完生命的最后阶段。与老年人交流，使其精神得到最大限度的放松，帮助老年人保持良好的心态，尽量减少疾病的干扰，缓解心理上的恐惧，提高生命质量。

五、临终老年人通常不同程度地经历了"否认、愤怒、协议、抑郁和接受"的复杂心理过程，照护者可根据老年人的情况，有针对性地加强临终老年人的心理治疗和护理，尽量满足其多种心理需求。

六、鼓励亲友探视和陪伴，为老年人提供良好的精神环境。临终关怀不仅是老年人的需要，也是其家属和子女的需要。协助人们通过对生命意义的寻求来面对与接受死亡。

# 第三节 协助善后处理

## 一、善后处理须知

1. 遗体料理是对离世老年人的整体护理的继续和最后步骤。做好遗体料理，不仅是对死者人格的尊重，而且也是对家属的一种心灵上的安慰，体现了人道主义精神。

2. 与家属坦诚交流，解释医疗与护理已尽心尽力，劝慰其正视现实，节哀自重，同时以诚挚的情感和严肃的态度进行尸体料理。

3. 尊重老年人遗愿，征询家属意见，满足家属合理要求，如宗教信仰和特殊的风俗习惯等。

## 二、善后处理操作程序

1. 准备用物:弯盘、棉球、镊子、寿衣、绷带等。如对象为传染病患者,应备隔离衣、手套、消毒液等。

2. 征得家属同意,在医疗文件上注明死亡时间,撤去治疗用物(吸氧管、输液管等),并用屏风遮挡。

3. 将身体平放,仰卧,头下垫枕头,防止面部积淤血而变色,双臂放于身体两侧,大单遮盖。

4. 如有伤口,应更换敷料,缝合伤口;有引流管应拔出。

5. 洗脸,协助闭上眼睑;嘴不能闭紧者,轻推下颌,再用绷带托住,有义齿者先装上;梳理头发。

6. 脱去衣裤,依次洗净上肢、胸、腹、背、臀及下肢,必要时以棉球塞于耳、鼻、口、肛门、阴道等孔道以免液体外溢,穿好衣裤,做好标识。

7. 撤去大单,将单子斜放于平车上,移遗体于平车上,下端遮盖脚,左右两边整齐包好,最后用单子上端盖住头部。在颈、腰及踝部以绷带固定,系标识卡在遗体的腰部。

8. 如需要,可以协助家属整理遗物。

9. 整理好床位,家具可用消毒液擦抹,房间的消毒可选择紫外线灯照射。

10. 照护者清洗双手,及时处理医疗文件。

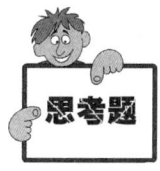

1. 什么是临终关怀?

2. 概述临终关怀的主要内容。

3. 如何协助善后处理?

# 第十九章 护理记录的书写要求

## 第一节 书写护理记录的目的

一、通过记录老年人的健康情况或疾病状况,可掌握老年人的病情变化,分析可能发生的问题,以便采取预防措施。

二、护理记录是住院病历的重要组成部分,在发生纠纷时,具有一定的法律证明效果,同时也是养老服务机构管理水平和工作质量的体现。

## 第二节 护理书写的基本要求

一、护理书写应当客观、真实、准确、及时、完整、规范。

二、护理书写应采用中文。通用的外文缩写和无正式中文译名的症状、体征、疾病名称等可以使用外文。

三、记录使用蓝(黑)墨水笔;护理记录首行空两格;签全名。

四、记录时间应具体到分钟。使用24小时制,如上午九时二十分记为

09:20；下午四时三十五分记为 16:35。

五、内容包括老年人的姓名、住院号、床位号、护理级别、页码、记录日期和时间，出入液量、体温、脉搏、呼吸、血压等病情观察，护理措施和效果情况等，并要求记录给药时间、给药途径及老年人的反应。

六、护理书写应使用规范医学术语，文字工整，字迹清晰，表述准确，语句通顺，标点正确。若书写过程中出现错字时，应当用原色笔以双横线划在错字上，保留原记录清楚、可辨，并注明修改时间，修改人签名。不得采用刮、粘、涂等方法掩盖或去除原来的字迹。

七、根据医嘱和病情的演变过程，对老年人的护理过程进行客观记录。

八、护理记录应当具有动态和连续反映病情的特点，语言精练、概括，避免重复书写。

## 第三节　不符合要求的书写格式

一、表格填写不全，病史内容遗漏。

二、眉栏未填或填写不全，内容描写含糊，如呕吐物量较多，多少不清楚。

三、缺乏连续性，不能反映出护理工作的连续动态过程。

四、记录缺乏整体性，前后不连贯，甚至矛盾，护理记录与医生病历记载有分离性缺陷。

五、记录逻辑性差，如在体温单、体重栏内记录"卧床"，护理记录中出现活动情况"自如"。

## 第四节　用词描述的注意要点

### 一、描述症状体征时的医学用语要确切

如："你有过精神错乱吗？"

"基本体健"描述不符合事实。

"饮食尚可"不准确,应描述老年人每餐吃了提供的食物盘中的多少量。

"睡眠尚可"不准确,应描述老年人的入睡时间,睡眠质量。

"尿量正常"不准确,应描述过去8小时或24小时的总尿量是多少。

"静脉输液顺利"不准确,应描述具体的入量,如以每小时××mL的速度通过静脉输液泵滴入或以每分钟××滴的速度滴入。

## 二、描述主观表现应避免语言模糊

如:"好像××老年人今天不舒服。"

"好像××老年人不想吃饭。"

"好像××老年人不愿意更衣。"

## 三、应该加强描述所了解掌握的具体情况

看到:老年人的精神状况、面色、表情。

听到:老年人的主诉、呼吸、呻吟。

闻到:呕吐物有无粪臭味、引流液有无恶臭味。

触摸:皮肤有无汗渍、四肢末梢的冷暖程度。

## 第十九章 护理记录的书写要求

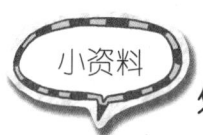 处方常用拉丁词缩写与中文对照表

| 缩写 | 拉丁文 | 中文 |
| --- | --- | --- |
| d.i.d | Dies in dies | 每日，日日 |
| Alt.die.(a.d.) | Alternis diebus（alterno die） | 隔日 |
| q.d. | Quaque die | 每日1次 |
| b.i.d. | Bis in die | 每日2次 |
| t.i.d. | Ter in die | 每日3次 |
| q.i.d. | Quarter in die | 每日4次 |
| q.h. | Quaque hora | 每1小时1次 |
| q.4.h. | Quaque 4 hora | 每4小时1次 |
| q.8.h. | Quaque 8 hora | 每8小时1次 |
| a.c. | Ante cibos | 饭前 |
| p.c. | Post cibos | 饭后 |
| a.m. | Ante meridiem | 上午、午前 |
| p.m. | Post meridiem | 下午、午后 |
| q.n. | Quante nocte | 每日晚上 |
| a.d. | Ante decubitum | 睡前 |
| s.o.s. | Si opus(est)sit | 需要时 |
| aa. | Ana | 各 |
| O.D. | Oculus dexter | 右眼 |
| O.S. | Oculus sinister | 左眼 |
| O.U. | Oculi utrigue | 双眼 |
| p.o. | Per os | 口服 |
| i.m. | Injectio musculosa | 肌肉注射 |
| i.v. | Injectio venosa | 静脉注射 |
| i.h. | Injectio hypodermatica | 皮下注射 |
| g.gm. | Gramma,grammata | 克 |
| Lit. | Litrum | 升 |
| Ml | Millilitrum | 毫升 |
| Mg | Milligramma | 毫克 |

| 缩写 | 拉丁文 | 中文 |
|---|---|---|
| Stat.;st | Statim | 立刻,立即 |
| Us. | Usus | 应用,用途 |
| Deg. | Deglutio | 吞服 |
| Us.int. | Usus internus | 内服 |
| Us.ext. | Usus externus | 外用 |
| Tab. | Tabella | 片剂 |
| Caps.gelat. | Capsula gelatinosa | 胶囊 |
| Ser.;syr. | Sirupu,ssyrupus | 糖浆 |
| Mist. | Mistura | 合剂 |
| Solut. | Solutio | 溶液 |
| Neb. | Nebula | 喷雾剂 |
| Lot | Lotio | 洗剂 |
| Lin. | Inimentum | 擦剂 |
| Supp. | Suppositouium | 栓剂 |
| Ol. | Oleum | 油 |
| Ut dict | Ut dictum | 依照嘱咐 |
| Rp. | Recipe | 取 |

1. 护理书写的基本要求是什么？

2. 用词描述要注意什么？

# 后 记

在从事临床工作二十余年之后,我于 2005 年年初一个偶然的机会,步入了养老工作的行列。在几年的学习和工作中,我深深地体会到养老护理工作的繁琐与艰辛。每一位老年人都有着不同的人生阅历,当进入老年时期,由于疾病缠身,让他们会有着很多的不如意及很多的无奈,需要年轻的一代人去了解、去关心他们。开展养老护理对于养老护理工作者来说,具有责无旁贷的使命及重大的社会意义。

我发现,很多从事养老护理工作的护理员,他们都是凭着拥有一份"爱"及满腔热情地来做这项工作,而对于老年人的心理、生理改变和老年人护理的专业技能等并不是很清楚,他们渴望学习,因此我萌发了动笔写一本通俗易懂、图文并茂的小册子来帮助初入行的养老护理工作者。我希望《全方位养老照护指南》一书在养老护理方面能成为一本有价值的参考书籍,通过此书的学习,让年轻的一代人在从事这项工作时对老年人养老有一个全面的了解,并能指导他们的护理实践。这样,经过反复学习和工作中仔细观察、照护、检查、反思,不断总结提高照护效果,更好地服务于老年人,真正做到人性化的贴身服务、为老年人提供全方位有效的护理服务,提高老年人的生活质量,让老年人真正活出风采,活出尊严。同时,我也希望《全方位养老照护指南》一书,可以作为老年人健康生活的一本指导用书。

在这几年中,我曾先后参观了国外、香港地区以及国内的多家养老机构,感觉到中国养老事业任重而道远! 由于中国的养老事业起步晚于欧美等国家,且养老标准化不太健全,给日常工作中的标准化、规范化及操作带来了很多的不便,因而在《全方位养老照护指南》一书中,广泛汇集了国外和香港、内地的养老经验。我真心地希望为中国的养老事业尽一点点微薄之力。

在编写、出版《全方位养老照护指南》一书的过程中,得到了有关领导同志和各位编委、主审团、顾问团等老一辈人的热情关怀与鼎立支持。国务院前副总理邹家华先生为本书作了"弘扬尊老敬老养老传统美德"的题词。中国老年学学会、养老与护理专业委员会将此书推荐为专业人员的参考用书。同时,本书也得到了中国老年学学会养老与护理专业委员会主任原野博士及委员会的各位老师们,中国人民大学杜鹏教授,联合国老龄所所长特鲁伊斯先生,新加坡南洋大学许春发教授,美国旧金山耆英关怀学社韦力老师,以及我的同仁好友的悉心指导与帮助。我的好友陈邦彦女士,为我传授了她在香港二十多年从事安老院工作的经验,并为本书的写作提供了丰富的素材。在此,向所有关心、帮助过我的人致以最诚挚的谢意和深深的祝福!此书中会存在许多的不足之处,敬请读者批评谅解!

姚慧　敬识

2010-8-16

# 参考文献

1. 陈灏珠,林果为.实用内科学(第十三版).北京:人民卫生出版社,2009
2. 联合国老龄问题研究所特路易斯教授.2002马德里老龄问题国际行动计划
3. 新加波南洋大学教授许春发.老年人健康教育和疾病预防
4. 中国人民大学杜鹏教授.回顾中国人口老龄化形势
5. 陈宝英,李剑媛.护理员实用技能.北京:中国劳动社会保障出版社,2004
6. 建设部、民政部关于发布行业标准.老年人建筑设计规范
7. 北京市地方标准.养老服务机构院内感染控制规范
8. 香港老年学会.安老院舍医护专业服务手册
9. 香港大学秀圃老年学研究所,赵若湄.护老情真.北京:中国社会出版社,2010
10. 香港"身心康健乐颐年—促进长者社交心理健康资料"手册
11. 孙玉芹.老年人保健与护理.天津:天津科学技术出版社,2008
12. 中国就业培训技术指导中心,劳动和社会保障部职业技能鉴定中心.养老护理员.北京:中国财政经济出版社,2008
13. 王世俊等.老年护理学.北京:人民军医出版社,2007
14. 叶海鸥.临床常用护理技术.北京:第四军医大学出版社,2009
15. 唐凤平.老年护理.北京:人民卫生出版社,2010
16. 黄建萍.现代护士实用礼仪.北京:人民军医出版社,2010
17. 网上百度百科
18. 约束物品图片来自《香港永恒洋行医疗用品有限公司护理产品系列》一书

图书在版编目（CIP）数据

全方位养老照护指南/姚慧编著.—宁波：宁波出版社，2011.11
ISBN 978-7-80743-831-1

Ⅰ.①全… Ⅱ.①姚… Ⅲ.①老年医学：护理学—指南 Ⅳ.①R473-62

中国版本图书馆 CIP 数据核字(2011)第 155430 号

## 全方位养老照护指南

| 编　　著 | 姚慧 |
|---|---|
| 出版发行 | 宁波出版社 |
| 地　　址 | 宁波市甬江大道1号宁波书城8号楼6楼　（315040） |
| 网　　址 | http://www.nbcbs.com |
| 责任编辑 | 陈静　吴波　高丽 |
| 印　　刷 | 浙江开源印务有限公司 |
| 开　　本 | 787毫米×1092毫米　1/16 |
| 印　　张 | 29.5 |
| 字　　数 | 370千 |
| 版　　次 | 2011年11月第1版 |
| 印　　次 | 2011年11月第1次印刷 |
| 标准书号 | ISBN 978-7-80743-831-1 |
| 定　　价 | 78.00元 |